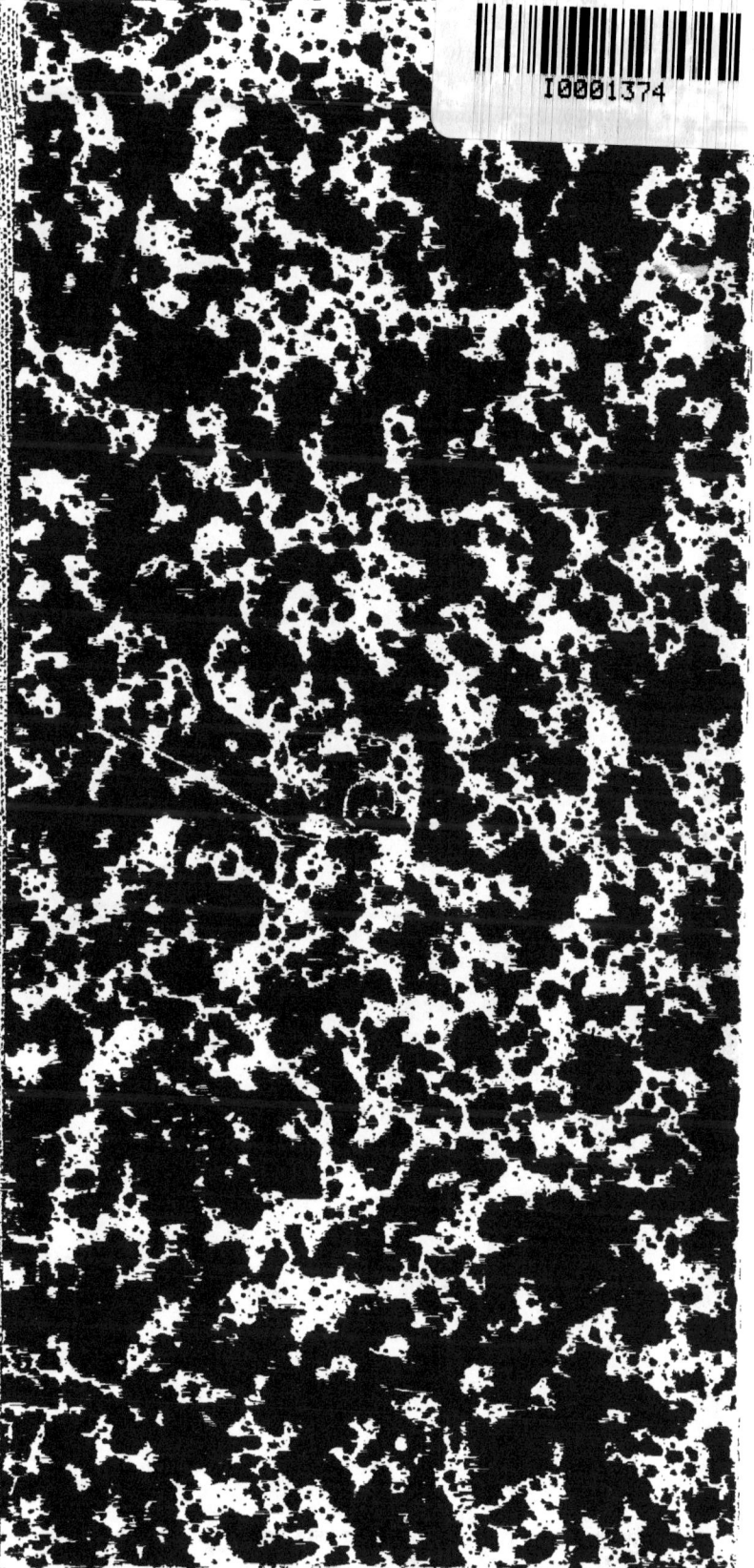

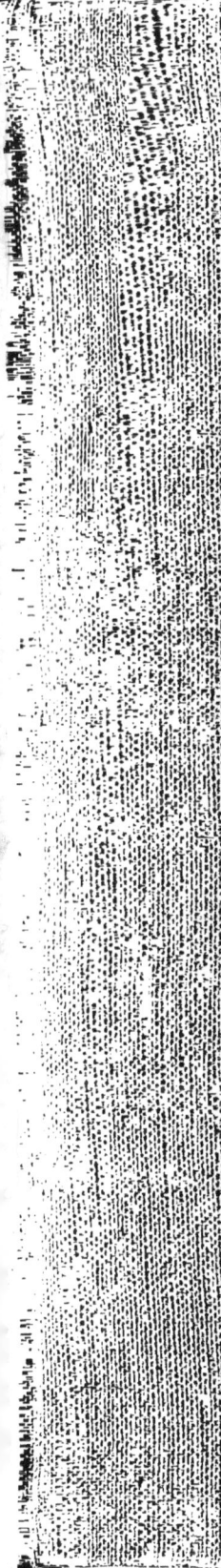

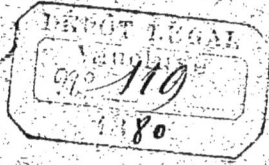
# OPUSCULES

DE

# MÉDECINE

PAR PROSPER YVAREN

Docteur en médecine de la Faculté de Paris,
Membre correspondant de la Société des sciences et lettres de Montpellier,
Président honoraire de la Société de médecine de Vaucluse,
Vice-président du Conseil départemental d'hygiène
et de salubrité publique,
Officier de l'Instruction publique, Chevalier de la Légion d'Honneur.

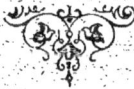

AVIGNON

SEGUIN FRÈRES, IMPRIMEURS-LIBRAIRES

13, rue Bouquerie, 13

1880

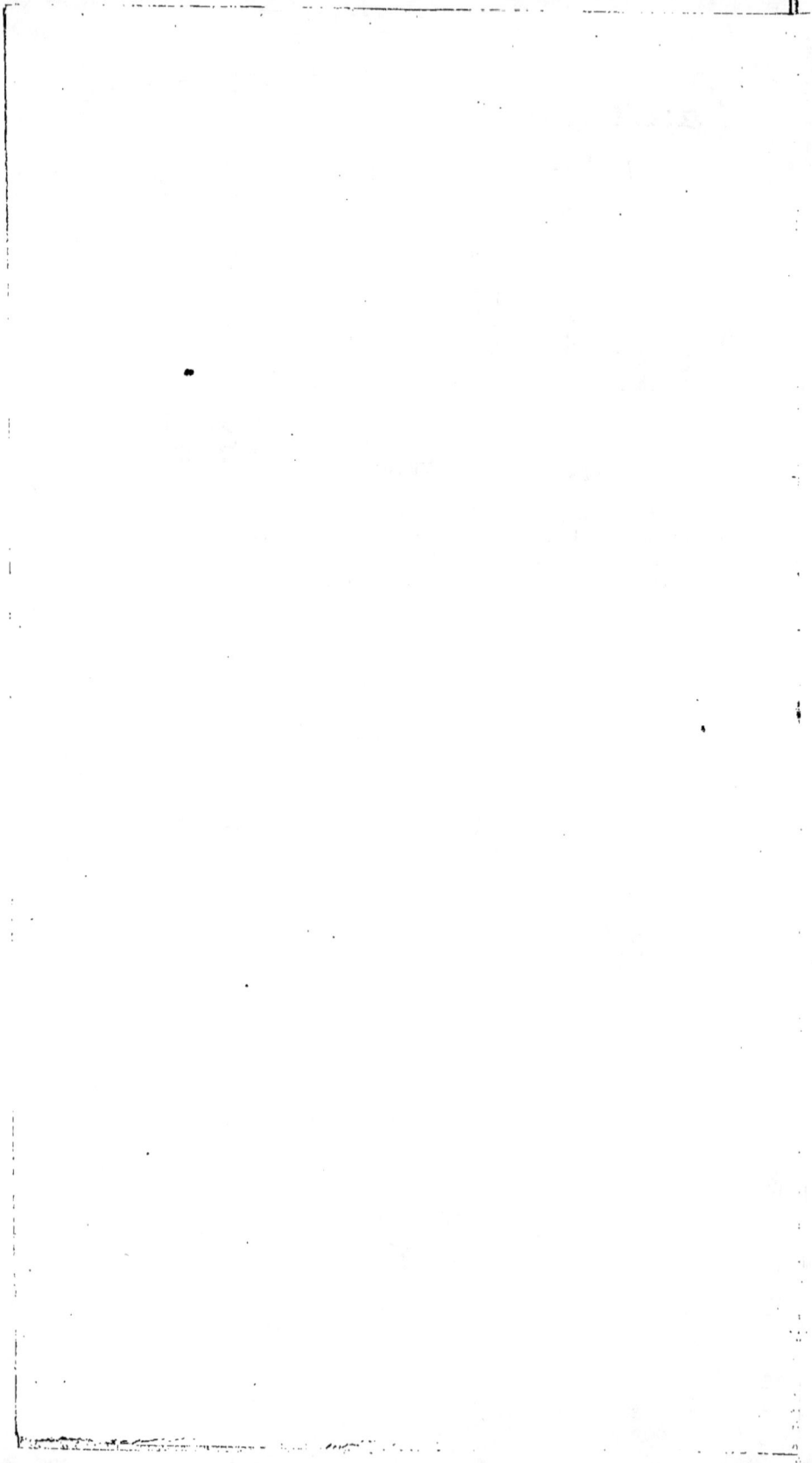

# OPUSCULES

## DE

# MÉDECINE

*Ce Recueil n'a été tiré qu'à cent exemplaires, et n'est pas destiné au commerce.*

# OPUSCULES

## DE

# MÉDECINE

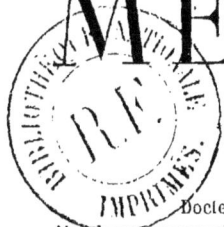

### PAR PROSPER YVAREN

Docteur en médecine de la Faculté de Paris,
Membre correspondant de la Société des sciences et lettres de Montpellier,
Président honoraire de la Société de médecine de Vaucluse.
Vice-président du Conseil départemental d'hygiène
et de salubrité publique,
Officier de l'Instruction publique, Chevalier de la Légion d'Honneur.

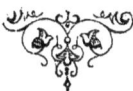

AVIGNON

SEGUIN FRÈRES, IMPRIMEURS-LIBRAIRES

13, rue Bouquerie, 13

—

1880

## OUVRAGES DU MÊME AUTEUR

*La Syphilis*, poëme en vers latins de Jérôme Fracastor, traduit en vers français, précédé d'une Étude historique et scientifique et accompagné de notes. 1847.

*Les Métamorphoses de la Syphilis*, Recherches sur le diagnostic des maladies que la Syphilis peut simuler et sur la Syphilis à l'état latent. 1854.

*Épidémies et Éphémérides*, traduites du latin de Guillaume de Baillou, célèbre médecin du XVIe siècle, doyen de la Faculté de Paris, avec une introduction et des notes. 1858.

*Esquisse d'une statistique médicale de l'arrondissement et de la commune d'Avignon*, 1873.

# OPUSCULES

## DE

# MÉDECINE

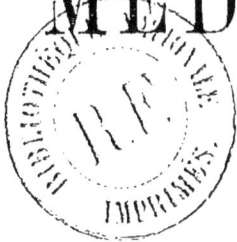

—

I

## DES EFFETS PURGATIFS DE L'HUILE DE RICIN

### A LA DOSE DE DIX GRAMMES

Dans un de ses numéros, la *Gazette Médicale* de *Montpellier* signala les avantages qu'il y aurait à ce que chaque médecin se fît un devoir de recueillir les faits exceptionnels qui s'offriraient dans sa pratique, et de les porter à la connaissance de tous. Elle offrit avec empressement une large place dans ses colonnes à ceux qui répondraient à son appel.

Ses vues étaient parfaitement justes, ses vœux dignes d'être remplis. .

Ce soin de mettre en lumière les cas de physiologie, de pathologie et de thérapeutique qui sortent de la ligne ordinaire, était une des louables habitudes des laborieux praticiens des derniers siècles. Leurs noms et leurs observations pourront se retrouver dans les recueils de Schenck et de Manget, véritables mines de science médicale abandonnées aujourd'hui, mais qui n'en renferment pas moins d'abondants et riches matériaux.

Dans l'infinie variété des individualités morbides que la pratique journalière fait passer sous nos yeux, qui de nous n'a pas rencontré de ces exemples de souffrance insolite, de guérison inespérée, d'effet rare, inexplicable d'une médicamentation ou d'un agent pharmaceutique, qui eussent pu devenir peut-être le point de départ d'une découverte physiologique ou d'une conquête thérapeutique, si, par incurie ou manque de temps, nous n'avions pas laissé s'égarer et tomber dans l'oubli des faits qui méritaient la publicité !

A ce pompeux exorde, n'allez pas cependant vous attendre, chers lecteurs, à une communication de haute importance : le fait que je crois devoir vous signaler est des plus minces ; mais comme il peut avoir, dans plus d'une circonstance, quelque utilité, il m'a paru devoir être publié.

Il y a déjà plus de deux ans, je travaillais à combattre, chez un de mes clients, une constipation opiniâtre ; les drastiques et les sels neutres réussissaient mal. Il s'agissait de trouver une médication qui pût obvier à la paresse des intestins sans irriter leur surface, et surtout sans être suivie d'un resserrement de plus en plus rebelle.

L'idée me vint de donner l'*huile de ricin*, à dose faible, mais repétée tous les matins. Je m'arrêtai à la dose de *dix grammes*. Le malade devait la prendre délayée dans une tasse de bouillon d'herbes, s'abstenir de toute boisson pendant deux heures (afin de ne pas affaiblir l'action du remède en le délayant dans une grande quantité de liquide) et, passé ce temps, avaler un bol de bouillon de viande dégraissé et chaud.

Cette médicamentation devait être répétée chaque jour, jusqu'à ce qu'il en résultât un effet salutaire. Il ne fut pas besoin d'y revenir à deux fois. Dès le premier jour, six selles en étaient l'immédiat et heureux résultat. Dans ce léger purgatif, mon client a eu depuis lors à sa disposition un moyen sùr de prévenir ou de dissiper sa constipation.

Depuis ce singulier hasard, les *dix grammes d'huile de ricin* sont devenus pour moi, on le conçoit, un laxatif de prédilection. Je l'ai administré plus de deux cents fois. Dans le principe, lorsque mes clients se présentaient chez leur pharmacien avec mon exiguë ordonnance, celui-ci leur riait au nez, et était fort tenté de ne pas faire honneur à ma signature. Un pharmacien de St-Étienne, auquel une de mes malades en voyage demanda, pour se purger, *dix grammes d'huile de ricin,* regarda la demande comme une plaisanterie, et se fàcha tout rouge, m'a-t-elle raconté.

Aujourd'hui cette douce méthode est devenue, à Avignon, d'un usage général ; plusieurs de mes confrères l'ont adoptée ; et tout récemment, mon collègue et ami, M. le docteur C...... , l'a choisie de préférence pour se débarrasser lui-même d'un embarras gastrique compliquant une affection catarrhale dont il était atteint. Les *dix grammes* lui procurèrent quatre garde-robes.

La moyenne des selles que provoque l'huile de ricin à cette dose est de trois à quatre. D'ordinaire la laxation n'est précédée ni suivie d'aucune tranchée.

Le nombre des selles s'est élevé beaucoup plus haut. Il n'a pas été rare d'en compter jusqu'à sept, huit, neuf, et même plus.

Le remède a pu être repété sans que le corps s'y soit habitué, et que l'accoutumance ait paralysé l'action du purgatif.

Chez une dame tourmentée par des vomissements de matières muqueuses, etc., et par de la constipation, il a été pris plus de vingt fois, et n'a jamais produit moins de six à sept évacutions.

Chez un paraplégique dont les drastiques ne pouvaient solliciter les sécrétions intestinales et expulser les matières fécales accumulées, l'effet de l'huile de ricin, à cette dose si faible, tint du prodige. Les deux premières fois qu'il en fit usage, il eut une débâcle qui dura toute la journée. Il trouva le remède trop énergique, et refusa pendant assez long-temps d'y revenir. Il s'y est actuellement accoutumé ; et les résultats, s'étant modérés, se bornent à trois selles.

J'ai mis à profit cette surprenante action de *l'huile de ricin à dix grammes*, pour satisfaire sans crainte et sans hésitation aux indications d'évacuer qui se rencontrent si souvent dans le cours des maladies aiguës, soit pyrétiques, soit phlegmasiques, dans certaines formes de la fièvre typhoïde, etc. La pneumonie, le rhumatisme, l'hépatite, une inflammation gastro-intestinale même, n'en contreindiquent pas l'emploi. Dans des cas pareils, *l'huile de ricin à dix grammes* a toujours débarrassé les voies digestives des matières qu'il était opportun d'en expulser, sans troubler le travail médicateur de la nature, sans accroître la phlegmasie concomitante.

Pour expliquer l'énergie du médicament réduit à de si minimes proportions, que l'on n'aille pas se livrer à des conjectures vaines et erronées, et supposer que l'huile était ancienne, rancie ; elle était, au contraire, fraîche, très-fraîche, récemment exprimée des graines du *palma christi*. En veut-on une preuve sans réplique ? Je suis en mesure de la donner.

Le fils d'un pharmacien de cette ville, Marius C.., était au déclin d'une fièvre typhoïde légère, à forme gastrique. Je lui prescrivis 50 grammes d'huile de ricin délayés dans trois tasses de bouillon d'herbes, à prendre de demi-heure en demi-heure. Ils lui causèrent des nausées très-pénibles, des coliques violentes,

et ne suscitèrent que deux évacuations. A deux jours
de là, l'huile de ricin lui est donnée *à dix grammes* ;
et, sans nausée, sans colique, Marius va neuf fois à
la selle. Deux jours plus tard, la même dose détermine encore chez ce jeune homme sept évacuations.
L'huile avait été puisée à la même bouteille. D'où pro-
venait une si extrème différence dans les résultats ?
Évidemment de la différence des doses.

A 50 ou 60 grammes, l'huile de ricin peut indiges-
tionner, violenter l'intestin, lui imprimer une surexcitation qui dépasse le point nécessaire à l'accroissement
de ses sécrétions : cela est commun. A *dix grammes*,
elle le provoque plus doucement, le détend, le re-
lâche, et n'y détermine que juste le degré d'excitation
nécessaire à une abondante sécrétion. Elle y engendre
la pluie, mais n'y soulève pas d'orage.

Je l'ai administré à de tout jeunes enfants de 3 à 4
ans, et, chose remarquable, la dose de *dix grammes*
a produit sur eux des effets ni plus ni moins intenses
que sur l'adulte.

Je dois ajouter en terminant, que, chez un petit
nombre de malades, les *dix grammes* ont passé ina-
perçus. Cela arrive également aux 60 grammes. J'ai
vu nombre de malades les digérer.

Pour un si mince sujet, j'ai négligé d'employer la
méthode numérique et de compter tous les cas. Je
ne produis pas de chiffres ; je cite de mémoire.

D'ailleurs, chaque jour et presque chaque malade
fournira l'occasion de vérifier les résultats que je signale ; et peut-être d'ici à peu de temps la dose de
*dix grammes*, administrée comme je l'ai indiqué au
commencement de cette communication, deviendra la
dose élective de l'huile de ricin.

*(Gazette médicale de Montpellier*, 15 juillet 1852.)

II

# DES PROPRIÉTÉS ANTIDIARRHÉIQUES

## DE LA LIMONADE A LA GOMME ET AU PAVOT

*De minimis non curat Prætor*, disait-on à Rome ;
*le Préteur ne descend pas au plu menu.* Il n'en est pas de
même du médecin. Dans l'exerc ce de son art, il n'est
pour lui aucun détail, si petit qu'il soit, dans lequel
il ne doive entrer ; nul agent qu'il ne doive accueillir,
quelque minime que puisse en être l'utilité. Cette recherche des moindres secours, ce soin des petites
choses me semblent être beaucoup trop négligés. En
mainte occurrence, cette recherche et ce soin mettent
à la disposition du praticien des resources qui, bien
que secondaires, ont encore un certain prix.

Préoccupé de cette idée, je crus opportun de faire
connaître l'action éminemment laxative que j'avais découverte dans l'huile de ricin administrée à la faible
dose de 10 grammes. L'accueil fait par la presse médicale entière à la communication que j'adressai à la
*Gazette Médicale de Montpellier* m'a cependant prouvé
que la pensée qui a dicté mon précédent article ne
s'écarte pas de la manière de voir générale.

Je viens signaler aujourd'hui, dans *la limonade à la
gomme et au pavot*, des qualités inverses de celles de
l'huile de ricin : des qualités antidiarrhéiques, antidysentériques, etc., etc.

Depuis quelques années, dans ma pratique, *la limo-*

*nade à la gomme et au pavot* 's'est montrée non moins
apte à arrêter la diarrhée que l'huile de ricin à vaincre
la constipation, en agissant, comme cette dernière, avec
douceur, promptitude et efficacité.

On sait de combien d'états morbides la diarrhée est
l'expression symptomatique, et à quelle variété de causes on peut la rattacher ; la plupart de ces états peuvent
être traités par *la limonade à la gomme et au pavot*, et
ne résistent pas à son action curative.

Il faut placer en première ligne, par la facilité avec
laquelle elle se développe dans nos contrées méridionales, et par les fréquentes occasions que nous
avons de l'observer, cette diarrhée essentielle, *inorga-
nique*, simple exagération d'une sécrétion normale due
à l'usage des fruits d'été : figues, abricots, pêches, me-
lons, etc. ; diarrhée qu'ils engendrent, soit qu'on en
mange en petite quantité, mais quand ils sont encore
acides et loin de leur point de maturité, à cet état
*de fruits verts* pour lesquels les jeunes filles surtout
éprouvent une sorte d'opilation, et qui font chaque
année, dans nos pays chauds, comme à Rome, du temps
d'Horace, un certain nombre de victimes (1) ; soit
qu'on en use trop largement, alors même qu'une parfaite
maturité a développé leur saveur et leur goût exquis.

Contre ces flux atoniques qui, après avoir entraîné
en quelques selles les résultats mal élaborés d'une digestion incomplète, se continuent souvent avec une
excessive abondance, *la limonade à la gomme et au
pavot*, ingérée par petites tasses, de quart d'heure en
quart d'heure ou à des intervalles plus éloignés, dans

---

(1) .....*Dum ficus prima calorque*
*Designatorem decorat lictoribus atris :*
*Dum pueris omnis pater et matercula pallet.*
                                    (Épit. VII, liv. I. )

les voies gastriques ainsi déblayées, vidées, lavées, y produit des effets étonnamment rapides. Les *tormina* se dissipent, les borborygmes se taisent, les selles se modèrent, s'éloignent, s'arrêtent.

Des évacuations liquides d'un genre analogue se produisent aussi lorsqu'une personne, ayant le corps en grande transpiration, s'expose à un refroidissement subit, soit en se plaçant imprudemment dans un courant d'air frais, soit en s'asséyant sur une pierre humide, etc. ; ils s'opère alors chez elle un déplacement de fluxion. La peau, affaiblie, relâchée, était couverte de gouttes de sueur ; elle se sèche et se resserre. La muqueuse intestinale se détend, s'humecte, *sue* à son tour, si j'ose m'exprimer ainsi ; les liquides s'y précitent, la sérosité y ruisselle; le besoin d'aller à la garde-robe ne laisse pas de trêve au malade. *La limonade à la gomme et au pavot* possède le privilège de calmer en quelques heures ces orageuses évacuations.

A la suite d'une gastro-entérite franche, lorsque les phénomènes inflammatoires sont entièrement dissipés, l'affaiblissement produit par de nombreuses émissions de sang ou par un régime débilitant trop prolongé, laisse parfois les organes digesitifs dans un état d'atonie, de paresse durant laquelle ou voit alterner la constipation et la diarrhée ; la langue est pâle, le ventre est souple. L'emploi de *la limonade à la gomme et au pavot* m'a paru, chez ces malades, seconder très-efficacement l'action graduellement croissante d'une alimentation réparatrice.

La diarrhée chronique reconnaît maintes fois aussi pour cause la supression de la sueur des pieds. A l'aide de *la limonade à la gomme et au pavot*, j'ai tout d'abord enrayé cette diarrhée, que seul d'ailleurs le rétablissement de la transpiration plantaire supprime radicalement.

Chez un assez grand nombre de jeunes femmes, l'allaitement trop long-temps continué, ou l'insuffisance de leurs forces à en soutenir les fatigues, engendre un dérangement journalier des fonctions digestives. Ce dérangement consiste, soit en une gastralagie, soit en une irritation sub-inflammatoire du tube instestinal, soit en de fréquentes indigestions. Une diarrhée habituelle en est l'ordinaire résultat. Ces jeunes mères se remettent promptement lorsqu'il est possible de sevrer leur nourrisson. Dans le cas contraire, *la limonade à la gomme et au pavot* apaise la douleur dont l'estomac est le siège, et rend pour un temps les selles plus rares et mieux élaborées.

Chez une chemisière, âgée de 20 ans, arrivée presque au terme d'un allaitement difficilement accompli, ces troubles digestifs avaient dégénéré en un état dysentérique des plus pénibles. Elle éprouvait un besoin continuel d'aller à la garde-robe, et ne rendait avec beaucoup d'angoisses que des matières glaireuses et sanguinolentes. Le ventre, dans toute son étendue, ne pouvait supporter la pression de la main. Une forte fièvre s'était allumée. La considération de la cause première de ces accidents me portait peu à recourir à des émissions de sang. Il était près de minuit quand je fus appelé pour la première fois auprès d'elle ; j'eus sous la main du pavot, de la gomme et des citrons ; je tentai l'emploi de *la limonade*. Le lendemain matin, jé trouvai la malade tout-à-fait bien. Les douleurs entériques, le ténesme, les selles sanglantes et l'état fébrile, simple conséquence de phénomène intestinaux, tout avait cédé au propriétés calmantes et tempérantes du remède.

Depuis lors, il est rare que j'aie eu besoin d'opposer une préparation plus active que *la limonade à la gomme et au pavot* aux dysenteries intercurrentes, sporadiques que j'ai eues à traiter.

Ces nombreux succès me faisaient espérer que je pourrais retirer quelque avantage de l'emploi de cette bienfaisante boisson contre une maladie qui chaque année, au retour des fortes chaleurs, est, sous notre ciel, un sujet d'anxieuse préoccupation pour le médecin, et de deuil pour un grand nombre de mères : je veux parler de la diarrhée estivale des enfants à la mamelle et des enfants récemment sevrés ; diarrhée résultant de l'influence combinée qu'exercent sur la muqueuse gastro-intestinale la température trop élevée de l'atmosphère et le travail de la dentition.

Combien d'enfants ne voyons-nous pas, de la mi-juin à la fin d'août, pâles, la peau flétrie, les yeux caves, le regard éteint, le nez effilé, les mains froides, penchant sur l'épaule de leur nourrice leur tête brûlante qu'ils agitent incessamment et laissent aller de droite et de gauche, impuissants qu'ils sont à la tenir un seul instant droite et ferme; semblables à ces fleurs dont parle le poëte :

> *Purpureus veluti cum flos succisus aratro*
> *Languescit moriens : lassove papavera collo*
> *Demisere caput, pluvia cum forte gravantur.*
> VIRG., *Æneid*. L. IX.

Leur ventre semble se fondre en une sérosité verdâtre dont rien ne peut arrêter la sécrétion, et qui en quelques jours les épuise et les met au tombeau.

Le premier essai que je fis, sur un enfant d'un an, d'une préparation analogue à la *limonade*, réussit à merveille. Une potion formulée ainsi : *laudanum liquide de Sydenham 2 gouttes, jus de citron 10 grammes, eau gommée et édulcorée 125 grammes*, supprima promtement et d'une manière définitive une diarrhée qui menaçait de devenir colliquative. Depuis lors, et dans des cas pareils, je l'ai administrée bien de fois, mais, je doit

l'avouer, avec de chances très-diverses. C'est un remède
qui n'est, au demeurant, ni supérieur, ni inférieur
aux autres remèdes dirigés contre la dairrhée estivale
des enfants, mais qui, comme eux, échoue trop souvent
contre le double obstacle qu'opposent à la guérison une
chaleur tropicale et la pousse des dents.

Je ne connais qu'un remède sûr aux désordres entretenus par ces deux causes : la fuite, le transport du
nourrisson dans les hautes montagnes. J'ai vu de ces
pauvres petites victimes passer, dans 48 heures, d'un
état de délabrement presque désespéré à un singulier
retour de vivacité, de bonne humeur et de force, lorsque des plaines brûlantes du Comtat et de la Provence
ils étaient rapidement transportés sur les fraîches montagnes de l'Ardèche et de la Lozère, à l'ombre des châ-
taigniers et près des sources vives. Leur santé y rever-
dit.

Cette diarrhée des enfants revêt souvent la forme cholérique et peut les tuer en quelques heures. Je me sou-
viens qu'appelé, il y a trois ans, auprès d'une petite-fille
de 18 mois, allaitée encore par sa mère, je la trouvai
sans chaleur, sans pouls, sans mouvement, baignée par
le flux cholérique de selles involontaires. Je lui prescrivis la potion formulée plus haut, une forte infusion
de sauge pour tisane, et l'application sur l'abdomen,
les bras et les jambes d'autant de sinapismes qu'il serait
possible d'en placer sur ces régions. Je trouvais, le
lendemain, l'enfant pleine de vie. La potion avait été
consommée en entier. La grand'mère, femme intelli-
gente et de caractère, avait appliqué sur le corps glacé
de sa petit-fille vingt-deux cataplasmes de moutarde,
dans l'espace d'une dixaine d'heures. Quelle a été, dans
cette résurrection, la part afférente à chacun des agents
employés ? Je ne saurais le dire. Dans des cas aussi graves, le médecin fait appel à toutes ses ressources, et

regrette encore, quand il ne réussit pas, de ne pas avoir assez fait.

Au reste, le choléra est une des affections dans lesquelles j'ai employé avec le plus d'avantages la *limonade à la gomme et au pavot* ; elle est même à peu près le seul remède que j'aie opposé, depuis trois ou quatre ans, au *miserere, trousse-galant, cholera-nostras,* au choléra sporadique en un mot.

Qu'il me soit permis de ne citer pour exemple que les deux derniers cas que j'ai eus à traiter.

Vers le 15 du mois de juillet dernier, une couturière âgée de 45 ans, à la suite d'une indigestion, et après avoir passé la nuit à aller de haut et de bas, est prise, dans la matinée, de refoidissement, de sueurs froides, de maux de cœur : son pouls se déprime, sa voix se voile, de violentes crampes contractent les muscles postérieurs de ses jambes ; des selles répétées de matière blanchâtre lui échappent à chaque instant ; son estomac rejette toutes les boissons. Je lui prescris la *limonade à la gomme et au pavot,* et, obligé de m'absenter, je lui recommande d'appeler un de mes confrères, si l'état grave où elle se trouve persiste. Les premières tasses de la limonade furent vomies. La malade a, d'elle-même, l'idée de n'user du remède qu'à très-petits coups, par cuillerée à soupe, répétée de cinq en cinq minutes. A cette dose il est supporté et commence à faire sentir son influence. Les vomissements s'arrêtent, les crampes cessent, les selles deviennent moins fréquentes ; la réaction se déclare. A ce moment, la limonade est bue par tasse et modère très-bien la soif extrême à laquelle la malade était en proie. A mon retour, je constatai ces heureux résultats.

Dans les premiers jours du mois d'août courant, un maçon, d'une cinquantaine d'années, long-temps travaillé d'une gastro-entérite chronique dont je n'avais eu raison qu'avec infiniment de peine depuis environ huit ou dix mois, est saisi subitement par une attaque de *miserere* que déterminait la présence dans l'estomac de je ne me rappelle plus quel aliment indigeste. Son état me présente le tableau fidèle des symtômes caractéristiques du choléra sporadique le plus violent. Je lui ordonne la *limonade à la gomme et au pavot*, à prendre par petite tasses, à de courts intervalles. Lui, ne tient pas compte de cette réserve, et, d'un matin à l'autre, il consomme trois litres de la tisane prescrite. Je le retrouve assis sur son lit, me remerciant, d'une voix claire et forte, du goût délicieux et de la surprenante efficacité de la boisson que je lui ai conseillée la veille. Le pavot n'avait manifesté aucun des signes de son action toxique.

Il sera facile à chacun de s'assurer des propriétés de la *limonade à la gomme et au pavot* dans des cas pareils à ceux que j'ai passés en revue et dans d'autres analogues. Que faut-il pour cela ? Mettre un litre d'eau sur le feu, y ajouter une tête de pavot, une once et demie à deux onces de gomme arabique; laisser bouillir le tout ensemble durant un quart d'heure, et, après avoir passé la liqueur, y exprimer le jus de deux citrons, et l'édulcorer avec suffisante quantité de sucre.

L'occasion d'en faire l'essai se présente à chaque instant dans la pratique, et l'on aura vite tiré au clair ce que j'avance touchant les vertus antidiarrhéiques, antidysentériques et anticholériques de la *limonade à la gomme et au pavot*.

J'en recommande l'emploi surtout aux médecins du pauvre, c'est-à-dire à presque tous mes confrères ; ils la trouveront à leur parfaite convenance par le peu qu'elle coûte, et par la facilité que l'on trouve à se procurer les ingrédients qui entrent dans sa composition. Les médecins qui desservent les campagnes seront les premiers, j'en suis sûr, à reconnaître ce grand avantage qu'elle possède d'être active, facile à préparer et économique. Je dois dire que c'est même un peu à l'adresse des membres de cette modeste et honorable branche de la famille médicale que j'ai écrit ces lignes.

Le fréquent emploi que j'ai fait de la *limonade à la gomme et au pavot* date de la dernière invasion du choléra asiatique, qui, en 1849, fit d'assez nombreuses victimes à Marseille, etc., etc., mais dont nous n'eûmes à Avignon que des attaques peu nombreuses. Je l'ai imitée d'une formule magistrale que je reconnus, à l'époque de cette épidemie, comme très-propre à arrêter la cholérine, et même à être donnée pour tisane, concurremment avec les autres médicaments, aux malades atteints du vrai choléra indien. Elle fut comme une sorte d'épave sauvée du naufrage de nos agents thérapeutiques dans ces grandes et invincibles épidémies.

Cette formule était ainsi conçue :

Prenez : Eau commune édulcorée.  900 gramm.
        Gomme arabique............  45  id.
        Sirop diacode.................  30  id.
        acide citrique.................  6  id.
        Alcoolat de citron............  5  id.

Il faut que la recette ait passé inaperçue à cette époque, car je ne la trouve pas relatée dans les Annuaires de M. le Professeur Bouchardat, si au courant, en général, des petites comme des grandes choses. Moi-même je ne puis me rappeler aujourd'hui ni le nom de son auteur, ni le recueil politique ou médical auquel j'en fis l'emprunt.

Je ne puis donc rendre, comme je le désirerais, à César ce qui appartient à César ; tout ce que je puis

faire, c'est de renvoyer le mérite de l'invention à qui
de droit : *Benefactori ignoto.*

J'eus recours au jus de citron, un jour que je ne
pus me procurer de l'acide citrique : cette substitution
amena bientôt le remplacement du sirop diacode par le
pavot. De pharmaceutique, le remède devint populaire ;
et, de fait, les malades eux-mêmes en ont, après leur
guérison, recommandé et généralisé l'usage.

Suivant l'âge, la susceptibilité individuelle ou l'intensité de la maladie, la quantité de pavot doit varier, depuis la tête entière jusqu'à la moitié, le tiers ou le quart
de la capsule.

La diarrhée, le ténesme dysentérique ou le flux cholérique une fois bien arrêtés, j'ai l'habitude de supprimer tout à fait le pavot et de faire continuer la liqueur
sous forme de limonade gommée ; je n'y fais rétablir le
pavot que si les symptômes précités viennent à reparaître. D'ordinaire, la limonade gommée suffit à maintenir et à compléter la guérison dont la *limonade à la
gomme et au pavot* a fait les premiers frais.

(*Gazette médicale de Montpellier*, 15 mars, 1854.)

# III

## DE L'EMPLOI D'UN CYLINDRE D'ÉPONGE

### DANS LES MALADIES DE L'UTÉRUS

Il n'est pas de médecin qui n'ait suivi avec intérêt la discussion ouverte devant l'Académie de médecine sur les déviations de la matrice, on pourrait même dire sur la pathologie presque entière de cet organe.

Parmi ceux d'entre mes confrères qui ont eu des occasions fréquentes de s'occuper des affections de l'utérus, il en est beaucoup, je pense, qui auront été frappés et peut-être surpris des opinions divergentes, des jugements contraditoires portés par les chirurgiens les plus célèbres et les plus expérimentés de notre époque, non-seulement sur tel agent et sur telle médication, mais encore sur les signes caractéristiques et le pronostic de tel ou tel état morbide. Il sera sans doute arrivé à plus d'un praticien obscur, comme moi, de faire un retour sur le passé de sa pratique, et d'y chercher une base moins incertaine pour le diagnostic d'affections aussi communes, des indications plus rassurantes sur les moyens thérapeutiques qu'il est convenable de leur opposer.

Il est à présumer qu'après la clôture de cette retentissante discussion, des recherches suivies, des essais nombreux seront entrepris pour jeter du jour sur les points laissés indécis par les orateurs éminents qui se sont fait entendre à la tribune académique.

En vue du contrôle expérimental auquel seront soumises les questions de pathologie et de thérapeutique restées obscures, ne serait-il pas opportun que chaque médecin fît connaître ce que son expérience personnelle lui a appris?

Il serait possible que beaucoup de médecins éprouvassent une certaine hésitation à livrer à la publicité les résultats de leur pratique, par la raison que voici : Ils ont bien pu traiter un grand nombre de maladies utérines ; mais ne comptant pas en faire l'objet d'une publication, ils auront négligé de relever jour par jour, et avec une minutieuse précision, l'histoire de leurs malades. Il se pourrait donc qu'ils n'eussent à communiquer que des observations générales, des convictions personnelles, sans y joindre l'appareil si désiré des chiffres statistiques. Devront-ils alors garder un stérile silence?

C'est là précisément la position embarrassante dans laquelle je me trouve. Depuis plus de treize ans, j'ai passé peu de jours sans donner des soins à quelque femme atteinte de maladie utérine : et, pendant ce long espace de temps, j'ai usé, dans ma pratique, d'un moyen qui, employé tantôt comme agent principal, tantôt comme auxiliaire et répondant à des indications nombreuses et diverses, s'est montré d'une utilité si incontestable et d'une si complète innocuité, que j'éprouve le désir, je dirais mieux, que je crois de mon devoir de le faire connaître : ce moyen *c'est un simple cylindre d'éponge.*

La première personne qui se confia à moi pour être traitée d'une maladie de l'utérus était atteinte, depuis longtemps, de symtômes graves : douleurs locales et souffrances sympathiques ; pertes de sang fréquentes ; leucorrhée abondante, et tellement âcre, que la malade ne pouvait faire la moindre course hors de sa

2

maison sans être presque aussitôt obligée d'y rentrer,
pour calmer par des lotions la cuisson intolérable
que le contact du flux vaginal et la marche détermi-
naient sur les organes génitaux et sur le haut des cuisses excoriées. Il existait dans la région sous-pubienne
des douleurs lancinantes, et, comme troubles généraux, de l'inappétence, de l'amaigrissement, une grande
pâleur, une faiblesse croissante. Le chirugien qui, avant
moi, avait donné des soins à la malade l'avait déclarée en proie à un cancer confirmé. Je me hâte de dire
qu'il n'en était rien; à la longue je fus assez heureux pour
la guérir. L'incurable diathèse n'existait pas chez elle:
le mal se bornait à un engorgement bien réel de la matrice, avec endurcissement inflammatoire, ulcération
et granulations du col, et le flux utérin et vaginal que
j'ai décrit.

Des saignées générales, des sangsues appliquées directement sur l'organe compromis, des cautérisations,
des insufflations de calomel, etc., etc., non moins que
des médicaments et des soins hygiéniques appropriés
à l'état général, amenèrent un soulagement assez
prompt et une amélioration lente, mais sensible et
graduelle.

Cependant, la matrice restait plus basse que dans
l'état normal, et la malade était tourmentée par la
persistance du flux leucorrhéique, plus bénin, mais
considérable encore, et par des douleurs à peu près
constantes dans les reins et dans les cuisses.

Lorsque j'introduisis le spéculum dans le vagin, il ne
me fut pas difficile de faire remonter la matrice assez
haut; mais, plus tard, elle retombait vers la vulve, où,
à ma visite du lendemain, mon doigt la trouvait à peu
de distance, le col tourné vers le rectum, le corps
incliné derrière le pubis en *antéversion*.

Lorsque j'eus convenablement relevé les forces, bien

que la malade fût encore assez maigre, comme sa poitrine était bonne et que personne dans sa famille n'a-
vait présenté de symptômes de phthisie, je crus que
je pourrais sans danger supprimer le flux leucorrhéique.

Il me restait deux indications à remplir : maintenir à
une hauteur convenable l'utérus redressé, modérer et
tarir la sécrétion vicieuse des cavités utérine et vaginale. Le pessaire eût-il parfaitement remédié à la première infirmité, que je ne pouvais y recourir ; car il eût
immanquablement accru la seconde, le flux leucorrhéique. J'avais présent à l'esprit un excellent mémoire
publié par le docteur Hourmann dans le numéro de
mars 1841 du *Journal des connaissances médico-chirurgi-*
*cales*, et dans lequel sont relatés les bons effets d'un
fort bourdonnet de coton cardé introduit dans le vagin et destiné à isoler les surfaces de sa muqueuse et
à en tarir la sécrétion par l'effet de la propriété des-
séchante de cet isolément. Mais le bourdonnet, suffisant pour mettre à l'abri de leur mutuel contact les
parois vaginales, n'aurait pas remédié à la déviation et
à l'abaissement de l'utérus. Le coton se serait affaissé
sous le poids de cet organe. Il me fallait trouver un
corps plus résistant.

Dans une éponge épaisse, large et très fine, je taillai un cylindre auquel je donnai une longueur et un
volume que le rendissent apte à occuper toute la hauteur et toute la largeur du vagin. Je passai à l'une de
ses extrémités une anse de fil fort et épais qui devait
pendre hors de la vulve et servir à retirer l'éponge.
J'imbibai celle-ci légèrement d'eau de mauve ; et la
malade étant placée sur le bord de son lit, le spéculum
introduit dans le vagin et le col utérin engagé dans
l'orifice supérieur du spéculum, je poussai au fond de
l'instrument, à l'aide d'une baguette de bois, le cylin-

dre d'éponge, jusqu'à ce que son extrémité arc-boutât contre le col utérin. Je tirai alors le spéculum à moi en le faisant glisser sur la tige de bois qui maintenait l'éponge en place. La vulve se referma, la baguette tomba, et le sphincter vulvaire retint parfaitement à l'intérieur le corps étranger que je venais d'y loger.

La diminution des flueurs blanches fut rapide, les douleurs des lombes et des cuisses s'apaisèrent, la marche devint facile.

Mais à mesure que le flux leucorrhéique tarissait, l'humidité de l'éponge étant rapidement absorbée, les aspérités de sa surface desséchée titillèrent la muqueuse et occasionnèrent un éréthisme général, un agacement nerveux très-pénible. La malade, qui ne retirait l'éponge, à l'aide de l'anse de fil, que le soir en se mettant au lit, ou même le lendemain matin, fut obligée de s'en débarrasser peu d'heures après le pansement. En outre, bien que la matrice se maintînt à une plus grande hauteur, je la trouvai, encore déviée à un degré trop prononcé.

J'apportai des modifications importantes à mon mode de pansement :

1° Avant d'introduire l'éponge dans le vagin, je la couvris d'une couche d'amidon réduit en poudre très-fine. A dater de ce moment, sa présence fut parfaitement tolérée.

2° Je taillai, dans l'étendue d'environ 4 centimètres, l'extrémité de l'éponge que j'appellerai *utérine*, en une sorte de bec de flageolet, qui diminuait à peu près de moitié l'épaisseur de cette extrémité. Il m'était facile, chaque fois que j'introduisais le spéculum, en tenant le manche élevé vers le pubis et l'embout fortement appuyé sur la cloison recto-vaginale, et, en le faisant glisser sur cette paroi, d'engager l'extrémité de l'instrument assez profondément dans le cul-de-sac postérieur du vagin, de manière que, lorsque j'en développais les valves, les membrane muqueuse s'offrît seule appliquée sur l'orifice de l'instrument, et que le col de l'utérus restât appuyé sur la valve supérieure. Je poussai donc dans ce cul-de-sac l'extrémité de l'éponge taillée en bec de flageolet, j'appuyai ma baguette de bois sur l'extrémité opposée, assez fortement pour empêcher l'éponge entière de subir un recul, et, retirant lentement le spéculum, je sentis, à un mouvement de ressaut, que le col tombait dans la cuvette que je lui avais préparée. Il reposait ainsi sur un coussinet que les mouvements du corps et la marche même ne lui faisaient pas abandonner ; car à plusieurs reprises, je pus, en introduisant le doigt dans le rectum, m'assurer que l'éponge occupait toute la longueur du vagin, et que là où elle finissait, on ne sentait que le corps, plus large et plus dur, de la matrice.

Je mêlai plus tard à l'amidon une quantité plus ou moins grande de quinquina porphyrisé.

Le vagin gagna du ton, la matrice perdit ses altérations morbides, les ligaments suspenseurs reprirent de l'élasticité, et, un certain degré d'embonpoint aidant, l'*antéversion* et l'*abaissement* ne se reproduisirent plus. Une guérison qui ne s'est pas démentie récompensa la malade de la docilité et de la persistance qu'elle mit à supporter un traitement long et pénible.

L'histoire de cette malade et les détails dans lesquels je viens d'entrer auront fait pressentir le parti que je devais tirer d'un mode de pansement si simple et si commode.

Je vais passer en revue les divers états morbides dans la curation desquels je l'ai appelé à jouer un rôle plus ou moins important.

Les phlegmasies aiguës restent en dehors de ce que j'ai à dire, comme elles sont restées en dehors de la discussion de l'Académie.

Le champ de mes observations se restreindra dans le cercle 1° des modifications que l'inflammation chronique fait subir à l'utérus et des altérations qu'elle y produit : engorgement, flux muqueux, ulcérations, granulations, etc. ; 2° de ses déplacements ; 3° de ses dégénérescences diathésiques.

Les phlegmasies aiguës de l'utérus s'accompagnent de phénomènes trop graves, soulèvent dans l'orga nisme des troubles trop généraux et font courir à la vie un danger trop prochain, pour que les secours du médecin ne soient pas réclamés immédiatement et en toute hâte. C'est l'inverse dans les maladies chroniques de cet organe. Il faut des circonstances exceptionnelles pour que nous soyons appelés à en connaître et à les combattre dès le début.

La lenteur avec laquelle chemine le mal, le peu de réaction dont il s'accompagne, l'habitude des souffrances utérines qu'occasionnent aux femmes le retour mensuel des règles, si souvent douloureux, ou l'état de grossesse, non moins qu'une pudeur naturelle, expliquent le retard qu'elles mettent à réclamer notre ministère et la sécurité trompeuse dans laquelles elles s'endorment.

Chaque fois donc que j'ai été appelé, la maladie remontait presque toujours à une époque éloignée, je ne dirai pas à plusieurs mois, mais à une année, à plusieurs années. Loin d'être aussi heureux que quelques-uns des académiciens qui ont parlé de guérisons complètes obtenues en peu de semaines, j'avoue que ce n'est que par des efforts opiniâtres et après un temps très-long, des mois, une année entière, qu'il m'a été donné d'accomplir la guérison radicale de la plupart des maladies utérines pour lesquelles on a eu recours à mes soins.

La lenteur est, à mes yeux, le caractère à peu près

constant du retour de l'utérus malade à l'état sain.
Comment en serait il autrement? Les règles, en repor-
tant, toutes les trois semaines ou tous les quinze jours,
sur cet organe une fluxion active, énergique, ne ten-
dent-elles pas à y reproduire ou à y exaspérer des altérations à peine effacées ou seulement amoindries?
Par compensation, ce paraît être un privilége de l'organe
utérin, que tout travail morbide, même le plus désorga-
nisateur, s'y opère le plus souvent avec la même lenteur.

Cela dit, je vais exposer les applications que j'ai
faites du cylindre d'éponge aux maladies de la matrice
énumérées plus haut.

A *Phlegmasies chroniques*, etc. — Dans les engorgements chroniques du corps, du col ou de l'utérus entier,
il est assez ordinaire que l'inflammation s'y soutienne à
un certain degré, ou qu'elle y reprenne par intervalles,
et sous l'influence de causes diverses, une intensité voisine de l'état aigu. Il faut bien se garder d'introduire
alors dans le vagin un corps étranger, dont la présence
aurait pour résultat d'ajouter à l'irritation des surfaces
enflammées. Il est indispensable de détruire préable-
ment l'état inflammatoire. Cet état dissipé, deux phénomènes morbides pourront lui survivre, qui, l'un et l'autre, réclameront l'emploi du cylindre : l'abaisement de
l'utérus et un écoulement leucorrhéique.

L'engorgement de l'utérus a pour effet commun d'oc-
casionner à l'organe un abaissement assez fort pour
constituer une infirmité à laquelle l'art doit porter remède. La disparition de l'engorgement ne fait pas toujours disparaître cet abaissement, et l'opinion qui sou-
tiendrait que l'effet, dans ce cas, cesse avec la cause
qui l'avait produit, serait trop absolue pour être constamment vraie. Le plus souvent, au contraire, l'abaissement persiste, et, devenant cause à son tour, réagit sur
la matrice et détermine dans celle-ci le retour de l'en-

gorgement. D'autre part, il serait tout aussi imprudent de remédier à l'engorgement et d'abandonner l'abaissement à lui-même, que de réduire l'abaissement sans tenir compte de l'engorgement. Il faut les attaquer l'un et l'autre successivement. Or, la matrice dégagée, si vous introduisez dans le vagin le cylindre d'éponge, il la maintiendra à une hauteur et dans une position convenables, et après un certain nombre de pansements, l'abaissement cessera de se reproduire.

Un flux de nature et de quantité variables est un accident inséparable des phlegmasies utérines chroniques. Si, dans un grand nombre de cas, il tarit, lorsque la maladie primitive qui en était la source est radicalement guérie, plus souvent encore, peut-être, on le voit continuer, soit qu'il devienne pour les organes génitaux une fonction habituelle, soit qu'il tienne à quelques traces de l'affection utérine mal effacée. Dans cette conjoncture, le cylindre d'éponge ne le cède pas, en action curative, au bourdonnet de coton du docteur Hourmann, et se montre même d'une efficacité plus constante et plus rapide, car il met tous les points du canal vaginal dans un isolement plus complet les uns des autres. J'ai trouvé qu'employé à cet extrême déclin des engorgements phlegmasiques du col, du corps ou de la cavité utérine, dont la sphère d action comprend le tout ou une portion du vagin, le cylindre hâtait singulièrement la cure radicale des derniers vestiges du mal.

Est-il besoin de dire que son efficacité se manifeste non moins puissante lorsqu'il s'agit de mettre un terme à ces écoulements vaginaux et utérins que l'on n'ose rattacher à une phlemasie des cavités muqueuses, tant les phénomènes inflammatoires s'y sont annihilés et éteints dans la chronicité et l'atonie ?

Toutes les fois que des ulcérations, des granulations

du col utérin reposent sur un tissu peu enflammé, quoique plus ou moins endurci, immédiatement après y avoir pratiqué des cautérisations, etc., j'introduis dans le vagin le cylindre d'éponge, et j'ai remarqué que toujours le constact de ce suppositoire sur les parties malades en accélérait la résolution, soit que je l'eusse enduit de pommades résolutives, soit que je l'eusse roulé simplement dans la poudre d amidon.

B. *Déplacements de la matrice.*— Existe-t-il seulement un *abaissement* de cet organe, sans déviation notable ? Après avoir repoussé aussi haut que possible l'utérus avec l'index introduit dans le vagin, et l'avoir repoussé encore à l'aide du spéculum, j'opère comme il a été dit dans l'observation qui fut le point de départ de ma pratique. Inutile de répéter que le cylindre doit avoir une longeur et un volume en rapport avec l'étendue et la capacité du vagin.

Ai-je affaire à une *antéversion* très-prononcée et déjà ancienne, j'emploie le procédé que j'ai suffisamment décrit dans la même observation. Je renvoie donc à ce même passage, afin d'éviter une répétition superflue.

Dans le cas de *rétroversion*, où le corps appuie sur la cloison vagino-rectale et où le col est tourné vers le pubis, il est très facile d engager le col dans l'orifice de l'instrument. Après avoir repoussé en haut, autant que possible, l'organe dévié, je retire de sa coulisse la valve supérieure; j'introduis l'éponge taillée en bec de flageolet, la concavité de celui-ci tournée en bas ; saisissant ce bec avec de longues pinces, je l'enfonce dans le cul-de-sac supérieur du vagin ; j'écarte les mors des pinces, et, appuyant fortement sur l'extrémité vaginale de l'éponge, je dégage lentement les pinces d'abord, le spéculum ensuite. Le corps du cylindre remplissant le vagin s'oppose à l'abaissement de l'utérus, tandis que son extrémité amincie fait l'office d'un coin interposé entre le col et la paroi vésico-vaginale.

Pour remédier aux *versions latérales*, la manœuvre est analogue. Le col est-il tourné vers la paroi gauche du vagin : lorsque j'ai engagé le col de l'utérus dans le spéculum, je fais faire à l'instrument un quart de rotation sur lui-même, de façon que sa valve mobile regarde la cuisse gauche, son manche la droite ; et, retirant de sa coulisse cette valve, je glisse entre le col et la paroi latérale gauche du vagin le bec de l'éponge, sa concavité tournée à droite ; le reste *ut supra*. Un manuel opératoire en sens inverse a lieu pour les cas où le col utérin est tourné vers la paroi vaginale droite.

Une remarque qui m'a frappé trouve ici sa place. Dans la grande majorité des altérations organiques de l'utérus, soit que l'affection consiste en un engorgement simple avec ulcérations, granulations, soit qu'elle consiste en un squirrhe ou en une dégénérescence cancéreuse du col, j'ai trouvé celui-ci très-fortement dévié vers la paroi gauche du vagin, le corps rejeté à droite. La douleur symptomatique inhérente à ces désordres, et même toutes les douleurs que suscitent les affections utérines en général, sont plus marquées, plus violentes dans le flanc gauche et dans la partie latérale gauche du corps, et même n'existent que de ce côté. Je ne crois pas exagérer en disant qu'il en est ainsi sept fois sur dix.

Pour terminer ce qui concerne les déviations, je dois ajouter qu'à moins des cas exceptionels où la déviation est extrême, le simple cylindre d'éponge réussit à maintenir réduits l'abaissement et la déviation, sans que l'on soit obligé de pratiquer à son extrémité la cuvette dont il vient d'être question, et de recourir au manuel opératoire, quelquefois assez laborieux, que son placement nécessite.

Ansi donc, contre le flux urétro-vaginal, contre l'abaissement de l'utérus et ses déviations, soit que ces états morbides se présentent isolés, soit qu'on les rencontre réunis, je trouve un heureux modificateur dans le cylindre d éponge agissant tour à tour ou du même coup comme suppositoire antileucorrhéique, comme pessaire et comme redresseur utérin.

J'ai dit qu'il ne fallait pas recourir à l'emploi de l'éponge tant que l'irritation de l'utérus et du vagin se maintenait à un certain degré d'intensité, un flux abondant et même ancien dérivant assez souvent d'une inflammation presque voisine de l'état aigu. C'était là le cas d'une jeune femme chez laquelle je me hâtai trop d'introduire l'éponge, Les souffrances utérines en furent exaspérées.

Je cite cet exemple pour signaler l'écueil que je ne sus pas éviter, et pour consigner ici les phénomènes exceptionnels que m'offrit cette malade.

Lorsque je voulus reconnaître l'état du vagin et de l'utérus, elle poussa des cris de douleur au moment où mon index traversa l'anneau vulvaire. La souffrance que je déterminai me sembla si vive, que j'hésitai à faire usage du spéculum ; je m'y décidai cependant. Quel ne fut pas mon étonnement ! Au moment de l'opération, la patiente ne manifesta aucune sensation douloureuse. J'avais déjà constaté plusieurs fois cette différence dans la manière d'être de la sensibilité. Le mari me fit alors la confidence que, depuis quelque temps, sa femme le repoussait avec violence chaque fois qu'il s'approchait d'elle. Des scènes de jalousie en étaient résultées, et le mot de séparation avait déjà été prononcé.

A mon tour, je fis part au mari de mes observations, et lui expliquai qu'il existait chez sa femme un état névralgisque, et qu'il fallait accuser de sa froideur un

besoin irrésistible de repousser la douleur, et non un
défaut d'affection et une répugnance blessante.

En effet, je constatai que toute la partie droite de
l'anneau vulvaire était le siège d'une sensibilité excessive qui s'étendait jusque sur la petite et la grande
lèvre correspondantes, sensibilité qu'un contact léger
exaspérait et que calmait une forte pression. A deux reprises, je touchai avec le crayon de nitrate d'argent les
surfaces endolories. La névralgie disparut sans retour;
les époux ne se séparèrent pas. J'avais déjà observé un
cas pareil ; le même traitement m'avait réussi.

Dans les circonstances, d'ailleurs assez rares, où la
présence de l'éponge ne peut être supportée, et où l'on
est obligé de la retirer peu d'heures après qu'elle a été
introduite, il est essentiel de prévenir les malades et
d'être prévenu soi même qu'on ne saurait mettre trop
de lenteur et de prudence à retirer l'éponge du vagin;
car, dans les premiers moments de son séjour, il arrive
que la paroi vaginale et la surface de l'éponge sont sèches et comme adhérentes l'une à l'autre. Retirer brusquement le cylindre, ce serait s'exposer à produire
une procidence du vagin; il est bon de soutenir celui-ci
en glissant assez haut le doigt entre sa paroi et le cylindre amidonné, ou même de faire une injection émol-
liente dans le vagin avant de procéder à l'extraction.
Le soir ou le lendemain, c'est-à-dire douze ou vingt-
quatre heures après le pansement, j'ai toujours trouvé
l'éponge recouverte d'un mucus lubrifiant qui en rend
le retrait facile.

Ce pansement donne surtout les meilleurs résultats
chez les femmes à fibre molle, à tempérament lymphatique et strumeux chez lesquelles les flueurs blanches sont si fréquentes et acquièrent une abondance si
préjudiciable à la santé.

Une jeune dame, dans ces conditions, portait un engorgement atonique de l'utérus, avec œdème du col
et abaissement de tout l'organe ; elle traînait depuis
longtemps, de son lit à sa chaise longue, une existence
misérable, et allait s'affaiblissant et s'étiolant. Je la pan-
sai, chaque matin, avec le cylindre d'éponge recouvert
d'une couche épaisse de poudre de quinquina rouge.
La station, la marche, la promenade au grand air, des
courses en voiture et à la campagne devinrent presque
immédiatement possibles ; un salutaire exercice aida
puissamment à l'action des remèdes généraux appropriés à la constitution idiosyncrasique de la malade :
ferrugineux, toniques, bains de mer, etc. Cette dame
retrouva en assez peu de temps une santé qui paraissait compromise sans retour. C'est dans des cas pareils
que le traitement général doit dominer la cure de l'affection utérine, ainsi que l'a si judicieusement indiqué
M. Gibert.

Dans l'espèce, les effets du cylindre d'éponge permirent de remplir plus vite, presque immédiatement, les
indications les plus essentielles de ce traitement, celles
qui ont trait aux modifications hygiéniques.

Mais il est aussi des affections où le traitement ne
peut et ne doit être que local, celles où la déviation, l'abaissement de la matrice constituent toute la
maladie, indépendante qu'elle est de toute altération
fonctionnelle ou organique, soit locale, soit générale.
C'est alors le cas de l'application des pessaires ; c'est
encore celui de l'emploi du cylindre d'éponge. J'en citerai un seul exemple.

Le 29 mai 1853, je fus consulté par une tailleuse de
robes. Elle avait naguère reçu les soins d'un chirurgien
pour une maladie de l'utérus, qui devait avoir été jugée
grave, car le fer rouge avait été mis en œuvre. La malade était restée sujette à des douleurs dans les reins

et dans les cuisses, si intenses qu'elle était sur le point
de renoncer à son état, tant elle se trouvait incapable
de faire la moindre course en ville. Je trouvai l'utérus
fortement *abaissé* et en *antéversion ;* mais pas de leucorrhée, pas de traces de l'affection primitive qui me per-
missent d'en reconnaître la nature. Je réduisis le déplacement de l'utérus et introduisis dans le vagin le
cylindre d'éponge amidonné. Le jour même, une longue course n'occasionna aucun malaise. Le 25 juin, la
matrice avait repris sa place. Je cessai le pansement.
Aucune incommodité ne s'est reproduite jusqu'à ce
jour. L'éponge a fait seule les frais de le guérison.

On a vu, dans une observation précédente, qu'avant
de supprimer le flux leucorrhéique dont la malade
était atteinte, je m'assurai du bon état de la poitrine.
non seulement chez elle, mais chez ses proches. Je reviens sur ce point, pour faire observer combien il y
aurait souvent de danger à opposer une médication
trop active aux flueurs blanches dont serait atteinte une
femme prédisposée à la phthisie. On ne saurait, dans
ce cas, user de trop de circonspection.

Il y a cinq ou six ans, la femme d'un de mes amis fut
prise d'un engorgement de l'utérus avec écoulement
leucorrhéique ; elle était d'une famille où la phthisie
avait fait plus d'une victime ; elle était elle-même sujette
à s'enrhumer l'hiver. Après avoir calmé les symptômes les plus pénibles, je crus devoir abandonner la maladie aux seules forces de la nature et laisser les mouvements fluxionnaires se diriger et s'épuiser à la longue
sur un organe où ils ne pouvaient pas susciter les désordres graves qu'ils eussent produits sur les poumons
prédisposés aux tubercules, s'ils se fussent dérigés sur
la poitrine. Graduellement, les phénomènes morbides
de l'utérus, surveillés et amoindris par l'art, se sont
amendés ; et après deux ans passés dans son lit ou sur

son canapé, cette dame a vu sa santé renaître et se raffermir même, car elle n'a plus été sujette aux rhumes.

Je n'ai jamais consenti non plus à ce que la sœur de cette dame opposât à une forte leucorrhée autre chose que des soins d'extrême propreté.

On me pardonnera, je l'espère, cette digression, en faveur de son importance essentiellement pratique.

C. *Dégénérescences cancéreuses de l'utérus.* — Ai-je besoin de dire que le cancer a figuré pour une très forte proportion parmi les maladies utérines que j'aie observées ? J'espérais que l'éponge me rendrait quelques services dans la cure palliative de ces terribles affections, en me permettant de porter et de maintenir sur les surfaces douloureuses mêmes des médicamments destinées à en modifier la sensibilité. Je dois dire que j'ai été complètement déçu de mes espérances. Le cylindre d'éponge ne m'y a été que d'un faible secours. Dans deux circonstances surtout, il me fut très-pénible d'y constater son impuissance. C'était deux de ces cas où les douleurs étaient portées au plus haut degré de violence qu'il soit donné à la nature humaine de supporter.

Chez une dame, âgée d'environ cinquante-quatre ans, les souffrances qu'éveilla le cancer à son apparition prirent le type intermittent et ne le quittèrent plus. Elles éclataient à dix heures du matin et, mettant la malade à une torture indicible, lui arrachaient des cris jusqu'au soir. Les antipériodiques, donnés sous toutes les formes et à toutes les doses, n'eurent pas l'ombre d'influence sur le retour des accès. J'eus recours à l'opium, qui calma parfaitement les crise et seul montra des vertus antipériodiques. Il fallait le donner de grand matin pour prévenir l'explosion des douleurs. Mais à quelles doses énormes nous fûmes obligés de monter ! Après être partis d'un grain, nous en étions venus, par doses progressivement croissantes, à celle de

100 grains administrés en une seule fois, Et encore, si l'atmosphère était chargée d'humidité, il fallait ajouter 2 grains de plus, sans doute pour compenser 2 grains d'eau que l'hygrométrique résine avait absorbés ; sans cela l'accès n'était pas supprimé.

Ces grandes doses, continuées longtemps, furent toujours tolérées ; mais, arrivée à l'état cachectique, cette dame ne les supporta plus aussi bien. Il fallut alors, par une marche inverse, faire descendre la dose d'opium jusqu'à quelques grains, et à la fin la supprimer : les douleurs avaient cessé. La malade vécut encore deux mois, dans un état de maigreur excessive, et semblable à ces figures de cire que le temps a desséchées et jaunies. Chez elle, jamais les médicamments calmants ou stupéfiants portés sur le siège du mal, à l'aide de l'éponge, ne produisirent des effets sensibles.

Il en fut de même chez une autre personne, plus malheureuse encore, chez laquelle la diathèse cancéreuse se développa peu après l'époque critique. Les douleurs qu'elle suscita se déclarèrent par crises irrégulières et sans périodicité. Elles étaient intolérables. Opium, belladone, jusquiame, morphine, morelle, etc., toute la série des modificateurs du système nerveux, donnés sous toutes les formes et à toutes les doses, rien ne réussit à calmer les douleurs. L'effet narcotique du médicament surajoutait à la douleur, mais ne s'y substituait pas, la modifiant à peine. Outre le mal, la malade avait à supporter les malaises dus à un commencement d'intoxication. Ce ne fut qu'après une longue lutte et avec une extrême lenteur qu'elle arriva à la mort que nous souhaitions pour elle et qu'elle n'envisagea, jusqu'à l'heure dernière, qu'avec une insurmontable horreur !

Il me reste à dire quelques mots sur la manière de préparer le cylindre d'éponge. Il vaut mieux choisir une éponge plate et épaisse que celle qui a la forme d'un

champignon. Son grain doit être fin, son tissu souple. Il
est inutile de faire observer qu'elle doit être soigneusement lavée et purgée des débris de coquillages qu'elle
pourrait contenir.

Avant d'y tailler le cylindre, il faut avoir la précaution
de la tremper dans l'eau et de l'exprimer avec force dans
un linge que l'on tord. On juge ainsi exactement du volume que le cylindre conservera, lorsqu'on l'aura mis
en place. Tailler l'éponge dans son état de sécheresse
et l'introduire sèche dans le vagin, ce serait s'exposer
à l'y voir prendre un développement qui ne permettrait
pas qu'elle y fût supportée.

D'ordinaire, je donne plus de volume à son extrémité
la plus douce, la plus régulière, celle qui doit être en
contact avec la matrice, et que j'ai appelée *utérine*, qu'à
l'extrémité opposée, ce qui la rapproche de la forme
d'une poire allongée. Son volume et sa longueur doivent
être en rapport, je le répète, avec la capacité et la profondeur du vagin. Trop faible, il laisserait se reproduire
en partie le déplacement auquel il doit remédier ; trop
fort, il occasionnerait lui-même un malaise analogue
aux souffrances dont il est destiné à prévenir le retour.
Quand le rapport est convenable, la malade n'a même
pas la conscience de la présence du suppositoire, et il
n'est pas besoin de beaucoup de tâtonnements pour trouver ce rapport.

Après un certain nombre de pansements, le calibre de
l'éponge diminue. Ce retrait est plus rapide quand elle
est employée concurremment avec des cautérisations
pratiquées avec le crayon de nitrate d'argent, etc. On
doit alors la changer.

J'ai dit qu'il était indispensable, avant d'introduire le
cylindre dans le vagin, de le couvrir de poudre d'amidon, et j'en ai donné les raisons. On peut, suivant les

3

indications, l'enduire aussi de pommade ou le tremper
dans des liquides médicamenteux.

L'extrémité vulvaire de ce cylindre sera traversée d'un
fil assez fort et assez long pour pendre entre les grandes
lèvres de la malade, afin que celle-ci puisse le saisir et
retirer l'éponge chaque soir ou le lendemain matin, et la
suspendre à l'air pour la faire sécher, après l'avoir bien
lavée.

Chez quelques femmes d'une maigreur peu commune,
et dont le vagin offre une ampleur non moins exceptionnelle, l'éponge, je dois l'avouer, ne réussit pas toujours
à maintenir réduits les déplacements de l'utérus : la
maigreur est toujours une mauvaise condition ; souvent elle crée un obstacle insurmontable.

Je constatai un abaissement de l'utérus chez une femme encore jeune, mais excessivement maigre. Le vagin
était vaste, bien que l'anneau vulvaire fût assez resserré.
Un cylindre d'un fort calibre n'empêchait pas l'organe
déplacé de glisser entre quelque point des parois vaginales et ce suppositoire, et de renouveler une partie
des malaises qu'il s'agissait de faire disparaître.

Je choisis une éponge entière, ayant la forme d'un
champignon, très-fine, et dont la partie évasée, assez
profondément creusée, présentait un bord continu et
peu épais, semblable à la corolle d'une campanule.

Ayant engagé l'utérus bien au centre de l'orifice du
spéculum, je portai l'éponge dans l'intérieur de l'instrument, et avec le bout de la baguette de bois j'appliquai bien exactement sur le pourtour du col le rebord de
l'éponge ; puis, pendant que d'une main je retirais le
spéculum avec beaucoup de lenteur, de l'autre main,
armée de la baguette, je m'assurais que cette application
était toujours exacte. La matrice resta logée dans cette
espèce de coiffe, comme un gland dans son opercule.
Dès ce moment, les malaises ne se renouvelèrent plus.

Le mari devint assez habile à opérer cette manœuvre
pour qu'au bout de peu de temps je confiasse définitivement à son adresse le pansement journalier de sa femme. Ils habitent aujourd'hui Alger. Je n'ai pas eu de
leurs nouvelles ; mais je ne désespèrerais pas que la malade ne dût, avec le temps, sa guérison définitive au
moyen palliatif que je lui ai conseillé, surtout si elle
acquérait un certain embonpoint et si elle faisait pendant plusieurs étés usage des bains de mer.

J'ai vu plus d'une de mes malades, après quelques
pansements faits par moi, réussir parfaitement à se placer elles-mêmes le cylindre d'éponge dans le vagin,
surtout celles chez qui je n'y avais recours que pour
combattre une leucorrhée atonique.

Pour conclure, je dis : 1° Que le cylindre d'éponge
possède une action égale, sinon supérieure, au bourdonnet de coton cardé, pour tarir ou pour diminuer les flux
muqueux dus à l'état pathologique désigné par le nom
de *catarrhe utérin, catarrhe vaginal* ;

2° Que, dans les phlegmasies chroniques de la matrice, lorsque l'irritation a été apaisée, il aide puissamment au rétablissement complet de l'organe malade, et,
en remédiant à l'abaissement dont l'engorgement s'accompagne dans la plupart des cas, il s'oppose au retour de cet engorgement ;

3° Que dans les déplacements essentiels de l'utérus
(*anté*, *rétro* et *latéro* version), le cylindre, soit qu'on l'emploie simple, soit qu'on ait creusé une des extrémités en
bec de flageolet, l'emporte de beaucoup sur les pessaires,
par sa souplesse, par sa facilité à être introduit dans le
vagin, et surtout par la propriété qu'il possède d'aider à
la résolution des engorgements, etc., et de tarir le flux
des muqueuses utérine et vaginale, à l'inverse de la plupart des pessaires, qui les irritent et sont par eux-
mêmes une cause ordinaire de leucorrhée.

En un mot, il met à la portée de tous les malades et sous la main des praticiens, tout à la fois un suppositoire antileucorrhéique, un pessaire commode et un redresseur inoffensif.

*(Gazette hebdomaire de médecine et de chirurgie,*
*15 et 22 décembre 1854.)*

———

# IV

## DE LA FIÈVRE INTERMITTENTE OCTANE

Il existe en nous une disposition d'esprit fâcheuse, bien qu'elle soit en quelque sorte naturelle, qui nous porte à ajouter peu de foi aux faits rares, exceptionnels, par cela seul qu'ils ne se seront pas présentés dans le cercle plus ou moins étendu de nos observations journalières.

A l'égard de ces faits, les hommes prudents restent tout au plus dans un état de doute ; mais les systématiques les nient d'emblée et les relèguent au rang des fables et des erreurs.

Si parmi les sciences il en est une où l'on dût se défendre de ce penchant au scepticisme et à l'incrédulité, il semble que ce devrait être la médecine, elle qui prend pour objet d'études l'organisme humain, si mobile, si divers dans son unité même, et les innombrables modifications que font subir à cet organisme les influences du monde extérieur, sans cesse changeantes ou opposées. Et cependant, comme il n'est aucune science où les doctrines se succèdent les unes aux autres avec une plus déplorable rapidité, nulle part peut-être on ne rencontre poussée plus loin cette habitude de suspecter ce que l'on n'a pas vu, et de traiter d'illusion ce qui gêne le libre développement du système que l'on s'est créé.

Il est arrivé que des faits attestés ou généralement admis par les observateurs et les savants d'une époque n'ont plus obtenu créance dans l'âge suivant ; ils cessent d'avoir cours ; ils disparaissent du domaine de l'art. Assez souvent, plus tard, la chance tourne et ils sont remis en honneur, soit que des doctrines moins exclusives lèvent la proscription qui pesait sur eux, soit que les circonstances qui les avaient fait naître se reproduisent et ramènent l'occasion de les observer de nouveau.

Ces réflexions s'appliquent de tout point *à la fièvre intermittente octane* Les recherches dont elle va être l'objet ne montreront que trop combien est réel et surtout préjudiciable au véritable progrès de notre art cet esprit de doute et de négation.

Comme j'ai trouvé dans les auteurs quelque confusion dans la manière de désigner cette fièvre, je crois utile de commencer par en donner la définition.

La fièvre intermittente *octane* est celle qui revient tous les huit jours. Ses accès sont séparés entre eux par un intervalle apyrétique de six jours, de même qu'il y a un jour seulement d'apyrexie dans la fièvre tierce, deux dans la quarte, trois dans la quintane, quatre dans la sextane, cinq dans la septane. Ce n'est donc pas du nombre de jours qui s'écoulent entre les paroxysmes que la fièvre octane emprunte sa dénomination ; mais, ainsi que toutes les autres intermittentes, elle la reçoit du chiffre qui revient au jour occupé par le second accès, le jour du premier accès comptant pour un. Elle ne paraît qu'une fois par semaine : on a donc pu avec raison l'appeler aussi *hebdomadaire* ; et c'est à tort que Tissot, entre autres, l'a désignée sous le nom de fièvre *septane*.

Mais existe-t-il réellement des fièvres intermittentes dont les accès puissent être séparés par une intervalle apyrétique de plus de deux jours ; ou, en d'autres termes, faut-il dans la nomenclature des pyrexies périodiques, s'arrêter à la fièvre quarte ou admettre des espèces à retours beaucoup plus éloignés ? C'est ici ou jamais le cas de répondre par le vers du poëte comique:

Hippocrate dit *oui*, mais Galien dit *non*.

En effet, Hippocrate répond par l'affirmative. Je lis au premier livre de ses *Épidémies*, section 3ᵉ, paragraphe 2 : *Il y a des fièvres continues... il y en a d'hémitritées, de tierces, de quartes, de quintanes, de septimanes, de nonanes... la septimane est longue, elle n'est point mortelle ; la nonane est plus longue et non mortelle ; la quintane est la plus mauvaise de toutes. En effet, qu'elle précède la phthisie ou qu'elle s'y joigne, elle tue.* (Traduction de M. Daremberg.)

Mais Galien soutient la négative : « Quelques médecins, dit cet auteur, assurent n'avoir vu aucune période dépasser le quatrième jour ( c'est-à-dire aucun type périodique au delà du type quarte) ; d'autres prétendent, comme Hippocrate, en avoir vu. Quant à moi, qui depuis ma jeunesse ai dirigé mon attention sur ce point, je n'ai jamais vu de fièvre *septimane, nonane, etc.*, ni manifeste ni douteuse. J'ai vu quelques fièvres *quintanes* douteuses, mais jamais d'exactes et de manifestes, comme des quotidiennes, des tierces, des quartes.

« Je ne crois pas que le fait ait besoin d'une démonstration logique ; il est du domaine de l'expérience et doit être jugé par elle. En effet, si on a vu manifestement des paroxysmes arriver régulièrement le septième ou le neuvième jour, non une fois mais deux ou trois fois, ce sera assez ; on aura la persuasion que cela est en effet ; mais si quelqu'un, depuis son enfance jusqu'à sa vieillesse, n'a vu aucun des nombreux malades qu'il a traités présenter les paroxysmes suivant ce type, il sera constant pour lui qu'il n'y en a point de cette espèce. Peut-être aussi, comme Dioclès, pourrait-on démontrer rationnellement que le sentiment d'Hippocrate n'est pas fondé ; car vous ne trouverez ni signes ni humeurs sur lesquels vous puissiez asseoir l'existence des fièvres *quintane, septimane, nonane*. Du reste Hippocrate n'a pas cité de fait particulier, comme il convenait de le faire ici, et comme il l'a fait dans beaucoup d'autres circonstances. » (Com. III, t. II, q. 222 et suiv., traduit par M. Daremberg, dans sa traduction des *OEuvres d'Hippocrate*. — (Notes sur les *Épidémies*, p. 501, n° 9.)

Galien, qui faisait dépendre la fièvre continue, l'intermittente quotidienne, la tierce et la quarte, chacune en particulier, de l'une des quatre humeurs admises par lui, ne voulait pas aller au delà de la fièvre quarte et reconnaître l'existence même d'une fièvre quintane légitime, au dépourvu qu'il était d'une cinquième humeur à laquelle il pût la rattacher. A plus forte raison, dans sa pénurie, rejetait-il un type sixte, septane, octane, nonane. Son cadre était fait : il niait ce qui ne pouvait y entrer. L'esprit de système, dans cette circonstance, l'égarait jusqu'à la révolte contre la parole du maître, ordinairement si respectée.

Malheureusement Hippocrate ne se trouvait pas seul compris dans cette proscription. La logique avait plus encore que lui à souffrir de l'injuste attaque du commentateur récalcitrant.

Galien, dans sa préoccupation, ne s'apercevait pas que c'était outrager la logique que de prétendre qu'un fait tout d'expérience, comme l'existence du retour hebdomadaire de la fièvre (il le dit lui-même deux lignes plus haut), qu'un fait expérimental n'existe pas par cela seul qu'un observateur attentif ne l'aura pas remarqué, de sa jeunesse au terme de ses jours. Raisonner comme le fait ici le médecin de Pergame, c'est vouloir resserrer le champ illimité de la science médicale entre les bornes étroites de la vie d'un homme.

La raison condamnait donc, *a priori*, le contradicteur d'Hippocrate ; les faits devaient-ils, eux aussi, donner gain de cause au divin vieillard ?

Si je consulte les traités de pathologie les plus modernes, il semble que la protestation de Galien ait retenti à travers les siècles jusqu'à nos jours, et que tout soit encore à prouver en ce qui concerne la réalité de cette périodicité à retours éloignés.

Voici, sur ce point, l'opinion exprimée par M. Chomel dans sa *Patho ogie générale* (3e édit., p. 357) : « On a admis aussi des types *quintanes*, *septanes*, mais on ne les a que très-rarement observés, et plusieurs médecins ont pensé qu'on devait considérer comme accidentelle la réapparition de quelques fièvres intermittentes *mensuelles*, *annuelles*. Il n'est personne aujourd'hui qui en admette l'existence. »

Je lis dans les *Éléments de pathologie* de M. Grisolle (t. I, p 134) : « Enfin, et pour terminer, je dirai qu'on a admis les fièvres *quintane*, *septane*, *octane*, *mensuelle*, *annuelle*, suivant que les accès revenaient tous les cinq, six ou huit jours, tous les mois, tous les ans. Mais de toutes ces variétés de types la double tierce est le seul qu'on rencontre ; les autres sont purement exceptionels, et plusieurs n'existent même problable ment pas. »

Les cinq volumes du *Guide du médecin-praticien*, de M. le Dr Valleix, sont muets sur ce point.

Que nous sommes loin du temps où Valère-Maxime (chap. vi, liv. i.) et Pline (*Hist. natur.* liv. vii, chap.li) rapportaient comme un fait admis par tout le monde « que le poëte Antipater Sidonius, tous les ans, à un jour donné, celui de sa naissance, était assailli par la fièvre et que, parvenu à une extrême vieillesse, il mourut le jour même de sa naissance, consumé par le retour de sa fièvre annuelle.»

Que les cas de fièvre intermittente *sextane, septane, octane,* etc., soient rares, exceptionels, il ne saurait s'é-lever un doute, à cet égard. Les débats que leur exis-tence a soulevés l'indiquent assez. Cependant pour que leur réalité fût mise à l'abri de toute attaque il suffirait, à la rigueur, d'un seul fait bien constaté et relaté avec assez d'étendue pour que tout lecteur fût en mesure de juger de la valeur de ce fait et de la bonne foi de l'observateur.

Le hasard m'a fourni, dans l'espace de moins de dix-huit mois, l'occasion de recueillir deux exemples de fièvre intermittente octane, qui m'ont paru évidents, incontestables ; il m'eût donc suffi de les produire ; mais j'ai voulu auparavant remonter d'auteur en au-teur jusqu'à l'époque lointaine où la parole d'Hippo-crate fut mise en suspicion, et connaître ce que la tradi-tion, sur ce point controversé, contient soit d'opinions théoriques, soit de faits pratiques.

Ces recherches à reculons offrent autant d'intérêt que d'utilité, car il est bien rare qu'elles ne soient pas l'occasion d'un progrès réel. La science médicale gagne toujours à se retremper ainsi à ses sources premières.

Que d'idées nouvelles on retrouve dans la poussière des in-folio ? que d'inventions modernes encore dis-cutées, auxquelles les auteurs contemporains pour-raient facilement donner la consécration du temps, qui seule leur manque, et montrer à leurs détrac-teur qu'elles ne sont que renouvelées des Grecs, des Latins ou des Arabes !

Je vais présenter les résultats de ma pérégrination rétrospective ; j'en ferai deux parts. Dans la première, se trouveront les simples assertions des auteurs, les opinions émises sans preuves à l'appui ; dans la se-conde, j'exposerai les faits patents, les observations suffisamment détaillées, les histoires complètes rapportées dans les œuvres de nos devanciers.

Le premier médecin qui se range du côté d'Hippocrate, et proteste contre les prétentions de Galien, se trouve être, par un singulier hasard, un de ces médecins arabes que l'on a accusés de suivre en aveugles les doctrines du médecin de Pergame. « Il n'est permis à personne, s'écrie Avicenne (en 978,) de nier des maladies, parce qu'il ne les aura pas observées à telle époque et dans tel climat... Pour moi, j'affirme avoir vu maintes fois la fièvre *quintane*. » *Avicenna, Canon,* lib. IV, Fen. I, tra 2, cap. 6.)

« Je certifie, dit Gentilis, médecin qui vivait en Italie au commencement du XIVe siècle, avoir observé la *quintane* et la *septane* et une autre fièvre dont les accès se répétaient constamment de quinze en quinze jours. » (*Gentilis, in nomm. ad allegatum Avicennæ textum.*)

« J'ai vu, écrivait vers le milieu du XVe siècle Jean Arcuualus, de Padoue, la noble dame Catherine de la Mirandole, atteinte d'une fièvre *quintane*, en souffrir pendant plusieurs mois, et finir cependant par en guérir. » (*Comm. ad eumd. Avicennæ textum.*)

Vers 1535, Corneille Gemma, de Louvain disait : « J'eus alors occasion de voir pour la première fois la fièvre *quintane* et la *septane*, dont Hippocrate fait mention en son livre des *Épidémies*. Elle fit périr plusieurs de ceux qu'elle attaqua, mais surtout les jeunes gens. » (*Cosmocritice,* etc., lib. I, cap. I.)

Deux médecins de cette époque me fournissent encore leur témoignage : Christophe de Véga, de l'université d'Alcala de Hénarès, qui s'exprime ainsi : « J'atteste avoir vu des malades être atteints de la fièvre *septane* et de la *nonane* ; j'ai moi-même vu un malade éprouver, le neuvième jour, un accès qui se répétait

trois jours de suite, et dont le retour se reproduisit
pendant plusieurs mois. Toutes ces fièvres se terminent par la guérison» (*Comment. ad caput* iv, lib. ii, *De
differentiis febrium Galeni*) ; et François Valesio, de la
même université, qui atteste « que longtemps avant
qu'il se fût adonné à l'étude de la médecine, il avait
observé une fièvre *octane* chez un vieillard, lequel en
fut affecté pendant plusieurs années. » (*Controvers. med.
et philos.* l. v, cap xxv.)

Notre Baillou ne révoquait pas en doute la réalité
des ces fièvres périodiques à paroxysmes éloignés :
je lis dans ses *Épidémies* et *Éphémérides* : « Dans le fau-
bourg des Jardins, la femme d'un tourneur sur bois accoucha ; je ne sais s'il lui était arrivé quelque accident,
mais depuis cette époque elle fut prise tous les mois
d'un accès de fièvre qui durait quarante heures et se
terminait par une abondante sueur ; elle guérit. Que
signifie cette fièvre menstruelle? Le fait est à noter.

« Une jeune fille, servante du sieur Budé, est saisie
*tous les huit jours,* m'assure t-on, d'un accès de fièvre,
ce qui l'incommode beaucoup. Le fils d'Étienne Tar-
teron en éprouve un tous les trois mois. Ce sont là réellement des fièvres périodiques, comme j'en ai fait la
remarque dans le premier livre de *Mes Conseils* »
(*Epid. et Ephem. Constitution du printemps de* 1576, § xiv.)

Dans le second paragraphe du conseil 48, Baillou, en
effet, après avoir rapporté l'histoire du poëte Antipater
Sidonius, ajoute : « M. de Masseparault, maître des re-
quêtes et suppliques à la cour, m'a affirmé que tous les
ans, à un jour précis, il était pris d'une fièvre ayant
tous les caractères de la fièvre hectique, au grand
étonnement de plusieurs célèbres médecins ; et moi-
même, au moment où j'écris ces Conseils et les com-
mente, je me rappelle et saisis l'occasion de citer

ce qui m'arrive tous les ans. Quatre fois l'année, aux quatre grandes époques du renouvellement des saisons, je suis saisi d'une agitation fébrile qui dure tout un jour et s'accompagne d une lassitude dans tout le corps et d'une grande inappétence. »

Tulpius (1642) avait observé : « une fièvre *quintane* des mieux caractérisées, dont les accès se répétaient sans changer de type, depuis plus de dix-huit mois; il n'en était résulté pour le malade ni maigreur, ni affaiblissement sensible.» *(Obs. med.* III, p. 269.)

Gibalt « se rappelait que quelques malades s'étaient plaints à lui d'une fièvre dont les accès revenaient toutes les semaines et débutaient par un frisson. » (Hector. Gibaltus, *Comment. ad* cap. 7, lib. 1, *Galeni de diff. feb.)*

« J'ai bien réellement observé, écrit Michel Ettmuller (1644), une fièvre *octane* qui revenait tous les vendredis, vers le soir, et que je guéris bientôt en donnant, à la suite d'un vomitif, l'esprit de sel ammoniac. » *(Opera omnia,* t. I, p. 190, *De febribus.)*

Morgagni (1683) n'avait observé qu'un seul exemple de cette périodicité fébrile interrompue par de longs intervalles de repos : c'était à l'époque où il demeurait à Bologne, dans la maison d'un patricien, chez lequel l'accès revenait exactement le sixième jour; la fièvre était *septane. (De sed. et caus. morb.* litt. XLIX, § 36.)

D'après ce que rapporte Van Swieten dans les *Commentaires,* le célèbre auteur des *Aphorismes,* Boerhaave, assurait avoir observé une *septane* des plus évidentes. *(Van Swieten,* t. I, p. 457.)

De Haen n'avait eu qu'une seule fois l'occasion d'observer la fièvre *octane.* Ce qu'il en dit se borne à ce passage : « L'*octane* n'a pas été décrite par Hippocrate. Cependant le *Sepulcretum* de Bonet, t. II, lib. v, p. 154, contient une observation de Schulze qui en démontre l'existence, et dans laquelle l'accès se renouvela dix fois. Quant à moi, j'en ai observé chez un malade quatre accès très-intenses. » (*Ratio med.*, t. IV, p. 7.)

« J'ai vu, dit Tissot, une véritable *quinte* et une véritable *septimane* qui revenait tous les dimanches (c'était une *octane*). » (*Avis au peuple*, t. I, chap. XVIII.)

Voilà bien des témoins qui disent : J'ai vu, et parmi eux il en est que leur esprit de rigoureuse observation met au premier rang et dont la parole fait autorité. Une tradition qui s'enchaîne par de si solides anneaux établirait déjà plus qu'une présomption en faveur de ces pyrexies à longues intermittences ; elle serait de leur existence une preuve difficile à rejeter. Mais enfin, puisque Galien a été sourd à la parole du maître, les contradicteurs d'Hippocrate et de la tradition seraient peut-être en droit de demander, comme le faisait le médecin de Pergame, des faits et non des assertions.

Passons donc à la seconde partie de nos recherches.

Un médecin qui vivait en Portugal vers 1511, Amatus Lusitanus, est le premier qui nous apportera le tribut d'un fait, et, par une heureuse chance, la série des observations s'ouvrira par un exemple de fièvre *octane*.

### PREMIÈRE OBSERVATION

Un jeune homme du nom d'Achias, doué d'un tempérament sanguin, fut pris, au commencement de l'hiver, d'une fièvre *octane*, qui dura jusqu'au milieu du printemps. Les paroxysmes n'en étaient ni obscurs ni cachés, mais caractérisés par des retours évidents, manifestes, car tous les huit jours ce jeune homme était saisi de frissons d'une heure de durée, suivis d'une fièvre qui ne le quittait pas durant quinze heures environ. Il se portait ensuite aussi bien que s'il n'eût éprouvé aucune indisposition ; il pouvait même se livrer incontinent à tous les devoirs de sa profession ; il était tisserand.

Le paroxysme commençait le samedi, avant le jour,
et durait presque jusqu'au soir. En présence de ce fait,
je commençai par me demander si le retour de l'accès
ne tiendrait pas à quelque erreur de régime, principalement dans le boire et dans le manger, commise par
ce jeune homme la nuit précédente. Un examen sévère
ne me fit découvrir rien de pareil. Les juifs, surtout dans
la classe ouvrière, ont coutume, dans la nuit consacrée
au sabbat, en raison d'un plus grand repos, de manger
plus copieusement. Mais je pus, ainsi que je l'ai dit, acquérir la certitude que, loin de faire aucun excès de table, ce jeune homme passait même cette nuit sans boire
ni manger.

Le retour de cette fièvre n'était donc produit, comme
dans les fièvres du même genre, que par une humeur
mélancolique peu abondante et bien élaborée. Dans le
but d'en débarrasser ce jeune homme et de le rendre à
la santé, il lui fut administré des remèdes choisis et appropriés qui le guérirent. (Cent. vii, curat. 75.)

Retranchez de cette observation l'explication humo-
rale qui la termine, n'a t-elle pas tout ce qu'il faut pour
satisfaire les plus difficiles ; tous les traits essentiels ne
s'y trouvent-ils pas scrupuleusement relatés : le jour,
l'heure et la durée de l'accès ; l'état de santé et de bien-
être du malade durant l'intermission ; son tempérament,
sa profession ; l'absence de toute cause qui eût pu, à jour
fixe, produire une surexcitation analogue aux fièvres
d'accès et les simuler, telle que débauche de table, indigestion, ivresse, etc., états morbides qui eussent survécu à la cessation de l'accès ? La cause de cette pyrexie hebdomadaire ne saurait donc être différente de
cette influence cachée et insaisissable qui imprime aux
mouvements fébriles une périodicité déterminée et régulière.

Il ne paraît pas que chez ce jeune tisserand la fièvre

d'accès fût sous la dépendance d'une affection organique, que nous verrons dans d'autres cas être le point de départ, le foyer générateur de ces troubles périodiques.

Je trouve, à la page 407 du II$^e$ volume de la collection de Manget, l'observation de Schulze, citée plus haut par de Haen (J.-H. Simon Schulze, du duché de Magdebourg, vivait en 1687).

### DEUXIÈME OBSERVATION

Un personnage marquant de la vieille cité de A. B., nommé Scabinus, âgé de plus de cinquante ans, et menacé de fièvre hectique, fut, un samedi de l'année 1671, sur le soir, après le souper et en se mettant au lit, saisi d'un frisson fébrile avec douleurs violentes dans le dos, suivi bientôt d'une chaleur brûlante de tout le corps, d'une soif extrême, de maux de cœur, et du besoin incessant de rendre une grande quantité d'urine. Tous ces symptômes se dissipèrent sur le matin, à la suite d'une abondante transpiration, ne laissant après eux qu'une forte lassitude. Le lendemain le malade était revenu à son état habituel et pouvait vaquer à ses affaires domestiques. La rigueur du froid fut la seule cause qui le retint chez lui.

·Libre de toute incommodité durant les sept jours qui s'écoulèrent entre les deux paroxysmes, il ne put découvrir chez lui aucun dérangement dans les six choses non naturelles, si ce n'est que ses urines étaient extrêmement foncées.

Au bout de sept jours, le samedi suivant, l'accès se renouvela avec les mêmes symptômes, et se termina de la même manière que la première fois.

Pendant sept jours encore le malade fut sans fièvre. Un troisième accès se déclara à l'époque, au jour et à l'heure ordinaires ; et il en fut de même d'un quatrième et d'un cinquième ; rien n'étant changé dans toutes les circonstances précédemment observées durant l'accès et en dehors de l'accès.

Un sixième accès reparut au cinquième jour et trois heures avant l'ordinaire, et il fut le dernier.

La nature suffit seule à délivrer le malade de cette fièvre singulière ; il ne prit aucun autre remède que des poudres destinées à favoriser les sueurs. La puissance médicatrice de la nature en opéra la crise, partie par la transpiration, partie par un flux considérable d'urine.

Il est difficile de découvrir la raison du long intervalle qui sépare les accès dans ces sortes de fièvres. Qui empêcherait de les regarder, sans s'écarter de la doctrine vulgaire des humeurs, comme des fièvres du même type que les types admis, mais dans lesquelles un ou plusieurs accès manqueraient ; faisant ainsi de la *quintane* une fièvre dans laquelle le troisième jour se passerait sans accès, parce qu'une trop faible quantité de bile jaune se serait changée en atrabile ; de la *septimane* une *quarte* dans laquelle un mélange de pituite, se faisant avec l'humeur mélancolique et la rendant moins irritante, déterminerait la suppression du paroxysme du quatrième jour ; de la *nonane*, une sorte de *tierce*, etc.? (*Prax Med.*, t. II, cap. I, *De feb. generibus, D. Simonis Schultzii.*)

Tout en proposant cette explication, Schulze laisse, dans une matière si abstraite, toute liberté à chacun d'en chercher une à sa guise.

Werlhof (1639) adoptait l'explication proposée par Schulze : « J'ai vu quelquefois, dit-il, la fièvre *quintane*, que je considère comme une fausse *tierce* dont un accès manque. Elle est souvent putride. Je n'ai vu qu'une fois la *septimane*, sorte de *quarte*, à mon avis, dans laquelle aussi un accès manque.

« Je rangerais aussi parmi les *quartes*, la *décimane*

en y admettant la suppression de deux accès ; mais je n'en ai jamais rencontré d'exemple. J'ai observé plus fréquemment la fièvre *octane*, qui revenait à un même jour de la semaine, quatre fois dans chaque mois, de la même manière que les phases de la lune.

« Tout dernièrement j'ai vu six accès réguliers d'une fièvre *none* ou *novennaire* chez une jeune fille, âgée de douze ans, atteinte de scrofules. Le septième accès fut remplacé par de la céphalalgie et de la lassitude seulement. Le huitième manqua complètement. Je ne prescrivis d'autre médicament que, deux fois par jour, 40 gouttes de la teinture de vitriol de Mars de Ludovicus, que j'ai reconnue être très-efficace contre la disposition strumeuse, les engorgements du mésentère et les autres maux qui en dérivent.

« Peut-être conviendrait-il de regarder cette sorte de fièvre comme une *octane* dont le retour retarderait d'un jour, de même que l'on rapporte aux règles le flux ménorrhagique, dont quelques femmes ne sont prises qu'au bout de six semaines (*Observationes de febribus præcipue intermittentibus, sectio* VI, § IV, 1732). »

Le premier malade, dont un contemporain de Werlhof, Charles Strack, rapporte l'histoire dans ses *Observations médicales sur les fièvres intermittentes et sur le traitement qu'elles réclament,* me fournit un troisième exemple de fièvre *octane*.

### TROISIÈME OBSERVATION

Du mois de mars au mois de juin de l'année 1764, une femme de cinquante ans fut affectée de fièvre intermittente *octane*. Au commencement, les accès étaient irréguliers, et revenaient tantôt le jeudi, tantôt le lundi, tantôt le mardi ; plus tard, ils revinrent à un jour déterminé : c'était le jeudi et à une heure fixe.

Il se déclarait, vers les quatre heures du matin, un froid violent, qui réveillait la malade et se prolongeait durant quelques heures, s'accompagnant parfois de vomissements. Le froid en se dissipant faisait place à une grande chaleur qui se prolongeait tout le mercredi, toute la nuit suivante, et quelquefois une partie du jeudi. Durant cette chaleur, la malade tombait dans un assoupissement dont il n'était pas facile de la tirer ; venait ensuite une abondante sueur froide et fétide, puis un intervalle de repos jusqu'au mercredi d'après.

Pendant les jours d'intermission, la malade avait le visage jaune, la bouche amère, et du dégoût pour les aliments, comme cela arrive dans la fièvre tierce et dans la fièvre quarte. Plus elle s'éloignait de l'accès passé et se rapprochait de l'accès suivant, plus elle voyait son appétit se prononcer.

Elle essuya cinq accès pareils, avant de voir la fièvre disparaître, coupée qu'elle fut par l'administration d'une once de quinquina (*Observationes medicinales de febribus intermittentibus, et qua ratione eisdem medendum est*, lib. I. cap. ɪ, p. 7 ; *Ticini*, 1792).

Je passe aux deux observations qui me sont propres.

### QUATRIÈME OBSERVATION

Madame B., âgée de trente-deux ans, brune, de petite taille, mais fort active, sujette depuis son enfance à de la leucorrhée, et depuis de longues années *à la migraine*, étant enceinte d'environ deux mois et demi, avait fait une fausse couche, le 26 décembre 1851. Cet accident s'était compliqué d'une phlegmasie gastro-intestinale, et avait laissé cette dame sujette à la diarrhée. Les aliments étaient le plus souvent rendus non digé-

rés et les déjections mêlées parfois des glaires sanguinolentes.

Tel était son état, lorsqu'elle fut tenir le bassin dans
plusieurs églises, le jeudi saint, 8 avril 1852. Le soir, en
rentrant chez elle, elle est prise d'une *migraine* très-forte
et d'une fatigue générale, d'un accablement qui l'oblige
à se mettre immédiatement au lit, et la plonge dans un assoupissement profond. Toutes les fois qu'elle se réveille,
elle ressent une violente céphalalgie, une soif ardente,
une chaleur excessive, et des frissons au moindre mouvement qu'elle fait. A six heures du matin, le vendredi,
une sueur abondante s'établit, qui dure jusqu'à midi,
et amène la détente et un bien-être général.

A la suite de cette crise, M^{me} B. se sent plus faible que
d'habitude, elle a la bouche pâteuse, de l'inappétence,
mange moins copieusement, et ne voit pas reparaître
sa diarrhée. Elle avait ses règles le jeudi ; leur cours fut
suspendu durant deux ou trois jours, mais il se rétablit
et fournit la quantité de sang habituelle.

Le jeudi suivant, 15 avril, vers les 10 ou 11 heures du
matin, M^{me} B. se plaint d'agacement nerveux, de douleurs
dans tous les membres, dans leurs jointures comme
dans leur longueur, de douleurs plus intenses dans les
reins ; le bas-ventre devient endolori et ne peut supporter la pression de la main. Bâillements, pandiculations.
Cet état préliminaire dure jusqu'à une heure de l'après-
midi. Alors il se déclare des frissons, de la céphalalgie,
de la soif ; l'haleine devient brûlante, les douleurs in-
diquées plus haut s'accroissent ; la température de la
peau s'élève, et la malade ressent un grand feu à l'intérieur ; néanmoins elle surmonte ses souffrances, ne
prend que de légers potages, et court la ville une partie du jour. Elle ne se met au lit que sur les dix heures.
Elle n'éprouvait plus que de l'abattement et une sueur

continue, mais modérée. En somme, cet accès lui parut
de beaucoup moins fort que le premier.

Le jeudi 22, un nouvel accès eut lieu, à la même heure
et avec les mêmes symptômes. Pendant l'intermission
qui l'avait précédé et pendant celle qui le suivit, l'état
général et les accidents gastriques restèrent les mêmes
qu'après le premier accès.

Madame B.... vint elle-même dans mon cabinet prendre mes conseils, le 30 avril.

Elle me raconta que la veille, jeudi 29, à neuf heures
du matin, elle avait été prise de bâillements, de pandiculations, de douleurs dans les membres, qui étaient
allées croissant jusqu'à une heure de l'après-midi, et
qu'il s'y était joint alors des frissons, puis de la chaleur
fébrile, une céphalalgie hémicranique, se portant tantôt
à droite, tantôt à gauche, soif, etc., tous les symptômes
enfin décrits dans le premier accès ; elle ne s'alita pourtant pas, et surmonta même ses malaises au point de
vaquer à ses occupations et d'assister, le soir, à une re-
présentation d'un cirque équestre ; mais elle était à bout
de forces, et ses souffrances étaient portées au plus haut
point lorsqu'elle se coucha. Cependant le sommeil survint, amena le calme et une sueur modérée, qui en fut
la solution.

Toute la matinée, il y avait eu de grandes envies de
vomir ; la bouche était pâteuse, la langue humide, sans
enduit, mais rouge et pointillée à son extrémité.

Depuis longtemps l'appétit est nul, et M$^{me}$ B. est dans
un état d'amaigrissement très-marqué. Son visage et
toute la peau offrent une pâleur jaunâtre.

La pression de la main sur l'estomac et sur l'abdomen
y détermine une douleur qui devient beaucoup plus
vive à la région hypogastrique. Il existe toujours de la
douleur aux lombes, mais la leucorrhée n'est pas plus
abondante que de coutume, et, dans les rapports conju-

gaux, cette dame n'éprouve aucune douleur. Il n'existe
plus de diarrhée chez elle, et il n'y a pas de constipation.

Pendant l'accès, elle a un fréquent besoin d'uriner;
mais les urines ne sont ni rouges ni troubles. A la fin de
l'accès, leur quantité diminue sans qu'il s'y produise
aucune altération.

Une application de vingt sangsues à l'épigastre, des
boissons délayantes et un régime sévère détruisirent en
peu de jours la phlegmasie gastro-intestinale. L'accès
de fièvre ne se renouvela pas.

Afin d'éviter les redites, je ne ferai suivre cette histoire d'aucunes réflexions, les réservant pour plus tard,
et je passe immédiatement au second fait qui s'est présenté à moi, et qui a la plus grande analogie avec celui
qui précède.

### CINQUIÈME OBSERVATION

Mademoiselle Antoinette B..., âgée de 32 ans, tailleuse
de robes, était sujette, depuis environ deux mois, à des
douleurs de tête qui revenaient par intervalles irréguliers, et n'étaient pas assez violentes pour l'empêcher de
travailler. Ses digestions étaient pénibles et s'accompagnaient de nausées, de renvois ayant le goût des aliments ingérés; ses règles n'avaient éprouvé aucun
dérangement, lorsque, le 4 septembre 1853 à midi, au
sortir de table, elle fut saisie de frissons, d'un malaise
général, d'une douleur très-forte, et, de dix en dix minutes, d'alternatives fréquentes de chaleur à la tête, aux
mains, et de refroidissement subit à ces parties. Ses
traits se décomposaient, et sa face passait rapidement
d'une coloration vive à une pâleur verdâtre. La tête était
lourde, agitée de vertiges; il semblait à la malade que
des brouillards lui passaient devant les yeux, et lui fai-

saient perdre la vue distincte des objets; si elle se pen-
chait, elle avait beaucoup de peine à s'empêcher de
tomber par terre. Malgré la gravité de ces symptômes,
elle ne se mit pas au lit ; elle passa la journée sur une
chaise, s'enveloppant d'un châle épais, mais sans parvenir à se réchauffer. Ces accidents ne se calmèrent que le
soir, quand elle se coucha, sauf le mal de tête qui persista jusqu'au matin. La crise ne se termina pas par la
sueur. M^lle B... a la plus grande difficulté à entrer en
transpiration, même aux jours des fortes chaleurs de
l'été.

Elle prit un bain de pieds sinapisé, et les jours suivants elle était revenue au même état qu'avant l'accès.

Le dimanche 2, les phénomènes morbides que je viens
de décrire se reproduisirent à la même heure, sous la
même forme et au même degré, pour se terminer de la
même manière.

Le dimanche 18, l'accès manqua, mais il reparut le
lendemain lundi 19 septembre, à 9 heures du matin ; il
présenta la répétition des scènes précédentes, seulement
les accidents eurent une intensité plus grande.

Le mardi 20, la malade était retombée dans son état
habituel. Je fus appelé près d'elle le jeudi 22, et je
constatai chez M^lle B... un état d'irritation de l'estomac
caractérisé par la rougeur, le pointillé de la langue et
la douleur vive que faisait naître à l'épigrastre la pression
exercée par la main, même à un degré très-faible, et
qu'annonçaient, au reste, le travail si pénible des digestions et la céphalalgie habituelle qui n'en était que le
retentissement sympathique.

Quinze sangsues furent appliquées à l'épigastre dans
l'après-midi même. Leur piqûre fournit beaucoup de
sang ; un régime rigoureux et des boissons émollientes
secondèrent leur action.

Le vendredi 23 et le samedi 24, une amélioration très-grande était obtenue. Les douleurs de tête avaient presque entièrement disparu, et l'épigastre était beaucoup moins endolori; les soupes maigres étaient facilement digérées.

Néanmoins, le dimanche suivant, 27 septembre, M<sup>lle</sup> B... se plaignit toute la journée de malaise dans tout le corps, d'alourdissement de la tête, sans douleur ni vertiges, ni nausées; cette pesanteur de tête et ce malaise ne se manifestaient que lorsque la malade était debout ou qu'elle marchait; si elle se tenait assise, elle était tout à fait bien. La nuit fut calme; mais le sommeil fut agité, souvent interrompu, ce qui est ordinaire à la malade.

Le lundi 26, M<sup>lle</sup> B..., en se levant, rejeta un demi-verre d'eau jaunâtre, mêlée de bile et de glaires. Depuis cet instant, un mieux plus grand encore se déclara.

Le mardi 27, la langue était humide, sans rougeur, l'épigastre indolore. Les digestions étaient faciles et les repas pris comme dans l'état de santé, mais sans grand appétit. Pas de diarrhée, pas de constipation, pas de teinte ictérique de la peau.

Le mercredi 28, la malade prend dix grammes d'huile de ricin; ce laxatif détermine trois selles copieuses, et paraît ne pas être étranger à un flux abondant de bile qui s'établit le surlendemain de son administration.

Le dimanche 2 octobre, l'accès ne se reproduit pas. Mais M<sup>lle</sup> B... souffre, toute cette journée et la suivante, de tranchées utérines qui coïncident avec l'apparition des règles, et sont portées à un degré de force qui dépasse de beaucoup les douleurs qui accompagnent chez elle chaque évacuation mensuelle. Les règles finissent le mardi 4 octobre, et la fièvre octane ne se montre plus.

Les cinq observations que l'on vient de lire me semblent plus que suffisantes pour donner à la fièvre inter-

mittente *octane* droit d'entrée dans nos cadres nosolo-
giques ; ils mettent sa réalité hors de doute et de con-
testation, et confirment, par l'évidence du fait, les
assertions si positives des nombreux auteurs qui affir-
maient son existence.

Galien en appelait au jugement de l'expérience : « Que
des paroxysmes se manifestent, disait-il, régulièrement,
non une fois, mais deux ou trois fois, ce sera assez ; on
aura la persuasion que cela est en effet. »

Or, les accès se sont renouvelés quatre fois dans la 4ᵉ
observation et dans la 5ᵉ, six fois dans la 2ᵉ ; ils se sont
répétés dans la 3ᵉ du mois de mars au mois de juin,
dans la 1ʳᵉ depuis le commencement de l'hiver jusqu'au
milieu du printemps.

Cette durée de la maladie indiquerait déjà qu'elle n'é-
tait pas due à un accident fortuit, et ne consistait pas en
une surexcitation légère, en un trouble passager, en une
ébullition angioténique éphémère. Le tableau général de
cette pyrexie peut être formé avec les traits communs
aux cinq observations ; il reproduit fidèlement les diverses scènes morbides des fièvres intermittentes les plus
communes.

La durée totale de l'accès, dans la première observation, était de 16 heures, du soir au matin ; d'environ 12
heures dans la seconde, de 18 heures dans la cinquième,
de 18 à 24 heures approximativement dans la quatrième.
Dans la troisième observation, elle se prolongeait parfois du mercredi, quatre heures du matin, jusques assez
avant dans la journée du lendemain jeudi, près de 36
heures. Les accès les plus longs des tierces et des quartes
ne mesurent guère une espace de temps plus étendu.

Les stades y étaient marqués d'une manière tranchée.
Si, dans la deuxième observation, le frisson initial était
de quatre heures, il était d'une heure dans la première,
violent et de quelques heures dans la troisième, peu

intense dans la quatrième, puisqu'il permettait à la malade de rester levée et même de sortir ; il alternait, dans la cinquième, avec des mouvements de chaleur, et la malade, durant ce premier stade, restait assise sur un fauteuil, enveloppée d'un châle épais.

Le degré auquel s'élevait la chaleur fébrile est assez difficile à préciser : le malade de la première observation avait une fièvre de 15 heures ; celui de la deuxième était pris d'une chaleur brûlante ; la chaleur était grande et longue chez la troisième malade ; celle qui précédait la sueur était intense chez la malade de la quatrième observation et chez celle de la cinquième.

Quant à la sueur, la première observation ne dit rien sur ce qui se passait au moment où la détente s'opérait. La transpiration était abondante dans la deuxième ; abondante, acide et fétide dans la troisième ; modérée, mais prolongée dans la quatrième. Elle ne se produisait pas chez la malade de la cinquième observation ; on a vu que, par une idiosyncrasie exceptionnelle, cette malade ne suait pas d'ordinaire, même pendant les plus fortes chaleurs de l'été.

Durant l'intermission, la malade de l'observation première jouissait d'une santé parfaite. Il est dit dans la seconde que le malade ne peut découvrir chez lui aucun changement dans les six choses non-naturelles. Cela cependant s'accorde peu avec le jugement de l'auteur lui-même, qui déclare ce malade menacé de fièvre hectique.

La malade de la troisième observation conservait, au sortir de l'accès, le visage pâle, la bouche amère et du dégoût pour les aliments ; incommodités qui se dissipaient graduellement à mesure que l'on s'éloignait du jour de l'accès, et se reproduisaient à la suite de l'accès suivant. Elle portait sur le visage la marque caractéristique des fébricitants, etc., etc.

Les souffrances gastriques qui avaient précédé l'appa-

rition de la fièvre *octane* chez les malades de la quatrième observation et de la cinquième, et qui formaient le
fond de leur affection morbide, dont la pyrexie périodique n'était qu'une scène accidentelle, restaient, après
chaque accès, ce qu'elles étaient avant et ne paraissaient
pas notablement modifiées par la maladie intercurrente.

Si nous recherchons les causes déterminantes de ces
crises périodiques, nous trouvons, sous le rapport des
professions : un tisserand, observation première ; un
homme riche, personnage important, observation deuxième ; une dame vivant dans l'aisance, observation
quatrième ; une ouvrière en robes, également dans l'aisance, observation cinquième ; la profession de la malade n'est pas indiquée dans la troisième observation.

La profession du premier malade, celle du tisserand,
dont le métier est communément placé au rez-de-chaus-
sée et dans des salles où règne un certain degré d'humidité, pouvait seule avoir exercé quelque influence sur
le développement de la fièvre. Chez les autres, la cause
doit avoir existé en dehors de la position sociale. A cet
égard, l'âge des malades ne nous fournira aucune donnée : deux étaient âgés de 50 ans, celui de l'observation
deuxième et celui de la troisième ; celui de l'observation
première était un jeune homme ; la malade de l'observation quatrième avait 32 ans ; celle de l'observation
cinquième 32 ans aussi. Deux étaient du sexe masculin,
trois du sexe féminin.

L'époque de l'année a trop varié dans ces cinq observations pour qu'on puisse en tirer quelque indication
relativement à leur étiologie. Ainsi, le premier accès
s'est déclaré le 4 septembre dans la cinquième observation, le 8 avril dans la quatrième, en mars dans la
troisième, au commencement de l'hiver dans la première. L'époque n'est pas indiquée dans la deuxième
observation.

Je ne vois non plus aucune conséquence à tirer de quelques épiphénomènes qui se sont montrés chez deux ou trois de ces malades, bien qu'il me paraisse conve - nable de signaler leur existence.

Ainsi, le second malade éprouvait, au début de l'accès, des douleurs violentes dans le dos, et, pendant le stade de chaleur, des maux de cœur et un besoin incessant de rendre une grande quantité d'urine. Ce besoin d'uriner se trouve chez la malade de la quatrième observation, sans que chez elle les urines rendues, soit pendant l'ac- cès, soit après, aient présenté aucune altération.

Quant aux douleurs rachidiennes, on sait qu'elles ont été, pour quelques médecins, la source d'indications curatives majeures, l'occasion d'une méthode spéciale de traiter les fièvres d'accès.

Le changement qui, chez deux des malades, s'est opé- ré, à un certain moment, dans le type de la fièvre, est encore une circonstance à remarquer : chez celui qui fait le sujet de la deuxième observation, le sixième accès revient le cinquième jour au lieu du septième jour ; et ce fut le dernier. L'*octane* se changea en *quintane*. Chez la malade de la cinquième observation, le troisième ac- cès que l'on attendait le dimanche, n'eut lieu que le lundi ; mais le quatrième accès reparut au jour voulu, à savoir, le dimanche suivant. Dans ces variations, à ne pas considérer l'ensemble de la maladie, mais isolément l'intervalle de ces retours périodiques, cette malade eut deux accès de fièvre *octane*, un de fièvre *nonane*, un de fièvre *septane*.

Le retour prématuré et le retard insolite de ces accès reportent notre attention vers l'explication que Schulze et Werloff donnaient de ces fièvres périodiques à inter- mission prolongée. On a vu qu'ils les regardaient comme des fièvres du même type que le type ordinaire, mais dans lesquelles un ou plusieurs accès manquaient, etc.,

La raison de ce retard, comme celle du retour prématuré de l'accès, m'a, au reste, entièrement échappé. Je le signale, mais sans prétendre en tirer aucune preuve à l'appui de l'hypothèse des auteurs que je viens de citer.

Aucune des circonstances relatées dans les cinq observations ne nous permet de rattacher la production de ces pyrexies à l'influence des effluves paludéens. Les deux malades dont j'ai recueilli l'histoire vivaient loin de tout marais, de tout lieu humide : et n'avaient pas été exposées, même momentanément, à un foyer d'infection d'une nature analogue.

Rien ne donne à supposer qu'il en était autrement dans les trois autres observations. Les cinq cas de fièvre *octane* qui servent de base à ce mémoire n'étaient donc pas, selon toutes les probalités, des fièvres de marais. Aussi n'a-t-il pas été besoin de recourir au quinquina pour obtenir leur guérison, à l'exception de l'une d'elles. Il eût été difficile, il est vrai, à Zacutus de l'employer, car ce médecin vivait en 1511, postérieurement à la découverte de l'Amérique, mais antérieurement à la connaissance des propriétés du quinquina, dont l'usage ne se répandit en Europe que dans le courant du XVII<sup>e</sup> siècle.

La nature des agents qui opèrent la guérison chez son malade ne saurait fournir aucune lumière sur le fond de la maladie, car Zacutus se borne à les indiquer par ces mots *multa concinne et ornate data sunt medicamenta*. Il est problable que la fièvre se guérit d'elle-même avec le temps, ou par l'influence du passage de l'hiver au printemps.

Dans la deuxième observation, la nature suffit seule à la cure de la maladie ; il ne fut administré que des poudres destinées à favoriser les sueurs ; soit que la cause cachée du retour périodique s'épuisât d'elle-même, soit que la transpiration et un flux abondant d'urine eussent servi d'émonctoire réel au principe du mal.

La malade de la troisième observation fut délivrée de ses accès par l'usage du quinquina, que Strack lui prescrivit.

Chez les deux malades que j'ai eu à soigner, les accès avaient été précédés d'une phlegmasie gastrique. L'état inflammatoire des premières voies constituait, je le repète, le fond même de l'affection morbide. L'accès de fièvre n'était qu'une forme accidentelle de la maladie ; il se produisait chez les malades une des de ces surexcitations fébriles périodiques que l'on voit, dans une foule de cas, se rattacher à des altérations organiques diverses, à des phlegmasies utérines, à des engorgements de foie, à des turbercules pulmonaires, etc. Il me parut qu'il suffisait d'attaquer le fond pour supprimer ces phénomènes intercurrents, et que la fièvre *octane* disparaîtrait dès que j'aurais détruit la phlogose sur laquelle elle était en quelque sorte entée et qui lui servait de base.

Ce n'était pas la première fois d'ailleurs que j'avais observé des accès de fièvre à type ordinaire dépendant de gastrites plus ou moins évidentes. Une application de sangsues avait toujours emporté l'une et l'autre maladie. Il n'y avait de nouveau, ici, que le type *octane* sous lequel la fièvre secondaire se manifestait. L'évènement justifia mes prévisions. Les émissions sanguines, la diète et l'eau triomphèrent aisément et de l'irritation stomacale et de la pyrexie périodique. Ce n'étaient point là des fièvres à quinquina.

Mais ce n'en était pas moins incontestablement des intermittentes *octanes* ; et je puis, en finissant, dire avec Hippocrate : Il y a des *fièvres continues...*, il y en a d'*hémitritées*, de *tierces*, de *quartes*, de *quintanes*, de *septimanes*, de *nonan s*, et, ajouterai-je, d'*octanes*.

(*Revue de thérapeutique médico-chirurgciale,* 1er et 15 janvier 1855)

# V

## DES LÉSIONS CÉRÉBRALES

### LIÉES A LA DIATHÈSE SYPHILITIQUE

Avignon le 9 septembre 1858.

Mon cher Diday,

En insérant *in extenso*, dans le n° de la *Gazette médicale de Lyon* du 1er septembre, l'*Observation de ramollissement cérébral apoplectiforme chez un sujet syphilitique*, recueillie dans le service de M. le professeur Teissier et lue par M. le docteur Gubian fils, à la séance de la Société impériale de médecine du 21 juin dernier, à laquelle j'eus l'honneur d'assister, et en reproduisant, sans en rien retrancher, la discussion et les communications du même genre auxquelles cette observation donna lieu, vous avez indiqué clairement à vos lecteurs le puissant intérêt qui, à vos yeux, s'attache à ces problèmes peut-être non encore résolus de la pathogénie syphilitique. La lecture de ces diverses communications a fait naître en moi la pensée, et peut-être même m'a-t-elle imposé l'obligation de vous adresser la correspondance suivante que j'échangeai avec un de nos confrères les plus honorables et les plus distingués, peu de jours après que M. Gibert eut lu, devant l'Académie impériale de médecine le remarquable rapport qu'il me fît l'honneur de consacrer à mes *Recherches sur le diagnostic des maladies que la syphilis peut simuler et sur la syphilis à l'état latent.* Je laisse à votre jugement de décider si le fait qui donna lieu à cet échange de lettres peut ajouter quelques lumières à celles répandues déjà par les membres de la savante et laborieuse Compagnie, MM. Teissier, Rodet, Artaud, Gromier, Rambaud, Devay Rollet et vous-même, sur un sujet entouré de beaucoup d'obscurité, à savoir, l'action du virus vénérien sur les organes encéphaliques, sur les centres et sur certains rameaux de l'arbre nerveux.

\*\*\* Le 25 juillet 1853

Monsieur et très-honoré confrère,

Vous avez adressé à l'Académie de médecine un mémoire sur les métamorphoses de la syphilis ou les états morbides dus à ce principe, plus ou moins déguisés ou mieux larvés, et qui a été accueilli avec la faveur qu'il méritait. Je prends la liberté de vous demander, comme au juge le plus compétent en cette matière, votre opinion sur la maladie d'un compatriote auquel je suis attaché par les liens d'une étroite amitié.

Mon ami est âgé de 48 ans, doué d'un tempérament lymphatico-nerveux; il a contracté, à diverses fois, plusieurs blennorragies mais sans bubons et sans ulcérations; en d'autres termes il n'a jamais existé chez lui de symptômes soit primitifs soit consécutifs de syphilis. Seulement il a été sujet, depuis la virilité, à des névralgies très-intenses aux régions temporo-fac.ale, lombaire, sciatique, etc. De plus, un embarras intestinal muqueux, alternant avec quelques accès de goutte aux pieds, a succédé à ces névralgies.

Il y a deux ans, M.... contracte une blennorrhagie qui dure six mois et se montre rebelle à tous les remèdes internes et aux injections astringentes et de nitrate d'argent, qui lui sont prescrits par des médecins de X... où il se trouvait alors. De retour dans son pays, il me fait part de cet état, et je le cautérise trois ou quatre fois avec le porte-caustique Lallemand. L'écoulement disparaît, en même temps qu'un eczéma partiel du gland. M... retourne à X..., et deux mois après, sans qu'il se fût exposé à une nouvelle contagion, l'écoulement et l'eczéma reparaissent et durent encore aujourd'hui, depuis cinq mois, un peu moins prononcés cependant qu'avant les cautérisations. En même temps que le retour de ces accidents, se déclarent avec une extrême intensité des accès d'oppression et de palpitations de cœur dus à un emphysème des poumons accompagné d'une hypertrophie des deux ventricules bien caractérisée. Peu de temps après, il s'est manifesté une douleur de tête horrible à l'occiput, la vue s'est affaiblie, une amblyopie de nature torpide s'est déclarée à l'œil gauche et un peu à l'autre œil (car le malade ne peut pas lire), la marche est devenue titubante.

M... habitait alors X... et y recevait les soins des premiers médecins d'un de nos grands centres de population.

Obligé de revenir chez lui, et dégoûté de l'insuccès du traitement qu'il avait suivi, il s'est jeté de désespoir dans la médecine homœopathique qui a promis guérison en permettant à la maladie de marcher si rapidement que M... aurait déjà péri suffoqué, si je ne fusse intervenu par les moyens de l'allopathie.

Aujourd'hui notre malade est calme sous le rapport de la circulation et de la respiration ; mais il traîne un peu le pied gauche, a de la faiblesse dans le jarret, qui

5

ne lui permet pas de garder la station debout sans chanceler. L'amblyopie amaurotique est stationnaire.

Je demande si la persistance de l'eczéma et de l'écoulement dépendrait d'un ulcère syphilitique situé dans la portion prostatique de l'urètre, et si la lésion du cerveau ne serait pas symptomatique d'une syphilis larvée.

Ces doutes assiégeaient mon esprit depuis un mois, lorsque j'ai lu dans l'*Union médicale* du jeudi 14 juillet le rapport de M. Gibert sur votre excellent mémoire. Vous avez rendu un immense service à l'humanité et les éloges que vous recevrez à ce sujet ne pourront rien ajouter au sentiment de joie que vous avez dû ressentir en recevant les conclusions de M. Gibert adoptées par l'Académie. Je suis heureux toutefois de pouvoir vous offrir mes félicitations en vous priant d'être assez bon pour m'écrire si mon malade rentre dans le cadre de ceux que vous avez observés, et m'indiquer en même temps le choix de la méthode thérapeutique à suivre.

*** d. m. p.

Avignon, le 28 juillet 1853.

Monsieur et très-honoré confrère,

Je suis profondément sensible à l'honneur que vous me faites de me consulter sur l'état de l'un de vos clients les plus chers, et je ne pense pas pouvoir vous donner du sentiment que j'éprouve un témoignage qui vous soit plus agréable qu'en répondant, par le retour du courrier, à votre lettre du 25 de ce mois.

En raison des nombreuses blennorrhagies essuyées par le malade, de la persistance et du retour de l'écoulement urétral, de la présence sur le gland d'un eczéma rebelle, même quand il n'offrirait pas les caractères propres aux syphilides, de la variété des théâtres où éclatent les divers accidents morbides, système nerveux, cœur, poumons, encéphale, etc., du peu de succès des médications instituées par les plus habiles médecins, de l'apaisement des troubles de la circulation et de la respiration (emphysème et hypertrophie) si difficiles d'ordinaire à enrayer, je n'hésiterais pas à remonter à une cause diathésique, et à recourir aux spécifiques ; je ne sais même si je ne me croirais pas en droit de rapporter toute la série des accidents morbides au même principe, la syphilis, surtout dans le cas où l'horrible douleur occipitale qui a précédé l'amblyopie amaurotique aurait présenté ce caractère : de revenir par accès nocturnes ou de s'exaspérer la nuit.

Je commencerais par soumettre le malade à l'action de l'iodure de potassium, et si, au bout de quinze à vingt jours, il s'était montré sans effets, je passerais aux hydrargyriques, frictions ou sels mercuriels, sublimé, protoiodure, avec les précautions ordinaires, et je seconderais l'effet de l'un et l'autre remède par un régime très-sévère, une sorte de *cura famis*, si l'état du malade n'y opposait aucune contre-indication. Quel inconvénient y aurait il à tenter l'épreuve ? Aucun, ce me semble. Dans le cas où le génie syphilitique se serait caché sous ces masques divers, une amélioration remarquable ne tarderait pas à justifier cet essai ; et même, en l'absence d'une cause spécifique, je ne verrais que des avantages à essayer ces puissants résolutifs.

J'ai l'honneur d'être, etc.

Prosper YVAREN.

*** le 21 septembre 1853.

Monsieur et très-honoré confrère,

Vous avez eu la bonté de m'autoriser à vous tenir au
courant du malade pour lequel vous avez bien voulu
m'éclairer de votre expérience, et je m'empresse de porter à votre connaissance le résultat que nous avons
obtenu.

Mon malade, auquel je suis attaché par les liens de la
plus intime amitié, offrait, vous vous en souvenez, sans
doute, des symtômes dénotant la lésion simultanée du
cœur, des poumons et du cerveau ou du trépied vital,
comme disait Barthez. Grâce à des observations réité-
rées et bien attentives, je suis parvenu à analyser ce
groupe de symptômes divers qui paraissait d'abord inextricable, et j'ai reconnu un emphysème des poumons
avec dilatation des bronches, hypertrophie du ventricule
gauche du cœur, et des symptômes dénotant une com-
pression du cerveau, notamment des couches optiques,
dus, je le suppose, à une altération de la dure-mère, consistant probablement en végétations. C'est ainsi que j'ai
qualifié la cause de cette amaurose torpide incomplète
et beaucoup plus prononcée dans l'œil gauche que dans
l'autre. La digitale, la gomme ammoniaque et le soufre
doré d'antimoine sont les seuls agents par lesquels j'ai
pu obtenir le rétablissement normal ou à peu près de la
respiration et de la circulation, rétablissement qui ne
s'est pas démenti depuis deux mois, mais qui se trouve
subordonné à la continuation de l'emploi de ces moyens.
En même temps j'ai prescrit, selon votre bon conseil,
l'iodure de potassium en dissolution et mêlé à un peu

d'amidon. Nous sommes arrivés graduellement à un gramme par jour. Mais au bout d'un certain temps, les intestins se sont irrités (le malade a eu, en 1843, une intérite très-grave et qui a dégénéré en embarras intestinal muqueux habituel), et nous l'avons suspendu pour donner des émollients. M. Z..., qui avait été un des médecins consultants de mon ami pendant qu'il était à X..., consulté de nouveau dans ces circonstances, a partagé entièrement votre opinion sur l'utilité du traitement dépuratif, mais il a donné le conseil, qu'il a professé depuis longtemps, d'administrer d'abord le sublimé à la dose d'un dixième de grain en commençant, puis graduellement d'un cinquième, et de revenir plus tard à l'iodure, qu'il croit plus efficace après un traitement mercuriel préalable. Nous avons suivi le conseil, et j'ai lieu d'en être satisfait.

L'eczéma du gland et la goutte militaire qui avaient disparu l'an dernier après quatre ou cinq cautérisations, qui avaient reparu spontanément quelque temps après le retour à X.., et s'étaient montrés rebelles à tous les moyens prescrits par des médecins très-capables, *l'eczéma et la blennorrhagie n'existent plus aujourd'hui.* De même il n'y a plus de douleur de tête. J'oubliais de vous dire que nous combattons l'amblyopie par des frictions mercurielles avec un peu de strychnine. Nous avons eu un peu de gingivite, qui nous force à les suspendre, ainsi que le sublimé. Nous avons gagné de voir la photophobie presque nulle, les deux pupilles égales et sensibles à la lumière et la disparition d'une nuance opaline de la chambre postérieure de l'œil qu'un ophthalmologiste consommé attribue à une injection de la rétine.

Je crois donc, Monsieur, que nous sommes dans la bonne voie et que j'ai été heureusement inspiré, lorsque j'ai pris la liberté de vous consulter sur ce cas si grave,

car sans votre autorisation je n'eusse jamais osé rien
prescrire de pareil.

Que devons-nous faire maintenant? Le malade supporte bien la formule de sublimé (formule Langenbeck);
la rougeur inflammatoire de la muqueuse buccale est
devenue rose depuis que le malade en fait usage. Devons-nous espérer le rétablissement de la vue? Le malade ne peut toujours pas lire et voit, de l'œil gauche,
les objets comme plongés dans un nuage. Je compte,
Monsieur, sur une prochaine réponse qui m'éclairera
sur la route à suivre ultérieurement.

J'ai l'honneur, etc.

\*\*\*, d. m. p.

*P. S.* La *cura famis* n'a pu être prescrite concurremment, parce que le malade était dans un état voisin du
marasme et sans aucun appétit. Je lui ai fait prendre
chaque jour quatre cuillerées d'huile de foie de morue à ses repas et comme élément de nutrition. Aussi le
malade a repris de l'embonpoint ; *il marche d'un pas
assuré ; il n'y a plus de titubation.*

Avignon le 27 septembre 1853.

Monsieur et très-honoré confrère,

Je vous sais un gré infini de ce que vous voulez bien
me tenir au courant du malade que vous dirigez avec un
tact si parfait. Je crois toujours que la voie dans laquelle
vous êtes entré est la seule qui puisse conduire à une
guérison définitive. Est-il certain que vous atteindrez ce
but ? Il n'est pas possible de l'assurer encore d'une ma-

nière positive. Mais l'amélioration majeure que vous
avez obtenue en si peu de temps légitime toutes les espérances que l'on peut concevoir à cet égard. J'estime
donc qu'il faut persister dans l'emploi des mêmes moyens : faire continuer au malade l'usage de la potion de
sublimé qu'il supporte bien, sans chercher à en élever
la dose. Si le sublimé déterminait des accidents qui for-
çassent à y renoncer, vous reviendriez à l'iodure de potassium, et, dans le cas où l'état des organes digestifs
ne permettrait pas de faire prendre ce dernier sel à l'intérieur, je vous proposerais de l'administrer à l'extérieur
sous forme de pommade, en frictions, à la manière des
frictions mercurielles, c'est-à-dire de faire pratiquer matin et soir une friction au malade avec la pommade
d'hydriodate de potasse, à la dose de deux à quatre grammes, sur l'une des aînes et des aisselles alternativement.
Essayées par moi, depuis un an, dans certains cas de
scrofule, elles m'ont paru produire de très-bons effets.

Quel que soit le remède employé, ne perdez pas de
vue que dans ces affections syphilitiques anciennes, rebelles, le traitement doit être aussi opiniâtre que la maladie, j'allais dire *aussi chronique qu'elle.* C'est moins la
dose du remède que la continuité de son administration qui me paraît importante.

Je suis flatté, Monsieur, que vous ayez adopté mon
opinion sur la nature des souffrances de votre ami.
L'avis de M. Z..., en venant s'ajouter au vôtre, me confirme dans la pensée que mon diagnostic est juste ; mais
il ne pouvait rien ajouter, croyez-le bien, au prix que
j'attachais à votre assentiment.

Agréez, etc.

Prosper YVAREN.

...... 4 décembre 1853.

Monsieur et très-honoré confrère,

J'ai la douleur de vous annoncer que le digne et excellent ami, pour lequel j'avais pris la liberté de vous
consulter, vient de succomber, il y a quelques semaines, à une attaque d'apoplexie foudroyante.

Rien de précurseur n'a pu faire soupçonner un pareil
dénoûment. Notre malade suivait le cours de son traite-
tement avec régularité. Le mieux obtenu était tel que
lui-même partageait avec sa famille et moi l'espoir, sinon
d'une guérison parfaite, au moins d'un retour à un état
de santé tel que son existence eût été encore agréable.

Au sortir de dîner, *après avoir fait sa barbe lui-même*
( preuve qu'il avait assez bien recouvré la vue ), il sent
tout à coup une atroce douleur dans l'œil droit et dit :
« Je me trouve mal. » Ce furent ces dernières paroles.
Trois heures après, malgré les secours de toute sorte, il
rendait le dernier soupir.

Je vous serai reconnaissant à jamais des excellents
conseils que vous nous avez donnés. C'est à eux que
j'attribue le mieux que nous avons obtenu, mieux si
important qu'il avait fait naître l'espoir d'une cure à
peu près complète.

Je regrette d'être forcé de vous taire le nom de cet
ami si cher ; mais les convenances m'en font un devoir.
La famille ignore ma correspondance avec vous. Le
malade lui seul le savait, et c'eût été un bonheur pour
lui d'aller un jour à Avignon vous serrer la main et
vous exprimer sa reconnaissance. [La Providence n'a
pas permis qu'il en fût ainsi. Résignons-nous devant sa
volonté.

Si jamais vous faisiez un voyage dans l'***, n'oubliez pas que vous avez là un confrère qui s'estimerait heureux et honoré de vous donner l'hospitalité.

J'ai l'honneur, etc.

***d. m. p.

La fin de cette correspondance explique pourquoi j'ai dû taire le lieu de la scène et, à mon grand regret, le nom du confrère qui me fit l'honneur de me consulter. Ses lettres donnent la mesure de sa science médicale et de l'élévation de son caractère. Je n'ajouterai rien au récit de cette lutte, où l'art était à la veille de vaincre la maladie, et de ces péripéties qui ont malheureusement abouti à une si cruelle catastrophe. Il porte avec lui son commentaire et son enseignement.

Je ne vous adresse ces pièces qu'à titre de simples matériaux ; heureux de trouver une nouvelle occasion de vous exprimer les sentiments d'estime et d'amitié avec lesquels j'ai le plaisir d'être, mon cher Diday,

Votre dévoué confrère,

Prosper YVAREN.

( *Gazette médicale* de Lyon, 1er novembre 1858 ).

# LARYNGITE PSEUDO-MEMBRANEUSE

## ÉPIDÉMIE DE 1859, A AVIGNON

( Sur la proposition de l'Académie de Médecine, le Ministre de l'Agriculture et du Commerce a décerné une médaille d'argent à l'auteur , médecin des épidémies de l'arrondissement d'Avignon. )

La commune d'Avignon n'a pas échappé à l'influence épidémique, qui a rendu les cas de croup si nombreux , pendant l'année 1858, à Paris et sur une foule de points de la France. Cette influence, qui avait commencé à se faire sentir en multipliant le nombre de ses victimes dès le mois d'octobre 1857, s'est prolongée et accrue pendant l'année 1858, et, bien qu'affaiblie, elle continue à agir depuis le commencement de l'année courante.

Le chiffre des décès occasionnés par la laryngite pseudo-membraneuse dans la commune d'Avignon pendant l'année 1558 a été de 72. On reconnaît qu'il a constitué la maladie à l'état épidémique, en le comparant à celui des décès dus à la même affection, pendant chacune des dix années qui ont précédé celle de 1858.

| | Total des décès. | Décès par le croup. |
|---|---|---|
| En 1848 | 1.129 | 7 |
| En 1849 | 1.219 | 16 |
| En 1850 | 993 | 8 |
| En 1851 | 998 | 7 |

| Total des décès. | | Décès par le croup. |
|---|---|---|
| En 1852. | 1.164 | 10 |
| En 1853. | 1.032 | 15 |
| En 1854 | 1.929 | 15 (1) |
| En 1855 | 1.141 | 9 |
| En 1856 | 1.160 | 7 |
| En 1857 | 888 | 24 |
| | 11.653 | 117 |

En tout 117 décès occasionnés par le croup : soit, en moyenne, 11, 7 par année. Le chiffre de cette moyenne devrait même être abaissé, car il est grossi par celui des décès de 1857, année à la fin de laquelle l'influence épidémique était déjà manifeste. Je ne pense pas que la moyenne véritable dépassât 10, 8. La mortalité en 1858; a donc été 7 fois plus forte que la moyenne.

Les décès se sont distribués de la manière suivante entre chacun des mois de l'année 1858, ceux qui en ont le plus compté étant placés en tête.

| | | |
|---|---|---|
| En janvier. | 14 | décès. |
| En février | 9 | » |
| En mars. | 9 | » |
| En novembre. | 8 | » |
| En juin. | 6 | » |
| En juillet | 6 | » |
| En avril | 5 | » |
| En septembre | 4 | » |
| En décembre. | 4 | » |
| En mai. | 3 | » |
| En août. | 2 | » |
| En octobre. | 2 | » |
| | 72 | |

(1) Année du dernier choléra, que fit 793 victimes : 384 du sexe masculin. 389 du sexe féminin.

Un tableau analogue, dressé pour les dix années antérieures, classe les mois ainsi qu'il suit :

| | | |
|---|---:|---|
| En décembre . . . . . . . . . . . . . . | 17 | décès. |
| En octobre. . . . . . . . . . . . . . . | 16 | » |
| En avril. . . . . . . . . . . . . . . . | 15 | » |
| En juillet . . . . . . . . . . . . . . | 14 | » |
| En septembre . . . . . . . . . . . | 10 | » |
| En janvier. . . . . . . . . . . . . . | 10 | » |
| En novembre . . . . . . . . . . . . | 9 | » |
| En février . . . . . . . . . . . . . . | 8 | » |
| En mars . . . . . . . . . . . . . . . . | 7 | » |
| En juin. . . . . . . . . . . . . . . . | 5 | » |
| En mai . . . . . . . . . . . . . . . . | 4 | » |
| En août . . . . . . . . . . . . . . . . | 2 | » |

                                                    117

On voit que l'influence épidémique aurait dérangé
l'ordre ordinaire de cette répartition, si cet ordre, basé
sur les résultats d'une si courte période d'années, pouvait être considéré comme constant.

L'épidémie, qui avait fait déjà 5 victimes en novembre
et 6 en décembre 1857, en fait 14 en janvier, 9 en février,
9 en mars ; mai n'est plus chargé que de 3 décès ;
juin et juillet le sont chacun de 6, septembre et décembre de 4 ; octobre, plus favorisé, de 2 seulement. Dans
la moyenne décennale, octobre en compte 16.

Le sexe féminin a fourni, en 1858, un peu plus de décès
que le sexe masculin :

| | |
|---|---:|
| Décédés du sexe féminin. . . . . . . . . | 39 |
| —          —      masculin. . . . . . . . . | 33 |

                                                    6

6 de plus que le sexe masculin.

Dans la statistique décennale, les décès se trouvent
répartis entre les sexes, comme suit :

| | |
|---|---:|
| Décédés du sexe masculin. . . . . . . . . | 65 |
| —          —      féminin . . . . . . . . . | 51 |

                                                    14

1 fois le sexe n'a pas été désigné.

La proportion est dans un rapport inverse ; car c'est le sexe féminin qui compte 14 décès de moins.

Chose remarquable, le même excédant des décès de personnes du sexe féminin sur celles du sexe masculin, observé dans l'épidémie de laryngite pseudo-membraneuse, se retrouve dans le total des décès de l'année 1858 :

Décédés du sexe féminin . . . . . . . . .      543

—        — masculin . . . . . . . .      503

En plus pour le sexe féminin . . . . . . . . .      40

Sous le rapport de l'âge des victimes, je trouve dans l'épidémie de 1858:

|  | Sexe masc. | Sexe fém. | Total. |
|---|---|---|---|
| De la naissance à 6 mois | 1 | 0 | 1 |
| De 6 à 12 mois. . . . . . . . . . | 4 | 6 | 10 |
| De 1 an à 2 ans. . . . . . . . | 10 | 7 | 17 |
| De 2 ans à 3 ans. . . . . . . . | 3 | 8 | 11 |
| De 3 ans à 4 ans. . . . . . . | 4 | 7 | 11 |
| De 4 ans à 5 ans. . . . . . . . | 4 | 4 | 8 |
| De 5 à 6 ans. . . . . . . . . . . | 3 | 6 | 9 |
| De 6 ans à 7 ans. . . . . . . . | 0 | 0 | 0 |
| De 7 ans à 8 ans. . . . . . . . | 0 | 0 | 0 |
| De 8 ans à 9 ans. . . . . . . . . | 2 | 0 | 2 |
| De 10 ans à 11 ans. . . . . . . . | 1 | 0 | 1 |
| De 11 ans à 12 ans. . . . . . . | 0 | 1 | 1 |
| De 26 ans à 27 ans. . . . . . . | 0 | 1 | 1 |
|  | 33 | 39 | 72 |

La mortalité la plus forte est :

De 1 an à 2 ans . . . . . . . . . . . . . .      17 décès.

De 2 ans à 3 ans . . . . . . . . . . . . . . .      11    »

De 3 ans à 4 ans. . . . . . . . . . . . . .      11    »

De la naissance à 1 an . . . . . . . . . .      11    »

De 5 ans à 6 ans . . . . . . . . . . . . .      9    »

De 4 ans à 8 ans . . . . . . , . . . . . .      8    »

Dans la statistique décennale, la mortalité la plus forte est :

| | | |
|---|---:|---|
| De 1 an à 2 ans. . . . . . . . . . . . | 29 | décès |
| De 2 ans à 3 ans . . . . . . . . . | 26 | » |
| De 3 ans à 4 ans. . . . . . . . . . . | 21 | » |
| De la naissance à 1 an . . . . . . . . | 14 | » |
| De 5 ans à 6 ans . . . . . . . . . . . | 10 | » |
| De 4 ans à 5 ans . . . . . . . . . . | 9 | » |
| De 6 ans à 7 ans . . . . . . . . . . | 2 | » |
| De 12 ans à 13 ans . . . . . . . . | 1 | » |
| De 20 ans à 21 ans . . . . . . . . . | 1 | » |
| De 7 ans à 8 ans . . . . . . . . . . | 1 | » |
| De 21 ans à 22 ans . . . . . . . . . | 1 | » |
| De 45 ans à 46 ans . . . . . . . . . | 1 | » |
| De 52 ans à 53 ans . . . . . . . . . | 1 | » |
| | 117 | |

L'accord est complet ; il confirme ce que l'on sait déjà, d'après les relevés de la statistique, de la fâcheuse prédisposition que certains âges, celui de 2 ans surtout, apportent au développement du croup.

J'ai tenu compte du domicile des parents ; le lieu de l'habitation ne me paraît pas avoir influé d'une manière sensible sur la fréquence de la maladie, dans tel ou tel point de la commune. Dans l'intérieur de la ville d'Avignon, du moins, tous les quartiers ont fourni des décès; et si certaines rues en ont compté un plus grand nombre, cela m'a semblé tenir à ce que la population y est plus agglomérée et à ce que les familles y sont composées d'un plus grand nombre d'enfants.

Cependant les trois bourgs qui forment des annexes d'Avignon, Morières, Montfavet et le Pontet, ont eu, relativement à leur population, une proportion de décès plus forte que celle de la ville *intra-muros*.

Leur population réunie ( en y comprenant celle de l'île de la Barthalasse réunie au territoire de la commune depuis quelques années) est de  5,880 habitants.

Elle a compté 18 décès, Soit 1 décès par 1,675 hab. ainsi répartis :

8 décès à Morières sur une population des 1.675 hab.
Soit 1 décès par. . . . . . . .     209,4 habitants.

.6 décès au Pontet sur une population de 1,359 hab.
Soit 1 décès par. . . . . . .     226,5 habitants ;

4 décès à Montfavet sur une population de 1.669 hab.
Soit 1 décès par. . . . . . . .     417,2 habitants.

Tandis qu'il n'y a eu à Avignon que 54 décès sur une population de 31,197 habitants.
Soit 1 décès sur. . . . . . . .     577,7 habitants.

L'île de la Barthelasse, dont la population est de 318 habitants, n'a eu aucun décès occasionné par le croup, en 1858.

Dans la statisque décennale, Morières compte 13 décès dus à la laryngite pseudo-membraneuse.
Soit 1 décès par. . . . . . .     128,8 habitants.

Montfavet en compte 6.
Soit 1 décès par. . . . . .     278,1     —

Le Pontet en compte 3.
Soit 1 décès par. . . . . .     453,0     —

Avignon en compté 95.

Soit 1 décès. . . . . . . . .     3,283     --

Le Pontet est plus favorisé qu'Avignon, mais Avignon l'est beaucoup plus que Morières et Montfavet. Ces deux dernières localités sont habitées par une population presque entièrement agricole.

Cette élévation du chiffre des décès dans ces populations rurales se trouve en harmonie avec les résultats que m'a donnés le relevé des professions exercées par les pères des enfants morts du croup.

Parmi les 72 enfants morts du croup, étaient nés :

| | |
|---|---:|
| De cultivateurs. | 20 |
| D'hommes de peine | 6 |
| De maçons. | 7 |
| De menuisiers. | 4 |
| De cordonniers | 2 |
| De tonneliers | 2 |
| De commis | 2 |
| D'accordeurs de piano | 2 |
| De scieur de long. | 1 |
| De forgeron | 1 |
| De chiffonnier. | 1 |
| De garçon d'hôtel. | 1 |
| D'aubergiste. | 1 |
| De teinturier | 1 |
| De mécanicien | 1 |
| D'homme de confiance. | 1 |
| De soldat. | 1 |
| De confiseur. | 1 |
| De serrurier. | 1 |
| De peintre en bâtiment | 1 |
| D'ébéniste | 1 |
| De concierge. | 1 |
| De marchand de bois. | 1 |
| De boucher | 1 |
| De marchand de grains | 1 |
| De boulanger. | 1 |
| De revendeur | 1 |
| De mercier | 1 |
| D'épicier. | 1 |
| De directeur des prisons. | 1 |
| D'un père dont la profes. est restée inconnue | 5 |
| | 72 |

Un coup d'œil rapide jeté sur cette liste montre que
les classes laborieuses et pauvres ont payé à l'épidémie
un tribut de beaucoup plus fort que celui des classes
aisées et riches, et que la classe des cultivateurs a été
la plus chargée. Son tribut a été de près du tiers des
victimes.

Les bulletins de décès dus au croup dans la période décennale, ne mentionnent que 13 fois, sur les 117 décès, la profession du père ; celle de cultivateur y figure dans la proportion du *quart*.

Sur ces 13 enfants décédés à la suite du croup, étaient nés :

| | |
|---|---:|
| De cultivateurs. . . . . . . . . . . . . . | 4 |
| D'hommes de peine . . . . . . . . . . . | 2 |
| De cordonnier. . . . . . . . . . . . . . | 1 |
| De postillon. . . . . . . . . . . . . . | 1 |
| De menuisier . . . . . . . . . . . . . | 1 |
| De charron. . . . . . . . . . . . . . | 1 |
| De tailleur. . . . . . . . . . . . . | 1 |
| De domestique. . . . . . . . . . . . . | 1 |
| De taffetassier. . . . . . . . . . . . | 1 |
| | 13 |

Pour m'assurer que cette forte proportion n'était pas un effet naturel du rapport des agriculteurs aux autres classes de la population, j'ai établi le chiffre des décès que les premiers avaient fournis à la mortalité générale de 1858. Sur 1032 décès, les cultivateurs en ont fourni 209, un cinquième seulement, tandis que leur tribut a été de près d'un tiers dans l'épidémie du croup. L'élévation de ce dernier chiffre n'est donc pas un effet naturel de leur rapport avec la population.

Est-elle inhérente à la profession elle-même ? J'hésite à le croire. Nul doute que les populations rurales, de même que les classes laborieuses et peu aisées, ne se trouvent dans de moins bonnes conditions hygiéniques que les classes aisées et riches.

Pour les populations rurales ces conditions sont même rendues pires, par l'isolement des fermes, leur éloignement des secours médicaux et la rareté ordinaire des visites du médecin. Cependant, en ce qui concerne l'épidémie actuelle, je dois dire que, si les habitants du Pontet étaient obligés d'aller chercher l'homme de l'art à 4 kil. de distance, les bourgs de Morières et de Montfavet, très-rapprochés l'un de l'autre, étaient desservis par un médecin instruit et zélé ; néanmoins le retour du médecin près de son malade est forcément plus rare dans les campagnes qu'à la ville. Or si, dans le croup, de la prom-titude et de la continuité des soins dépend le succès de la cure, les conditions opposées ne peuvent-elles pas don-ner une raison suffisante du surcroît de mortalité ? On sait à quel degré le paysan, si plein de sollicitude pour son bœuf, ses moutons et sa mule, porte l'incurie pour sa santé et pour celle de ses proches. Chez lui d'ordinaire le médecin n'est appelé qu'à la dernière extrémité. Avec de telles habitudes d'indifférence ou de parcimonie, peut-il tenir compte d'un rhume ? Et en temps d'épidé-mie, un simple rhume est le terrain sur lequel le croup sème ses désordres si rapidement mortels.

J'ai recherché si l'épidémie avait suivi, en se propa-geant d'un lieu à un autre, une loi de continuité ou de contiguïté. Je n'ai découvert aucune trace d'une marche régulière. Un fait même m'a frappé : c'est qu'à part deux exceptions, chaque famille n'a compté qu'une victime. Deux fois seulement, deux enfants d'une même famille sont morts à peu de jours l'un de l'autre. A Avignon, un accordeur de pianos perd, le 7 décembre, un jeune gar-çon de 3 ans 1/2, et, le 17 du même mois, un second fils âgé de 10 mois ; l'intervalle est de 10 jours. A Morières, un cultivateur avait vu périr, le 5 février, une de ses filles, âgée de 3 ans et 5 mois ; le croup lui enlève, le 11 du même mois, une autre fille, âgée de 1 an; l'intervalle est de 6 jours. Ces doubles morts peuvent très-bien être rapportées à l'influence générale épidémique, sans qu'il soit besoin de supposer une transmission par contagion.

Il ne m'a jamais paru, et l'observation de mes confrères est d'accord avec la mienne, que, dans nos contrées, le croup se communiquât d'une personne à une autre par contagion. Nous ne l'avons jamais vu se transmettre d'un enfant à ses proches ; cependant que de mères désespérées, qui ne cessent de couvrir leurs enfants de leurs baisers et de tenir, pendant tout le cours de la cruelle maladie, leur bouche en quelque sorte collée aux lèvres de l'être adoré qui va leur être ravi ! Cette immunité ne peut tenir à ce que l'âge adulte mettrait à l'abri du mal, car nous avons vu dans le relevé de 1858 qu'un jeune homme de 17 ans avait succombé à la laryngyte pseudo-membraneuse, et, dans la statisque décennale, parmi les victimes, 2 étaient âgées de 21 à 22 ans, 1 de 45 à 46 ans, 1 même de 52 à 53 ans. Cette contagion dont notre pratique ne nous a pas offert d'exemple, on sait qu'elle a été reconnue et établie sur des faits positifs par M. Bretonneau et par d'autres praticiens. Autres sont les lieux, autres les maladies.

J'ai recherché si l'état de l'amosphère avait pu exercer une influence appréciable soit sur la production de la maladie, soit sur son passage de l'état sporadique à l'état épidémique. Parmi les influences de cet ordre, la constitution médicale semblait devoir figurer en première ligne, et je pensais que je trouverais les cas de croup d'autant plus nombreux que la statistique des décès me fournirait une plus forte proportion d'affections des organes respiratoires. L'échelle, bien restreinte, il est vrai, qui m'a servi à mesurer ce rapport, m'a donné, à mon grand étonnement, un résultat opposé à celui que j'attendais.

En effet, les décès par suite d'affections des organes respiratoires ont été :

En 1853 au nombre de 250, dont 15 dus au croup.
En 1854        —        311  —  15        —
En 1855        —        316  —   9        —

En 1856 au nombre de 287, dont 7 dus au croup.
En 1857    —    250    —    24    —
En 1858    —    358    —    72    —

La cause des épidémies de croup, du moins à Avignon, ne paraît donc pas placée parmi les influences qui rendent plus nombreuses les affections des organes respiratoires.

Ce premier résultat me laissait peu d'espoir de constater un rapport constant entre certains états atmosphériques et la fréquence plus grande des cas de croup. La fin de l'année 1857 avait été remarquable par la douceur et l'égalité de sa température ; et néanmoins le croup faisait déjà 3 victimes en octobre, 5 en novembre et 6 en décembre. Dès le commencement de janvier 1858, le froid devient piquant ; il gèle. Le thermomètre descend de zéro à — 2, le 5 ; à — 4, le 6 ; à — 3, le 21 ; à — 1 le 22 ; à — 1, 5, le 23 ; à 0, 3, le 25 ; à — 3, le 27 ; il ne s'élève guères au dessus de + 1 et + 2, excepté le 10 et le 20, jours où il atteint + 4, 9. Le froid est rendu piquant, mais très-sec, par un fort vent du Nord qui règne sans interruption du 1er au 31 janvier. Balayé par ce vent très-salubre dans nos contrées, le ciel reste d'une admirable pureté ; il n'est nuageux que 5 fois, le 3, le 4, le 9, le 17 et le 30 ; et couvert que 2 fois, le 7 et le 21.

Les oscillations du baromètre se restreignent entre 761, 1 et 764, 5. ; ce mois, en apparence dans de si bonnes conditions de salubrité, compte 14 décès par suite du croup.

Février s'ouvre par quelques beaux jours. Le vent du Nord règne jusqu'au 8 inclusivement ; et, quoiqu'il ne gèle pas, les degrés du thermomètre ne varient que de + 1, 4 à + 5, 3. Il y avait eu du brouillard le 6 ; il y a de la pluie le 9, le 11 et le 19 ; le ciel, nuageux le 13, le 14 et le 18, reste couvert jusqu'à la fin du mois. Pen-

dant tout ce temps, le vent souffle du S. au S.O., à l'E., au
S.E., au N. ou au N.O., changeant presque chaque jour
de direction. Les oscillations barométriques suivent celles de l'atmosphère ; elles descendent de 767, 3 à 741, 0,
le 23 et le 24 ; à 738, 0, le 28. Ce mois, si variable, si ca-
tarrhal en apparence, ne compte que 9 décès par suite
du croup.

Le mois de mars, bien que variable, comme l'avait
été février, compte une plus grande série de beaux
jours. Le ciel couvert du 1ᵉʳ au 5, et le 11, le 14 et le 31 ;
nuageux le 8, le 9, le 12, le 22 et le 26, est beau le 6,
le 7, le 10, du 15 au 21, le 23, le 24, le 25, le 27,
le 28, le 29 et le 30. Pas un jour de pluie ! Le vent à
l'E., le 1, le 4, le 8 et le 29 ; au S. le 3 et le 9 ; à l'O. le
11, souffle du N. tous les autres jours. La température
se maintient presque constamment de + 8 à + 10. Le
baromètre est de 734 à 737 dans le premier quart du mois
de 742 à 749 dans le deuxième quart ; de 751 à 753 dans
le troisième quart ; de 740 à 748 dans le dernier quart.
Comme février, le mois de mars ne compte que 9 décès
par suite du croup.

En avril, le ciel est presque continuellement beau ;
les oscillations du baromètre sont peu marquées, de 755
à 764 ; la température de + 10° ou 11° à + 15° ou 16°.
Le vent du Nord souffle peu, mais il règne constamment.
Avril compte encore 5 décès par suite du croup.

Les conditions atmosphériques restent à peu près pareilles en mai : même douceur de la température ;
même règne du vent du Nord ; égalité plus grande encore des hauteurs barométriques, sous un ciel un peu
plus variable et marqué par quelques jours de pluie. Le
chiffre des décès par suite du croup descend à 3.

Le chiffre des décès s'élève à 6 en juin, mois qui a été
remarquable par la constance du vent du Nord, l'égalité

des hauteurs barométriques (de 760 à 766) et par l'uniformité de la température (de 18° à 22°).

Juillet conserve les conditions atmosphériques de juin, sauf une élévation de température plus grande ; et le chiffre des décès reste à 6.

Avec un ciel plus variable, une chaleur plus forte et malgré la persistance du vent du Nord, août n'efface pas entièrement l'influence morbifique, et il compte encore 2 décès par suite du croup.

La chaleur, le vent le ciel, le baromètre, tout est plus variable en septembre, qui néanmoins ne compte que 4 décès, 2 de plus seulement qu'août.

Ces variations furent bien plus marquées encore en octobre, et cependant le croup n'y fit que 2 victimes.

Mêmes observations pour novembre, qui voit le chiffre des décès remonter à 8.

Décembre, marqué par les premières brumes de l'hiver, voit tomber le chiffre des décès à 4.

Ainsi donc, le ciel, interrogé sur les causes de l'épidémie, reste muet. Nous en sommes réduits au *quid divinum* d'Hippocrate.

On a prétendu, dans ces derniers temps, que les cas de croup s'étaient multipliés depuis que les épidémies d'exanthèmes fébriles étaient devenues plus rares. Si cette assertion était fondée, le croup aurait remplacé la variole, la rougeole et la scarlatine. Cette vue hypothétique a trouvé un démenti dans l'épidémie d'Avignon.

Dans une analyse des rapports adressés à M. le Préfet de Vaucluse par les médecins vaccinateurs cantonaux sur les épidémies du département pendant l'année dernière, analyse que je présentai au conseil d'hygiène et dont j'ai envoyé un double à l'Académie impériale de médecine, j'ai fait mention d'une épidémie de rougeole qui avait sévi à Sorgues et à Vedènes, et qui avait été remarquable non moins par le grand nom-

bre d'enfants qui en avaient été atteints, que par celui des malades qui avaient succombé à des complications congestives et inflammatoires de l'encéphale et
des organes gastro-intestinaux. Cette épidémie a gagné
la commune d'Avignon, dès le commencement de l'année 1858. D'abord elle n'a atteint qu'un petit nombre
d'enfants ; mais dès le mois de mars et jusqu'à la fin de
juillet, elle y est devenue à peu près générale chez les
enfants. L'éruption, très-confluente, était, comme à
Sorgues et à Vedènes, accompagnée de souffrances cérébrales et de dérangement des voies digestives ; mais,
par une heureuse différence, ces complications ont
offert rarement un haut degré de gravité. En effet je ne
trouve dans le relevé des décès que 11 victimes de cette
épidémie rubéolique.

Ces victimes sont :

le 15 mars, un garçon de 3 ans, mort à la suite d'une
*rougeole maligne.*

Le 21 idem, un garçon de 5 ans 1/2, mort de *bronchite couenneuse avec rougeole.*

Le 21 mai, un garçon de 4 ans et 5 mois, mort de la
*rougeole* avec *méningite cérébrale.*

Le 4 juin, un garçon de 4 ans, mort d'une *rougeole
grave.*

Le 16 idem, un garçon, âgé de 15 ans, mort de la
*rougeole compliquée de pneumonie.*

Le 22 idem, une petite fille de 21 mois, morte de la
*rougeole répercutée.*

Le 3 juillet, un garçon de 4 ans, mort de la *rougeole
compliquée de croup.*

Le 11 idem, un garçon de 18 mois, mort de la *rougeol*.

Le 20 idem, une fille, âgée de 2 ans, morte de la *rougeole compliquée d'entérite.*

Le 26 idem, une fille de 2 ans, morte à la suite de la
*rougeole.*

L'épidémie de rougeole a donc marché concurremment avec l'épidémie de croup.

Les deux maladies se sont réunies 2 fois sur le même sujet, 1 fois en mars, 1 fois en juillet.

En mars, la rougeole fait 2 victimes ; le croup en fait 9 ;

En mai, la rougeole 1 victime ; le croup 5 ;

En juin, la rougeole 3 victimes ; le croup 6 ;

En juillet, au plus fort de l'épidémie exanthématique, la rougeole fait 5 victimes , le croup 6.

La mort dans la rougeole a été déterminée :

        2 fois par le croup ;
    1 fois par la pneumonie ;
    1 fois par la méningite cérébrale ;
    1 fois par l'entérite ;
    1 fois par la répression de l'exanthème ;
    1 fois par la malignité ;
    4 fois le genre de la complication n'est pas indiquée.
    _____
    11

Si je consulte les résultats donnés sur le même sujet, par la statistique des décès dans cinq années antérieures à 1858, je trouve :

En 1853, 15 morts occasionnées par le croup, absence de décès dus à la variole, à la rougeole et à la scarlatine.

En 1854, 15 morts dues au croup, 31 décès dus à la variole ; 14 décès dus à la rougeole ; 12 décès dus à la scarlatine ; 6 décès dus au millet ;

En 1855, 9 décès dus au croup ; 38 décès dus à la variole ; 3 dus à la rougeole ; 1 dû à la scarlatine ; 1 dû au millet.

En 1856, 7 décès dus au croup ; 17 décès dus à la variole ; 4 dus à la rougeole ; 4 dus à la scarlatine.

En 1857, 24 décès dus au croup ; 4 à la variole ; 2 à la rougeole ; 0 à la scarlatine.

On voit que, si les deux maladies ne marchent pas dans
une égale proportion, elles sont loin de s'exclure.

Il me resterait à établir le rapport des décès occasionnés par le croup au nombre des enfants atteints de cette
redoutable phlegmasie. Pour arriver à un chiffre qui pré-
sentât une exactitude même seulement approximative,
il faudrait que je pusse ajouter au total des cas de mort
celui des cas de guérison. Ce dernier m'a paru bien difficile à établir. Que de causes d'infidélités! Erreurs de
diagnostic involontaires, penchant à dissimuler un trop
grand nombre de revers, etc., etc.

Les rhumes de nos enfants débutent de deux maniè-
res : par une simple toux, sans fièvre, bientôt suivie
d'une expectoration plus ou moins facile ; indisposition
légère, qui ne les force à quitter ni leurs jeux, ni leurs
études ; ou bien, après avoir eu deux ou trois quintes
de toux légères dans la journée, l'enfant, peu de
temps après s'être couché ou plus avant dans la nuit,
fait entendre une toux forte, sèche, dure, rauque, avec
voix plus ou moins voilée ; toux dont les accès sont
incessants ou se répètent à des intervalles plus ou moins
rapprochés, et dont les secousses tantôt réveillent chaque fois l'enfant en sursaut, tantôt n'interrompent pas
son sommeil. Cette toux a tout à fait le son de l'aboie-
ment d'un gros chien ; elle jette au cœur des mères une
alarme pleine d'angoisse, regardée qu'elle est comme
un symptôme caractéristique du croup. Tient-on l'enfant au lit ? un douce chaleur, des boissons émollientes,
des cataplasmes de farine de lin sur la région du cou,
des sinapismes aux jambes, etc. ne tardent pas, le
plus souvent, à produire une bienfaisante moiteur à
la périphérie du corps, et, du côté des voies respiratoires, une détente qui se traduit par une expectoration
de plus en plus facile et par une toux plus claire et plus
humide. Un médecin est-il appelé, en toute hâte ? il

prescrit, suivant la constitution régnante et le tempérament du sujet, et suivant aussi les craintes que lui inspire la maladie, des sangsues ou un vomitif. Le plus
souvent, avant son arrivée, les parents de l'enfant ont
déjà appliqué des sangsues, car ces sortes de toux sont
généralement regardées comme des croups, même par
les médecins. Que de mères vous parlent de quatre, de
cinq attaques de croup dont leurs enfants ont été déli-
vrés par cette prompte et efficace thérapeutique !

Que l'on ne se hâte pas de blâmer cette manière de
juger et d'agir. Cet excès de crainte n'est que de la prudence. Car bien souvent cette laryngite striduleuse se
change en véritable croup, de même qu'aussi l'angine
membraneuse peut succéder à un simple rhume ; et ce
n'est pas sans dessein que, dans le titre de ces notes,
j'ai désigné l'épidémie actuelle par le nom de laryngite
pseudo-membraneuse.

C'est presque toujours par une laryngite que le croup
est précédé, et dans le larynx que la fausse membrane
prend naissance. Rarement la voit-on apparaître d'a-
bord sur les amygdales et sur les piliers du voile du palais, pour ne gagner que consécutivement la glotte et
les voies aëriennes.

Il est également rare, extrêmement rare, de lui trou
ver pour cortège cette bouffissure de la face, cet engorgement des glandes sous-maxillaires observés en
Touraine et dans le Nord.

Les fausses membranes sont d'ordinaire fort adhéren-
·tes, et les vomitifs ne déterminent l'expulsion que d'exsudations pultacées, très-rarement de tubes bien formés et plus ou moins longs.

Il est facile de concevoir toute la gravité de la maladie dans ces conditions et l'insuccès des divers traitements employés. Les cas de guérison du croup bien
avérés sont peu nombreux, et je croirais en forcer le

chiffre si je le portais au quart, même au cinquième de celui des malades. En admettant cette base, il faudrait donc supposer que le nombre total des cas de croup, dans l'épidémie de 1858, a été de 90 à 100, celui des guérisons de 18 à 28, celui des décès étant de 72. Ce dernier chiffre est malheureusement le seul qui n'ait rien d'hypothétique.

La thérapeutique ordinaire a consisté en applications de sangsues, en vomitifs, en cautérisations, en dérivatifs et révulsifs, dans l'emploi du calomel, du chlorate de potasse, etc.

Dans l'immense majorité des cas, la plaie des vésicatoires ne se couvre pas d'exsudations diphtéritiques. Il est excessivement rare d'observer des fausses membranes sur la muqueuse vaginale, etc. Je n'ai vu le pharynx et les fosses nasales primitivement envahies par les fausses membranes que dans un cas où le croup a suivi une marche chronique : des accès de suffocation, l'extinction complète de la voix, etc., indiquaient que le larynx n'était pas exempt de l'exsudation, mais ce fut principalement vers les narines que celle-ci s'étendit. La maladie parut se juger par une éruption de furoncles fort gros et fort nombreux.

Les émissions sanguines sont loin de produire ici les mauvais effets signalés à Paris. Très-utiles dans la laryngite que j'ai décrite plus haut, elles trouvent leur place dans le croup véritable, en diminuant l'intensité des congestions qui s'y font du côté de la poitrine et du cerveau. Des hémorrhagies même excessives, par les piqûres des sangsues, peuvent ne pas mettre obstacle à la guérison. Je citerai, comme preuve, le fait suivant :

Vers la fin de mars 1858, Jean Léchière, âgé de 12 ans, toussait depuis quelques jours et avait la voix un peu enrouée, lorsque, sur le soir, il fut pris d'une toux plus violente, plus répétée, avec suffocation extrême,

extinction complète de la voix, face vultueuse. Sa sœur
lui enfonce, pour le faire vomir, le manche d'une cuiller dans le fond de la gorge et en ramène une *peau blanche mêlée de sang*, me dit elle. Un pharmacien du voisinage, appelé en toute hâte, applique 12 fortes sangsues sur la région du cou et prescrit des prises d'ipécacuanha.

Les piqûres des sangsues fournissent une très-grande
quantité de sang, dont l'écoulement était accru par les
efforts de la toux et par ceux des vomissements déter-
minés par l'ipécacuanha. Le matin, je trouvai le malade très-pâle et près de défaillir. Le sang avait baigné
le traversin, le matelas; d'épais caillots recouvraient les
cataplasmes employés, etc. Dans une cuvette des débris
de fausses membranes mal organisées étaient mêlés aux
matières vomies. (Bouillon, calomel à très-petite dose,
chlorate de potasse ). La journée fut calme. Le calomel
administré par dixièmes de grain donna lieu à de nombreuses évacuations. Le lendemain, retour de la toux,
raucité plus grande, gêne de la respiration. Nouvelles
doses d'ipécacuanha, nouvelle expulsion de fausses
membranes. Léchière guérit, mais la voix resta complètement éteinte pendant trois mois au moins.

A l'âge de 8 ans, à peine convalescent d'une fièvre
typhoïde, il avait éprouvé une atteinte de croup en
tout pareille à celle que je viens de décrire, qui, traitée
par les sangsues, le calomel et les vomitifs, guérit, mais
fut suivie de même d'une aphonie persistante, qui ne
céda qu'aux applications successives sur la région du
larynx de 3 vésicatoires.

Les cautérisations locales, employées à temps et avec
énergie et persévérance, m'ont donné, ainsi qu'à mes
confrères, de beaux résultats, alors que la maladie
était encore bornée à l'arrière-gorge ou à l'ouverture
supérieure du larynx.

L'excellence des vomitifs répétés est depuis longtemps et généralement démontrée.

Un certain nombre d'opérations de trachéotomie ont
été pratiquées, une seule à réussi ; c'est à M. le docteur Charles Cassin, mon confrère et ami, qu'est échue
cette bonne fortune. Les autres opérateurs ont été
moins heureux. C'est même la seule guérison de croup
due à la trachéotomie, dont j'aie eu connaissance, à
Avignon, dans le cours d'une pratique de près de 30 ans.
Trois fois, j'ai fait opérer des enfants, je dois l'avouer,
*in extremis*, 2 fois par M. Cassin, 1 fois par M. le docteur
A. Clément, chirurgien en chef de l'hôpital. Le premier
enfant opéré était expirant, il fut rendu à la vie pour
36 heures ; le second vécut 2 jours, le troisième 3 jours.
Cette opération avait été complètement abandonnée
parmi nous. Elle n'a donc joué aucun rôle dans la statistique des décès occasionnés par le croup, que j'ai
donnée plus haut. On y a eu de nouveau recours dans
la dernière épidémie, une seule a réussi.

Les succès obtenus à Paris, et dont les récentes discussions académiques ont mis la réalité hors de doute,
nous engageront à tenter cette chance extrême, et à la
tenter au moment opportun et dans les conditions déterminées. Nos revers seront-ils moins nombreux à
l'avenir ? A cet égard, nous en sommes encore réduits à
des vœux.

L'influence épidémique n'a pas encore cessé. Le mois
de janvier 1859 compte 8 nouveaux décès dus à la laryngite pseudo-membraneuse.


Avignon, 22 février 1859.

# VII

## ÉPIDÉMIE DE VARIOLE

### DANS L'ARRONDISSEMENT ET LA COMMUNE

### D'AVIGNON EN 1867 ET 1868

(Sur la proposition de l'Académie de Médecine, le Ministre de
l'Agriculture et du Commerce a décerné une médaille d'argent
à l'auteur, médecin des Épidémies de l'arrondissement d'Avignon).

Pendant une très-longue série d'années la petite
vérole n'avait pas pris, dans l'arrondissement et la commune d'Avignon, un développement qui la constituât à
l'état d'épidémie. A l'état sporadique, elle n'y faisait
même, chaque année, qu'un très-petit nombre de victimes.

En consultant les tableaux dressés à l'État civil d'Avignon depuis l'année 1853, contenant la *nomenclature des
causes de décès* dans cette commune, je ne trouve, de
1853 à 1866 inclusivement, que 132 décès (82 hommes et
50 femmes) produits par la petite vérole, ce qui, pour
les 14 années, donne une moyenne de 9,4 décès par an,
(5, 8 hommes, 3, 6 femmes.)

Le zèle avec lequel les médecins vaccinateurs cantonaux s'acquittent de leur mission est entré assurément pour beaucoup dans cette immunité relative.

En effet, le rapport du nombre des vaccinations au

chiffre des naissances avait été, de 1853 à 1857, de 74 à 100, rapport élevé si l'on veut bien considérer l'habitude prise dans nos contrées de ne présenter les enfants à l'inoculation préservatrice que vers l'âge d'un an, et la mortalité considérable de l'époque de la naissance à cet âge.

Cette longue période de sécurité, si elle n'a pas ralenti le zèle des médecins, paraît avoir eu pour résultat de diminuer l'empressement des parents à répondre à leur appel; et leurs derniers rapports signalent l'incurie et le mauvais vouloir des classes les plus pauvres devenus de plus en plus manisfestes, les classes riches et aisées donnant seules un exemple qui n'était pas assez imité. Un vieux préjugé est même encore assez répandu, qui regarde la petite vérole comme faisant subir au corps humain une crise salutaire dont il sort plus pur et plus fort, et la vaccine comme la cause première de tous les accidents strumeux et herpétiques héréditaires, dont l'amour-propre maternel, absurde autant qu'aveugle, trouve commode de se décharger sur elle.

Une circonstance également fâcheuse est l'extrême difficulté que la pratique de la revaccination éprouve à entrer dans nos habitudes, même alors que l'expérience a démontré que les sujets le plus soigneusement vaccinés peuvent ne jouir que d'une immunité temporaire, immunité dont il n'est pas encore possible de préciser l'exacte limite.

Cependant, je le répète, la commune d'Avignon, qui seule me fournit des renseignements précis, avait été peu visitée par la variole dans les 14 années écoulées avant l'épidémie qui fait le sujet de ce rapport. 1853, 1863 et 1864 ne mettent aucun décès à la charge de la variole ; 1856, 1 seul ; 1866, 3; 1857, 4 ; 1859, 5 ; 1861, 5; 1865, 6 ; 1862, 9. Il faut remonter à 1860 pour en trouver 17 ; à 1856, 17 ; à 1852 31, et à 1855, 34.

Les tableaux de l'État civil n'indiquent l'âge, dans cette période de temps, que de 1859 à 1866 inclusivement. Sur 45 varioleux décédés, 16 étaient âgés de 0 à 5 ans ; 11 de 5 à 15 ans ; 13 de 15 à 25 ans ; 5 de 25 à 40 ans.

Entre le premier âge, l'adolescence et la jeunesse, la différence n'est pas très grande.

Telles étaient les conditions de la commune d'Avignon antérieures à l'invasion de l'épidémie.

Quelles étaient celles du département relativement à la même maladie ?

En 1863, M. le docteur Ricou signalait l'apparition de la variole à Valréas, et en arrrêtait le progrès par des vaccinations et des revaccinations pratiquées dans les quelques fermes où la maladie s'était manifestée.

En 1864, un malade arrivé de Marseille l'importait à Cadenet, dans l'arrondissement d'Apt, et par les mêmes pratiques, M. le docteur Michel, de Villelaure, l'empêchait de franchir le premier foyer d'infection.

M. le docteur Camille Bernard se montrait tout aussi zélé, mais il était moins heureux au delà du Luberon, à Apt, à Rustrel et à Gargas, où un jeune homme, venu également de Marseille, mourait de la petite vérole et devenait l'occasion d'une épidemie qui frappait 60 personnes et en tuait 30 (12 enfants et 18 adultes), dont la presque totalité n'avaient pas été vaccinés. La maladie se faisait remarquer par sa grande confluence et par la violence de la fièvre. Un épanchement de sérosité sanguinolente, qui remplaçait le pus dans les pustules, avait fait donner à la maladie le nom de variole noire ; mais en réalité ce n'était point un état gangréneux qui constituait le caractère noirâtre. (C. Bernard.)

En 1865, la maladie fait à peine quelques victimes à Sorgues (arrondissement d'Avignon), à Méthamis et à Sault (arrondissemet de Carpentras).

Mais en 1866, 18 cas se déclarent tout à coup au séminaire

de Ste-Garde près de Carpentras, et tous se terminent
par la guérison ; les élèves atteints avaient tous été
vaccinés (Dr Masson). Elle se montre non moins béni-
gne à Pernes et à Velleron (même arrondissement). Mais
à Sault, sur une population agglomérée de 1,400 âmes,
elle frappe 380 personnes (75 hommes, 80 femmes, 225
enfants). du 27 octobre 1866 au 15 février 1867. Un ber-
ger souffrant et misérable, couvert de pustules varioliques, et qui avait longtemps erré de porte en porte, sol-
licitant vainement un asile, avait semé dans la ville le
germe de la contagion ; 23 personnes avaient succombé
(5 hommes, 5 femmes, 13 enfants). Presque aucune
n'avait été vaccinée. (Drs Maurizot et Béraud).

Dans les petites localités desservies par un ou deux
médecins, il est facile de saisir l'ensemble et les détails
d'une épidémie, son point de départ, son mode de pro-
pagation, etc. Le concours des administrateurs et des
hommes de l'art permet de réunir un faisceau de docu-
ments à peu près complet. La tâche est tout autrement
difficile, si elle n'est pas impossible, dans un arrondissement entier, et même seulement dans une commune,
comme celle d'Avignon, de 36,427 habitants.

Pour cette dernière, c'est en prenant d'abord comme
jalons la nomenclature des décès, que nous allons
essayer de tracer le tableau de l'épidémie.

Et tout d'abord, nous devons reconnaître que ce n'est
pas en passant de l'état sporadique à une extension gra
duellement croissante que l'épidémie s'est constituée.
1866 n'avait compté que 3 décès dus à la variole.

Le premier décès en 1867 a lieu le 7 janvier : une
femme de peine, âgée de 21 ans, est emportée par une
variole confluente et typhique ; mais un intervalle de
six mois sépare cette mort du début réel de l'épidémie,
qui doit être reporté au 7 juillet suivant. A cette der-

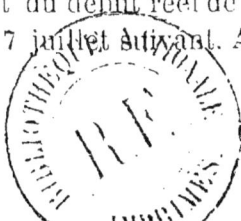

7

nière époque, Sault ne comptait plus de malades depuis
environ cinq mois.

Tout me porte à croire que, de même qu'à Sault, à
Apt, à Cadenet, la maladie aura été importée du dehors,
peut-être de Marseille, ville infectée, avec laquelle nos
relations sont si nombreuses et si constantes. Commencée en juillet 1867, l'épidémie s'est prolongée jusqu'en
décembre 1868 ; elle a duré dix-neuf mois.

Les saisons et leurs températures, même extrêmes, ne
paraissent pas avoir exercé d'influence sur sa marche
et sa gravité.

En effet, juin a compté 2 décès, juillet 8, août 9,
septembre 2, octobre 9, novembre 6, décembre 7, janvier 9, février 10, mars 1, avril 2, mai 4.

Entre octobre et février, la différence n'est que de 1 ;
entre août et janvier, il y a parité.

Les décès se sont distribués, selon l'âge, de la manière suivante :

De 0 à 5 ans : 25 ( 13 hommes, 12 femmes ) ;

De 5 à 15 ans : 10 ( 3 hommes et 7 femmes ) ;

De 15 à 25 ans : 15 ( 8 hommes et 7 femmes ) ;

De 25 à 40 ans : 15 ( 10 hommes et 5 femmes ;

De 40 à 80 ans : 4 ( 2 hommes et 2 femmes .

Aux limites extrêmes, je trouve un enfant naturel
mort d'une variole congénitale, au deuxième jour de sa
vie, à l'hôpital, où était venue s'accoucher sa mère, con-
valescente de la même affection ( Dr Alfred Pamard ) ;
et une femme âgée de 69 ans, rentière non mariée, signalée comme n'ayant jamais été vaccinée ( Dr Béchet) ;
16 enfants âgés de 2, 4, 6, 8, 10, 12, 14, 15 et 16 mois; 12
adultes âgés de 58, 52, 51, 42, 40, 37, 35, 34, 32 et 31 ans;
en résumé, 36 décès de la naissance à 14 ans, et 33 de 18
à 69 ans. Le partage est presque égal : en tout 69 décès.

Dans le même arrondissement, à Cavaillon, ville dis-
tante du chef-lieu de 27 kilom., où a régné du 18 mai

au 15 décembre 1867, une épidémie de variole qui peut
être regardée comme une annexe de celle d'Avignon,
les décès se sont plus inégalement partagés : sur 16
décès, 11 ont porté sur des enfants de 2 à 13 ans, 5 seulement sur des adultes de 18 à 55 ans. (Dr Boussol).

Considérée dans son ensemble, l'épidémie d'Avignon
distribue donc à peu près également les décès entre les
deux périodes par lesquelles nous avons séparé la vie.

Considérée séparément dans l'année 1867 et dans
l'année 1868, la distribution des décès entre les deux
mêmes périodes de la vie offre une différence qui me
paraît avoir une importante signification.

En 1867, la première période prend à sa charge 23 décès ; la seconde 12 seulement. En 1868, le chiffre des
morts monte dans la seconde à 22, tandis qu'il descend
à 15 dans la première.

Ne serait-on pas en droit d'en inférer que les enfants
anciennement ou récemment vaccinés, offrent, en 1868,
une plus grande résistance à la contagion, tandis que
les adultes continuent à y être exposés, soit qu'ils
n'aient pas été vaccinés, soit que l'action préservatrice
de la vaccine se soit éteinte chez eux ?

On ne saurait nier que l'épuisement de cette action,
plus ou moins prématuré, n'ait pu livrer sans défense un
certain nombre de personnes aux atteintes de la contagion. Dans quelle mesure ? Les éléments nécessaires
pour l'apprécier me font défaut. Je suis porté à la res-
treindre plutôt qu'à l'étendre, quand je considère qu'aucun nom appartenant aux classes élevées ne figure sur
la liste nécrologique. De ce fait ne suis-je pas autorisé à
conclure que très-problablement la persistance de l'action vaccinale les a rendues plus réfractaires à l'action
variolique, en a mitigé la virulence et modifié les effets?

Les classes élevées, sans exception, et les classes
aisées, en général, présentent leurs enfants à l'inocula-

tion jennérienne et en font surveiller les résultats, tandis que, dans les classes inférieures, un trop grand nombre de parents, par incurie ou par préjugé, négligent ou repoussent le bienfait qui leur est offert. Les plaintes annuelles et de plus en plus expressives des médecins vaccinateurs cantonaux , ne laissent aucun doute à cet égard. Qu'en est-il résulté ? la mortalité a pesé presque tout entière sur la classe des manouvriers, des travailleurs les plus pauvres, à quelques exceptions près. Que l'on en juge par la simple indication des professions exercées par les adultes décédés ou par les parents des enfants morts dans cette épidémie :

*Femme de peine, domestique, femme de ménage, femme d'un homme d peine, rentière, ouvrière en soie, femme de ménage, bou angère, domestique, enfant d'un serrurier, enfant d'un homme de peine, domest que, enfant d'un épicier, enfant d'un tourneur, enfant d'un homme de peine, enfant d'un scieur de long, modiste, couturière.*

*Tailleur de pierre, manœuvre, homme de peine, journalier, mouleur, charcutier, enfant d'un garçon, boulanger, commis marchand, homme de peine, paysan, maçon, garancineur, soldat, vannier, soldat, homme de peine, aliéné indigent, soldat, vannier, homme de peine, garancineur.*

Quelle douloureuse, mais éloquente leçon ! Quelle opportunité n'y aurait il pas à en faire le sujet d'une conférence publique devant les classes mêmes si rudement punies de l'insouciance de leur caractère ou des erreurs de leur jugement !

Ainsi, le peuple se déshérite lui-même ! Ainsi, tandis que, légitimes privilégiés, non de la fortune, mais de la prévoyance et du bon sens, les vaccinés forment une aristocratie nouvelle qui se soustrait aux périls de la contagion, la variole moissonne dans cette partie de la cité qui, victime volontaire, s'est d'avance vouée à ses

coups. Les lois de la destinée sont faussées ; la mort
ne foule plus du même pied toutes les têtes :

Pallida mors *haud* æquo pulsat pede pauperum tabernas
Regumque turres.

(HORATIUS. — CARM. lib. I, od. IV)

Quel a été le nombre total des individus atteints
dans notre population de 36,427 habitants ? Je ne puis
l'indiquer que très-approximativement. J'ai interrogé
les souvenirs de la plupart de mes confrères ; les uns
ont répondu : 20 fois le nombre des décédés ; les autres :
25 fois. A 20 fois, on aurait 1,380 varioleux. A Cavaillon,
on a évalué le nombre des malades à 10 fois environ
celui des morts : 150 pour 16 morts ; à Sault, à environ
17 fois celui des morts : 380 pour 23 morts.

Comment répartir ce nombre de 1,380 entre les
hommes, les femmes et les enfants ? En prenant pour
guide les résultats précédents, on aurait pour les hommes environ de 265 cas de variole, 285 pour les femmes
et 830 pour les enfants

Je pose ces chiffres ; mais je les considère comme
trop arbitrairement établis pour y attacher une sérieuse
valeur.

A Avignon, l'épidémie est restée concentrée dans
l'intérieur de la ville ; elle ne s'est pas propagée à la
campagne, sauf à Montfavet, hameau distant de 4 kilomètres de nos remparts, qui a fourni 5 victimes.

Je n'ai pas à refaire l'histoire de la maladie, dont
l'épidémie a reproduit les formes diverses, restreignant
ses manifestations à quelques pustules éparses marquées à leur centre de la dépression caractéristique,
sans trouble aucun, ou les portant jusqu'aux accidents
les plus redoutables. La violence de la fièvre et la confluence des pustules étaient de fâcheux augure, mais
n'entraînaient pas irrévocablement la mort.

Bon nombre de malades en ont été quittes pour être défigurés ; d'autres, au moment de passer de la période de la suppuration à celle de la dessication, étaient tout à coup pris de frissons et de vomissements, signes de la résorption purulente, et s'éteignaient 12, 24, 36 ou 48 heures après, comme par une sorte d'épuisement de la vie.

Chez d'autres, l'éruption cutanée ne pouvait s'opérer ; ils mouraient dans le courant du second septenaire, en proie à l'agitation, à l'insomnie, au délire, avec tout le cortège des accidents ataxiques, à une sidération du système nerveux.

D'autres étaient enlevés par une pneumonie intercurrente ou par suite du gonflement exanthémateux du larynx, par un croup pustuleux. La forme hémorrhagique, pétéchiale, a toujours été mortelle, soit qu'une simple aréole violacée et livide entourât les pustules affaissées, soit que les pustules s'emplissent d'une sérosité sanguinolente.

Quelques cas ont été observés en juillet 1867, dans un des quartiers les moins proprement tenus, et où vit entassée une population pauvre, la *Juiverie*, chez des enfants chétifs, où des plaques réellement gangréneuses ont apparu sur diverses parties du corps, 24 à 36 heures avant la mort (Dʳ Marius Carre) ; ces cas méritent seuls le nom de *variole noire*, que l'on a donné aussi, mais improprement, ce me semble, à la variété précédente.

Dans ces cas surtout, la prompte décomposition du corps et la crainte d'une contagion plus active, plus maligne, ont fait précipiter l'inhumation, qui, en tout, a été 11 fois devancée.

La variole noire, gangréneuse, porte-t-elle réellement avec elle un principe virulent plus redoutable ? La gangrène qui mortifie le derme et tue la vie laisse-t-elle vivre et s'accroître l'agent contaminateur ?

Quelles ont été les méthodes de traitement? On était réduit à faire la médecine des symptômes, médecine sans point d'appui solide et radicalement impuissante dans les cas graves. Ce n'était pas dans une thérapeutique trop souvent paralysée que nous espérions trouver des armes sûres contre l'épidémie. Nous savions que des vaccinations et des revaccinations pratiquées sur une large échelle pouvaient seules nous les fournir. Nous ne cessions d'en recommander et d'en offrir les bienfaits. En vain nous revaccinions nos parents, nos plus intimes amis ; on restait sourd à notre appel. L'opinion s'était généralement répandue qu'il était dangereux de se faire vacciner en temps d'épidémie.

Nous dûmes informer de cet état de choses le Conseil d'hygiène et provoquer son intervention.

L'autorité administrative fit reproduire dans les journaux de la localité l'avis suivant, qu'elle avait publié déjà dans le n° 45 du *Recueil des actes administratifs de la préfecture*, année 1861.

« La variole sévit à Avignon et dans quelques villes voisines depuis bientôt un an. Le CONSEIL D'HYGIÈNE de Vaucluse, préoccupé d'un état de choses qui menace de se prolonger, croit devoir rappeler aux populations les principes suivants :

« La vaccine a la propriété de détruire dans l'économie l'aptitude à contracter la variole. Ses avantages sont incontestables, et dans les cas mêmes où elle ne supprime pas la variole, elle l'atténue assez pour la rendre le plus souvent inoffensive.

» Parmi les personnes vaccinées, il en est un certain nombre qui redeviennent aptes à contracter la variole ; d'où la *nécessité des revaccinations*, que les uns pratiquent tous les quinze ans, les autres tous les dix, d'autres tous les sept ou huit ans, ou même tous les cinq ans ; mais tous les savants s'accordent à dire qu'en temps d'épidé-

mie, il est prudent de revacciner, même assez peu
d'années après une autre vaccination.

» Nous sommes sous l'influence d'une épidémie qui
menace de s'éterniser et qui a déjà signalé sa présence
par des cas de mort trop nombreux ; le moyen de la
combattre est connu, il importe de s'en servir.

» Les enfants doivent être vaccinés dès la sixième
semaine de la vie, ou même plus tôt, s'ils sont robustes
et bien portants.

» Les revaccinations doivent être pratiquées sur une
vaste échelle ; et nous devons tous, hommes et femmes,
enfants, adultes, vieillards mêmes, nous soumettre à
cette petite opération.

» Il existe chez un certain nombre de gens du monde
la croyance qu'il serait imprudent de se faire vacciner
pendant une épidémie de variole ; c'est là un de ces
préjugés qui ne reposent sur rien. Croit-on que le vac-
cin puisse donner la variole, lui qui en est l'antagonis-
te ? Ne sait-on pas, en outre, que, si l'on vaccine les enfants pendant l'incubation de la variole, de manière
que l'éruption vaccinale, dont la marche est plus rapide, précède l'éruption variolique, cette dernière sera
presque toujours modifiée ; que, dans la grande majorité des cas, la modification sera favorable, et que la
variole deviendra une varioloïde ?

» D'où il résulte qu'il y a avantage à vacciner, non-
seulement en temps d'épidémie, mais alors que déjà la
variole existe chez un sujet ; seulement il faut, dans ce
cas, que les pustules vaccinales apparaissent avant les
pustules varioliques ; car, sans cela, elles n'ont aucune
influence sur la marche ultérieure de la maladie.

» Avignon, le 3 décembre 1857.

Pour ampliation :

Le Vice-Président,        Le Secrétaire,
P. YVAREN.                A. PAMARD. »

A dater de ce moment, l'élan fut donné, et chacun de nous vit son cabinet se remplir de visiteurs de tout âge et de toute condition, clients ou non clients, quelque peu effrayés, mais convertis aux saines doctrines.

Dans une grande ville, comme Avignon, ce mouvement ne pouvait être aussi général que dans une moindre cité, comme Sault, Apt ou Cavaillon ; le développement de l'épidémie a pu être entravé, borné, mais la contagion a trouvé encore, surtout dans les rangs inférieurs de la société, assez de conditions favorables à son existence pour prolonger son règne jusqu'à la fin de 1868.

J'ai pratiqué, toutes à titre gratuit, ainsi que je l'ai toujours fait depuis près de 40 ans que j'exerce la médecine, plus de 300 revaccinations, du 27 décembre 1867 au 26 février 1868, presque toutes sur des adultes ; mais l'encombrement et la presse étaient tels que je n'ai pu tenir note exacte des circonstances et des résultats que de 208, dont 134 pratiquées dans mon cabinet, 49 à l'orphelinat de la Petite Providence, 25 à l'École Normale primaire.

J'ai multiplié le nombre des piqûres, n'en faisant jamais moins de 6, le plus souvent 8, moitié à chaque bras.

L'opération a donné lieu 80 fois à la pustule vraie, légitime, 1 fois sur 2 1|2 ; 26 fois, à la fausse vaccine ; 105 fois, l'effet a été nul.

Dans mon cabinet, 134 revaccinations ont donné lieu à 54 boutons caractéristiques, à 15 fausses vaccines ; 65 fois l'effet a été nul.

A la Petite-Providence, sur de jeunes orphelines, âgées de 6 à 20 ans, venues des classes les plus pauvres, 49 revaccinations ont produit 24 pustules vaccinales, 7 fausses vaccines ; 18 fois l'effet a été nul.

A l'École Normale, sur les élèves que j'examine avant

leur admission et chez lesquels les cicatrices d'une vaccination antérieure sont scrupuleusement constatées, 23 fois l'effet de la revaccination a été nul, et 2 fois seulement 1 bouton caractéristique s'est développé à un seul des deux bras 4 fois piqués. Chose singulière ! comme le ferait un végétal sur un terrain défavorable à son espèce, longue a été l'incubation, lente la période éruptive, lente la période de suppuration, lente, très-lente la chute de la croûte terminale : on aurait dit une *vaccine chronique*.

A la Petite-Providence, les effets de la revaccination n'ont pas été non plus très-intenses : elle n'a donné lieu à l'éclosion de 8 boutons qu'1 fois ; de 6, 1 fois ; de 4, 7 fois ; de 3, 7 fois ; de 2, 3 fois ; de 1, 8 fois. Le travail inflammatoire local a été très-modéré, la réaction générale nulle.

Il en a été tout autrement pour les autres revaccinés : j'ai rarement vu apparaître des pustules plus larges, un cercle d'un rouge plus ardent les entourer, un gonflement plus chaud et plus étendu les soulever, une fièvre générale s'allumer et être portée à un si haut degré. Le nombre a été assez grand de ceux qui ont été obligés de garder la diète et le lit, et de tenir sur leurs bras des topiques émollients Dans cette catégorie, 20 fois le nombre des pustules s'est élevé à 8, 1 fois à 6, 2 fois à 5, 19 fois à 4 ; 2 fois il n'a été que de 3 ; 4 fois de 1.

Les 8 boutons co-existants ont été observés chez des personnes âgées de 12, 13, 14, 15, 18, 18, 18, 20, 20, 22, 22, 23, 29, 34, 38, 40, 45, 45, 48, 50 et 69 ans.

Celles qui n'ont vu apparaître qu'une seule pustule étaient âgées de 16, 16, 18, 19, 24 et 27 ans ; celles qui, au nombre de 19, ont présenté 4 boutons, étaient âgées de 11, 12 ; 13, 13, 15, 16, 18, 19, 20, 21, 22, 25, 32, 32, 36, 38, 38, 40 et 42 ans.

L'âge le plus éloigné de l'époque de la première
vaccination ne paraît donc pas avoir exercé une influence quelconque sur le nombre des pustules ni sur
leur manière d'être ; et en effet, la modification organique produite par la vaccine antérieure persiste encore
ou s'est effacée, et il ne semble pas que l'immunité qui
en résulte ait ses degrés, comme elle a ses limites.

En temps ordinaire, il est toujours sage de s'assurer,
par une nouvelle inoculation, renouvelée tous les 5 ou
6 ans, par exemple, que l'on vit encore sous le bénéfice d'une vaccination ou d'une revaccination antérieure;
en temps d'épidémie, on doit se faire une loi de s'y
soumettre sans retard. Car, comme le démontrent les
résultats constatés plus haut, une personne sur deux et
demie reste découverte devant la contagion : il peut y
aller pour elle de la vie.

Telle est encore la leçon qui ressort de l'histoire de
cette contagion, étudiée surtout à ce point de vue, leçon
appuyée sur l'évidence de faits que je me suis borné à
mettre en lumière, et sur l'autorité de chiffres qui parlent assez haut.

Médecin des épidémies j'adresse ce travail à l'Académie de médecine. Mon devoir doit-il se limiter à
l'accomplissement de ma tâche annuelle ? N'y aurait-il
pas opportunité à en faire parvenir ultérieurement aux
intéressés eux-mêmes, les tristes mais utiles enseigne-
ments, et à mettre la leçon sous les yeux de tous par
la voie de l'impression et la publicité de la presse locale?
Car enfin, si les plaintes des vaccinateurs cantonaux
continuent, si un retour général à la vaccine ne s'opère
point, si la revaccination n'entre pas dans les habitudes,
et si les épidémies de variole se multiplient, il nous fau-
dra bien reprendre l'œuvre inachevée et compromise ;
et, animés de la même foi que nos prédécesseurs, et du

même zèle, prêcher de nouveau et itérativement les bienfaits de l'inoculation jennérienne, et l'imposer aux populations rebelles par la parole, par l'exemple et par l'action.

Avignon, 17 mars 1869.

# VIII

## CONTRIBUTION A L'HISTOIRE MÉDICALE

## DU PALIURE, EN PROVENÇAL L'ARNAVÈOU

(Ce mémoire a été lu, ainsi que les suivants, à la Société
de Médecine de Vaucluse).

Dans une de nos séances antérieures, déjà assez éloignée, un de nos collègues, que sa clientèle étendue
appelle habituellement dans la campagne, nous avait
fait espérer qu'il ne tarderait pas à nous entretenir des
vertus d'un certain nombre de plantes oubliées ou igno-
rées des médecins, restées dans la mémoire des habitants des campagnes et utilisées par eux.

Je m'empressai de prendre la parole pour engager
notre confrère à ne pas nous faire trop longtemps attendre une si intéressante communication, ajoutant que
moi même je pourrais joindre quelques glanes à la
gerbe plus riche qu'il apporterait ici.

Les nombreuses occupations de M. le docteur Cassin,
excuse bien légitime, ayant suspendu et pouvant suspendre encore la réalisation de ses promesses, j'ai cru
pouvoir profiter de l'exiguité exceptionnelle de l'ordre
du jour de cette séance, pour vous parler des vertus de
l'Arnavèou, à titre de simple tribut et comme supplément
anticipé à ces intéressantes résurrections.

Voici l'histoire de ma découverte, au sujet de l'Arnavèou.

A l'époque de l'incendie de l'ancienne salle de spec-

tacle, au printemps de l'année 1845, je crois, je donnais
des soins à une jeune fille de 12 à 13 ans atteinte d'hydropisie ascite, et je les donnais depuis fort longtemps
et avec un insuccès complet. La maladie avait succédé à
une de ces diarrhées estivales qui, négligées par le malade, finissent par appauvrir la nutrition, user les forces
et provoquer une diathèse séreuse, et ses effets l'œdème, l'anasarque et l'ascite.

Ces hydropisies, quand elles sont simples, quand elles
constituent en quelque sorte à la fois la forme et le
fond de l'état morbide, c'est-à dire en l'absence de
toute lésion du foie, des reins et d'ulcérations intestinales, guérissent d'ordinaire et même promptement, si
l'on soustrait le malade à leurs causes génératrices,
telles qu'infractions aux lois d'une saine hygiène, mauvaise alimentation, abus des fruits, habitation dans
un lieu humide, suppression accidentelle de quelque
sécrétion pathologique habituelle, dartre ou flux hé-
morroïdal, ou physiologique exagérée, sueur des pieds,
etc., etc.

Le plus souvent il suffit qu'une humeur dartreuse
flue de nouveau, rétablie spontanément ou par l'art,
que les tumeurs hémorroïdales se congestionnent de
nouveaux et coulent, pour que l hydropisie diminue et
se dissipe.

Il me souvient d'avoir vu un homme conduit aux
portes du tombeau par une de ces diarrhées essentielles,
avec ascite et marasme, renaître et guérir avec une mer-
veilleuse promptitude, dès que la cause initiale fut reconnue, la suppression de la transpiration des pieds qui, portée à son excès, avait été brusquement interrompue par
une imprudence, sans que le malade en eût la conscience. L'attention du médecin ordinaire était portée
ailleurs ; le salut du malade fut dû au rétablissement de
la transpiration, qui d'ailleurs, dans ce cas, fut prompt
et assez facile.

Laissez-moi ajouter encore que ces sortes de diarrhées peuvent régner épidémiquement et acquérir une gravité telle que, devenues chroniques, elles résistent à tous les remèdes, si elles sont traitées sur place et tuent le patient ; tandis que le changement d'air et de lieu, un exil prolongé, assurent leur guérison radicale et presque toujours immediate.

La jeune fille atteinte d'ascite était sous l'influence de cet état morbide.

Je tombai gravement malade et ne repris ma clientèle que trois mois après. Mon confrère et ami M. le docteur Clément eut, pendant tout cet interrègne, la malade sous son habile direction, et il fut, comme je l'avais été, impuissant à triompher de cette grave et opiniâtre ascite.

En vain fit-il appel aux diurétiques les plus puissants, en vain il en varia la nature et la forme.

L'abdomen restait plein et la vessie vide.

Dès qu'elle sut que je pouvais recevoir quelques personnes, la mère de cette jeune fille accourut chez moi, m'apportant, plié dans un papier, quelques fragments d'un remède qui lui avait été signalé comme ayant guéri un grand nombre d'hydropiques, dans le canton d'Orange, où il était depuis longtemps connu et employé.

Mes connaissances assez limitées en botanique ne me permirent pas de classer ces fragments secs, ligneux, la plupart sans forme déterminée, quelques-uns offrant un rebord régulier à saillies anguleuses se rattachant à un noyau plus dur. Je soumis l'échantillon à l'examen de M. Requien, et je reçus, écrite de sa main, la note suivante, que j'ai retrouvée dans mes archives :

« La graine que m'envoie l'ami Yvaren est le *paliure*, (rhamnus paliurus de Linné, paliurus aculeatus de Decandolle; zizypluss paliurus d'autres auteurs). Cet arbrisseau est très-commun dans les lieux secs, sur nos garrigues, à Carpentras surtout ; on le nomme *Arnavèou* en patois, qu'il ne faut pas confondre avec *l'Arnavèou* des bords de la Durance, qui est l'hippophax rhamnoïdes de Linné, qu'on dit bon pour les rétentions d'urine.

» Je ne connais d'autre vertu au paliure, dont le fruit ressemble à un chapeau ou plutôt au pétase de Mercure, que celle de faire des haies impénétrables.

« Cet abrisseau est bien différent du premier ou *bonnet* de prêtre, qui vient aussi dans nos bois. Si vous voulez des fruits du paliure, je crois que l'on pourrait encore en trouver du côté de Sorgues, ou j'en demanderai à Carpentras à M. Fabre.

*Toto corde.* — R.

Sur ces indications, je consulte le Dictionnaire Provençal-Français de notre confrère S. J. Honnorat, et j'y lis :

*Arnavèou,* s. m. (arnavèou) ; *arnives, arnaves.* Trois arbrisseaux différents portent ce nom en Provence.

1° L'Argousier ; il se distingue des autres par ses petites baies jaunes et par ses feuilles extrêmement étroites.

2° Le Paliure, *bec-de-faucon, capelet* : Paliurus aculeatus, Lam. Rhamnus paliurus, Lin. arbrisseau de la fam. des Frangulacées, commun depuis Digne, jusqu'à la mer. Ses fruits sont secs, larges, arrondis et membraneux.

3° Le Lyciet d'Europe.

C'était du second qu'il s'agissait.

Je connaissais le nom du remède. Restait à en constater les vertus. Le mode d'emploi était le suivant : après avoir concassé une poignée de fruits, on les jetait dans un litre d'eau en y ajoutant, disait la recette, sans doute à titre d'adjuvant, quelques cœurs de *berle* ; et on faisait bouillir jusqu'à réduction d'un quart.

Cette tisane, convenablement tirée au clair et sucrée, devait être consommée dans les 24 heures, renouvelée et prise chaque jour jusqu'à parfaite guérison.

Je répondis à la mère qu'elle pouvait essayer.

Au bout de quelques jours de son usage, sa fille voyait ses urines couler de plus en plus abondantes, son ventre s'affaisser par degrés, et la guérison si vainement sollicitée, si longtemps attendue, attestait avant la fin de la quinzaine les vertus incontestablement diurétiques de l'*Arnavèou*.

Était-ce donc un remède nouveau, découvert récemment et par hasard ? nullement : c'était un remède très-anciennement connu et jadis fort vanté, tombé en désuétude, recueilli dans sa disgrâce et sauvé de l'oubli par *les bonnes femmes,* ce qui est l'histoire de la plupart des remèdes populaires, dits de bonnes femmes.

Les causes de ces déchéances imméritées ne sont pas difficiles à découvrir.

L'instabilité des choses médicales, l'esprit exclusif et novateur des systèmes, qui n'entendent s'édifier que sur les ruines du passé, la curiosité humaine toujours en quête du nouveau, la gloriole moins légitime des personnalités impatientes de se produire et jalouses de fonder une petite réputation sur de petites découvertes, la mode enfin, écartent de la scène médicale les médicaments usés, tout comme les idées vieillies, et veulent du nouveau, toujours du nouveau, *n'en fût-il plus au monde.*

Le premier essai avait donc été heureux ; j'en fis part à M. Clément et au docteur Martin. Administré dans des circonstances analogues et à titre de diurétique, le paliure ne trompa que rarement notre attente. M. Martin en fit même préparer un sirop par M. Carre, pharmacien, le père de notre jeune et laborieux collègue, sirop qu'une saveur prononcée de vanille rend d'une administration agréable autant que facile, et que M. Martin employa, en outre, comme anti-catarrhal et béchique, d'après les indications de Galien que je mentionnerai ci-après.

Nos traités modernes de botanique médicale se taisaient sur les vertus du paliure.

« On attribue plusieurs propriétés, disait Loiseleur de Longchamps, aux feuilles, aux fruits, aux racines, aux tiges du paliure, mais toutes ces propriétés sont en grande partie chimériques, et on n'en fait aujourd'hui aucun usage en médecine.

Pour retrouver la chaîne de la tradition, en ce qui le concerne, j'ai dû remonter jusqu'à Lieutaud, médecin de Louis XVI ; et encore cet auteur paraît-il n'en parler que par ouï-dire.

« La semence de cet arbrisseau, écrit-il dans son *Précis de la matière médicale,* passe pour un médicament diurétique et adoucissant *des plus efficaces.* Elle est très-utile dans les affections des reins et de la vessie. On la regarde comme également avantageuse dans les diverses maladies des poumons qu'accompagnent la chaleur et la douleur. La semence du paliure s'emploie concassée en décoction , à la dose de deux gros jusqu'à demi-once, dans deux litres d'eau ; mais on s'en sert peu. » ( T. II. p. 76).

Ce dernier anneau de la chaîne retrouvé, remontons, afin d'abréger, aux premiers, aux plus anciens anneaux.

« La semence du paliure, selon Dioscoride, en breuvage sert à la toux, rompt les pierres dans la vessie, etc.; la décoction des feuilles et des racines, prise en breuvage, fait uriner, etc., etc., La racine, beuë et emplastrée résout toute tumeur récente et enflures. » ( L. 1, ch. 104. )

Écoutez Galien :

«Paliuri folia adeo non obscuram habent adstringendi facultatem, ut et ventrem fluentem cohibeant; adeoque digerunt, ut et phymata curent, quæ quidem non ad-

modum phlegmonode sunt et calida. Fructus porro tan-
tam obtinet incidendi vim , ut et calculos vesicæ com-
minuat, et pectoris pulmonisque excretionibus auxilie-
tur. *(De simplicium medicamentorum facultatibus,* p. 182.)

Astringence anti-diarrhéique , puissance résolutive
contre les tumeurs non inflammatoires, non phlegmo-
neuses, faculté incisive et diurétique à briser les calculs vésicaux, propriétés pectorales et anti-catarrhales :
quatre vertus de premier ordre.

Vous ne lui en demanderez pas tant ; il vous suffira,
je pense, qu'à l'occasion il ne se montre ni moins ni
plus efficace que les autres agents diurétiques, sachant
par expérience combien l'action de cette classe de médicaments est variable, capricieuse, intermittente. La
liste en est longue ; mais en thérapeutique le nombre
ne constitue pas la richesse.

Là où un remède diurétique échoue, un autre peut
réussir, sans que le plus souvent on en découvre le pourquoi ; on ne saurait donc en avoir trop sous la main. Que
l'*Arnavèou* reprenne donc sa place dans votre arsenal,
et remonte de la routine populaire à la pratique scientifique et médicale, appuyé sur l'autorité d'Hippocrate,
qui recommande aux médecins de ne pas dédaigner les
remèdes populaires, les remèdes de bonnes femmes, si
l'art de guérir peut en tirer quelque profit : *Ut etiam a
plebeiis suscitentur, si quid ad curationem utile sit.*

1<sup>er</sup> juillet 1868.

# UNE EXCENTRICITÉ THÉRAPEUTIQUE

## DU PATÉ D'ENTRAILLES DE SOURIS
### CONTRE L'INCONTINENCE NOCTURNE D'URINE

*Se pisses au lié, te farai manja un gàrri.*
(Dicton usité en Provence.)

Je pourrais donner pour exorde à cette note la lettre si connue de M^me de Sévigné, et, comme la célèbre marquise, emprunter au dictionnaire tout ce qu'il renferme d'adjectifs exprimant la surprise, la stupéfaction, l'impossibilité, sans réussir à peindre la situation d'esprit dans laquelle la communication que je vais faire va jeter peut-être mon auditoire en révolte.

Au premier abord et en remarquant l'époque que j'ai choisie pour hasarder cette lecture, vous vous direz sans doute que nous touchons aux jours gras et vous la traiterez d'avance de pure et carnavalesque plaisanterie : ce serait à tort ; car au fond la chose est sérieuse.

Je dois donc prendre quelques précautions oratoires, et, en manière d'insinuation, préparer vos esprits à l'indulgence et même à l'impartialité, en vous remettant en mémoire quelques-unes des excentricités thérapeutiques dont les archives de notre art renferment de si curieux échantillons.

Vous parlerai-je de la doctrine des *signatures* mise en honneur par Paracelse, et qui rattachait les destinées morbides de l'homme aux étoiles et aux planètes par une

corrélation spirituelle, magique et cabalistique ? Non,
je me bornerai à citer quelques exemples des *signatures*
des plantes qui ont longtemps servi d'indice à leurs propriétés médicinales et dont la trace n'a pas tout à fait
disparu de la matière médicale moderne.

Ainsi, certains orchidées étaient réputées aphrodisia-
ques en raison de la ressemblance de leur fruit avec les
organes sexuels. Le fruit de l'anacarde oriental a la forme d'un cœur ; celui de l'anacarde occidental la forme
d'un rein : en conséquence le premier était un cordial
manifeste ; le second guérissait les maladies des reins.

De la texture celluleuse du lichen de chêne on induisit
sa vertu contre les maladies pulmonaires. Le lichen
d'Islande est, aujourd'hui encore, d'un usage commun
dans la phthisie. La saxifrage, qui naît, vit et croît entre
les pierres qu'elle disjoint, eut mission de briser également les calculs vésicaux. Le buphthalmium ou œil de
bœuf fut un remède souverain dans les maux d'yeux.

Un autre genre de signature fut tiré de la couleur. Aviez-vous la jaunisse ? vous deviez user de la
rhubarbe, de l'aloès, de la chélidoine, du safran, du cur-
cuma. N'est-ce pas l'analogie de couleur qui rend encore journellement la tisane de carottes le remède ba-
nal et favori de l'ictère ?

C'est leur teinte rouge plus que leurs qualités astringentes qui fit introduire dans la thérapeutique des hémorrhagies le sangdragon, le cachoo, etc.

Certaines tumeurs malignes du sein, par les veines
qui s'irradient et rampent autour d'elles, offrent l'aspect du crabe aux pattes multiples ; elles reçurent de ce
crustacé un nom qui leur est resté et des promesses de
guérison qui ne se sont par réalisées.

Dans l'incontinence d'urine nocturne, les couches
mouillées exhalent une odeur de souris très-forte. C'était
une signature; et ce fut, sans doute, guidé par cette ana-

logie caractéristique, qu'on alla chercher un remède à l'incontinence dans les entrailles de la souris.

Dans un autre ordre, je me reprends, dans un autre désordre d'idées, on faisait des neuvaines à St Genon pour être garanti de la gonagre, et à Ste Luce pour être guéri de la berlue. Ne riez pas! que de saints passent, en plein xixᵉ siècle, dans la croyance du peuple, pour jouir du pouvoir spécial de prévenir le développement de la rage, avec ou sans accompagnement de l'omelette traditionelle !

La poudre de crâne humain était vantée et l'est encore par les empiriques dans le traitement de l'épilepsie; et la graisse des suppliciés a fait longtemps le plus clair revenu des exécuteurs des hautes œuvres.

Les bouillons de chair de vipères ont été naguère en grand honneur, et peut-être notre vénéré doyen, M. le docteur Martin-Moricelli, les a-t il vus loués et prescrits par nos prédécesseurs presque immédiats.

Sans remonter dans le passé, n'est-il pas arrivé à la plupart d'entre nous de trouver sur l'épigastre de petits fébricitants un cataplasme de vers de terre, appliqué en vue d'une complication vermineuse ; ou suspendu à l'angle du berceau un crapeau destiné à tirer à lui le venin du mal, comme le fait le bouc dans les étables ?

Il n'est pas, en ce genre, d'appât fabuleusement monstrueux auquel n'aille mordre l'insatiable crédulité du peuple, je pourrais ajouter de la ville et de la cour. Jugez-en par cet exemple.

Au commencement de ma pratique, je donnais des soins à la femme d'un invalide, atteinte d'une tumeur cancéreuse de l'abdomen. Je ne pouvais la guérir et ne réussissais pas toujours à calmer l'intensité des douleurs. Enfin, un moment vint où je la trouvai calme et souriant à l'espoir d'une prochaine guérison. Déjà je faisais honneur de l'heureux changement à je ne sais

quelles pilules savamment combinées. Il n'en était rien :
la boîte que j'ouvris par hasard les renfermait toutes.
Après un refus obstiné et de pénibles hésitations, la
coupable m'avoua qu'elle avait été assez favorisée pour
se procurer, à beaux deniers comptants, un remède infaillible et dont l'action était déjà manifeste, je ne pouvais le nier : ce remède, c'était *un bouton* (testicule) de
renard, qu'elle portait cousu dans un pli de sa chemise.

Je gardai mon sérieux ; je fis plus : je ne négligeai rien
pour élargir la séduisante perspective que son imagination rassurée tenait grande ouverte devant ses yeux.
Hélas ! ce ne fut qu'une trêve suivie d'une rapide et très-
douloureuse défaite. Mais la confiance surnagea et, près
de sa fin, la malade me disait : *M'an voula moun argènt,
m'an vendu lou gauche ; èro lou dré qué m'avien proumès !*
on m'a volé mon argent ; on m'a vendu le gauche; c'était
le droit qu'on m'avait promis ! La tumeur avait, en effet,
son siège à droite.

De telles extravagances il semble qu'il n'aurait dù
rien rester ; et cependant les quelques parcelles de bon
grain que vous avez pu, en passant, apercevoir dans ce
fumier nous défendent d'affirmer que tout a été absolument perdu.

Je m'arrête. Déjà sans doute dans votre impatience
vous vous êtes dit : Où donc veut en venir notre confrère, et de cette montagne de citations et de souvenirs
qu'il élève, que va-t-il sortir ?

Rien autre chose que ce que dit la Fable : *Parturiunt
montes, nascitur ridiculus mus. La montagne en travail en-
fante une souris.* C'est en effet à vous entretenir des vertus de ce petit rongeur qu'aboutit ce long préambule.

Ces vertus thérapeutiques de la souris, *mus masculus,* comment étaient-elles venues à ma connaissance ? Etait-ce par une reminiscence de mes lectures
à travers les livres de ma bibliothèque ? Etait-ce par

l'écho de ce dicton populaire que les femmes de la Provence font retentir, comme une menace, aux oreilles de
leurs enfants : *sé pisses au lié, te farai manja un gàrri ?*
Ma mémoire interrogée reste muette sur ce point ; mon
premier essai remonte à l'année 1843, ce qui explique
cette défaillance. Je ne retrouve dans mes notes que
les renseignements ci-après :

« Mus decorticatus et in cibum exhibitus perutilis dici-
tur ex eodem P. Bayro ; fateturque se hoc idem edoc-
tum a mulierculis Delphensibus Forestus. » (Manget, *Bi-
bliotheca medico-practica*. T. IV. p. 982, c. 2., art. : De
urinam spectantibus morbis. )

Forestus ( P. Van Forest) s'exprime ainsi : « Interim
urina infantium (ut etiam refert Benedictus Veronensis,
Alexandre Benedetti de Vérone) muribus elixis in cibum
datis cohibetur. Ego hoc expertum novi a quibusdam
mulierculis Delphensibus (1) quæ pueris elixos mures
commode dederunt. » ( Observationum sectio 3ª p. 524,
2ª colonne.)

Les continuateurs de la *Matière médicale* de Geoffroy
disent que dans le peuple on donne *avec succès* aux enfants atteints d'incontinence d'urine le *mus masculus*,
soit cuit, soit séché, réduit en poudre et incorporé, au
nombre de trois, à quelques mets.

Mérat et de Lens, dans leur dictionnaire, à la page
518 du tome IV, citent un assez grand nombre d'auteurs
connus ayant traité des vertus médicinales de ces petits
rongeurs dans les *Mélanges et Ephémérides des curieux de
la nature*. Je vais mettre sous vos yeux quelques échantillons de ce regain du passé, qu'une main obligeante a
bien voulu extraire, ces jours derniers, de ces poudreux
arcanes, à la bibliothèque de l'École de médecine de
Montpellier, le 28 janvier 1868, huit ans après mes propres observations.

(1) **De Delft.**

Dans une observation qui porte le n° LXXXVIII, Jean Michel Fehr (Miscell. dec. 1. a. 6 et 7, 1675 et 1676. p. 123,) cite le Pline allemand, Conrad Gesner, comme ayant recommandé le mus dans le flux involontaire ou excessif des urines. *Cinis prodest.*

*Ex vino muris tritus vel lacte capellæ.*

Entre autres observations, dit-il, éparses çà et là, qu attestent la spécificité de ce remède contre ce genre de maladie, je ne citerai que celle que notre éminent confrère Pégas a insérée dans la seconde année de ces Ephémérides, et qui m'en fournit la preuve irréfragable, je me bornerai à l'habiller un peu à la moderne.

« Une jeune fille noble, d'un tempérament phlegmatique, livrée à une vie sédentaire et à une diététique peu convenable, avait été, depuis la première enfance jusqu'à l'adolescence, affligée, nuit et jour, d'une incontinence d'urine des plus graves. Elle avait usé à maintes reprises et longtemps de tous les genres de remèdes, et entre autres *suillo quoque pudendo varie præparato.* Quoique honteuse d'une infirmité qui la poursuivait encore à la fleur de son âge, elle n'en avait pas moins demandé assistance au tiers et au quart ; elle avait consulté les plus célèbres oracles d'Epidaure, et n'en avait été ni mieux ni plus tôt débarrassée. Enfin une femme du peuple, émue par la grâce de cette jeune fille en proie à une si vilaine affection : Viens, lui dit-elle, tu sortiras saine et sauve de mes mains, si tu m'obéis. J'avais un enfant âgé d'environ 15 ans, poursuit notre Thestilis ; il était, depuis le bas âge, atteint de cette incontinence. Voulant le mettre en apprentissage chez un forgeron, je dus m'en ouvrir à son futur patron. Qu'à cela ne tienne, me dit-il, je le guérirai plus vite que le renard n'aura mangé la vendange ; mon logis fournira le remède souverain ; que ton fils mange quelques souris, il sera délivré de cette sale infirmité ; et la chose advint comme il l'avait dit : *dictum, factum.*

« La noble fille, impatiente de guérir, fouille tous les coins, trouve quelques souris, les fait sécher, les pulvérise, les fait frire avec des œufs et bravement les croque. A dater de ce moment, elle fut guérie. A 18 ans, elle n'était pas réglée ; les mois s'établirent et elle jouit depuis lors d'une santé parfaite ; son teint, jusque-là pâle ou plutôt jaune, reprit peu à peu son éclat et sa fleur. »

Cela ne vous paraît-il pas gentiment troussé ?

J'emprunterai une seconde histoire à Jean Georges Sommer ( Même recueil. dec. I, a. 2. 1683, p. 387., obs. CLXXIII).

Après avoir reproduit le passage de Forestus (La Forest), Sommer ajoute: « Je tiens d'une dame noble, charitable et fort au fait des affaires de sa maison, l'exemple d'un fait semblable. Elle avait une servante sujette à l'incontinence d'urine. Désireuse de l'en délivrer, elle fit préparer à l'office des petits pâtés de forme et avec les ingrédients ordinaires et y fit mêler de petites souris dépourvues encore de poils et menu hachées. Ce mets refroidi, elle ordonne qu'on le place dans une dépense où, après les repas, on serrait la desserte. Sa fille, continuant cette pieuse fraude, donne à manger ces petits pâtés à la servante comme un mets qui ne devait être servi de nouveau et qu'elle lui abandonnait ; celle-ci, joyeuse de cette gâterie, ne se fait pas prier pour le manger et elle reste délivrée de sa maladie à tout jamais.»

C'est donc de l'emploi que j'ai fait de la souris comme remède de l'incontinence d'urine que je viens vous entretenir à mon tour :

Obs. 1. Rosine B....... avait douze ans ; elle était brune, grande et forte. Depuis sa naissance, elle était atteinte d'incontinence nocturne d'urine. Le jour,

elle les gardait. Vainement sa mère la couchait avec
elle et la faisait lever à plusieurs reprises, trois ou
quatre fois, chaque nuit ; les urines étaient lâchées in-
volontairement. En vain la privait-on de boisson au
repas du soir et même dans la journée : l'accident ne
s'en reproduisait pas moins pendant le sommeil qui
était très-profond. Deux ou trois nuits seulement en
ont été exemptes, grâce à des réveils incessamment pro-
voqués, celle entre autres qui précéda la première com-
munion.

Le 28 juin 1843, je prescrivis le mélange suivant :

    Alcoolé de baume du Pérou ;

    Alcoolé de cantharides ;

de chaque quatre grammes, à la dose de cinq gouttes,
trois fois par jour. Rosine n'en éprouva aucune amélioration.

Je décide sa mère à tenter le remède de la souris.
On confectionne un hâchis avec les intestins d'une petite souris, hâchés menu, mêlés avec un œuf, de la farine et du sucre. Le tout pétri et cuit au four est glissé
entre les feuilles d'un petit pâté ordinaire ; et afin que
l'imagination de l'enfant reste complètement étrangère
aux résultats de l'épreuve, sa mère le lui fait remettre
par une voisine et manger en cachette comme une
friandise. La chose se faisait le jeudi 13 juillet. Dans la
nuit du 14, Rosine mouille encore plusieurs fois ses
draps ; mais dès la nuit du vendredi 14 au samedi 15, elle
fut délivrée de cette infirmité et elle n'en fut plus reprise.

Que de points de ressemblance avec l'observation de
Sommer ! on les dirait calquées l'une sur l'autre.

Obs. 2. A la même époque, une dame, de passage à
Avignon avec sa nièce, me fait part de l'ennui et des
fatigues qu'elle éprouve par suite de l'incontinence
d'urine dont celle-ci est affligée. Cette jeune fille, âgée
de 16 ans, brune, fortement constituée, bien réglée, ne

manque jamais d'uriner au lit, si une personne placée à proximité de sa chambre n'a pas le soin de la réveiller une ou deux fois et de lui passer le vase.

Je parle à la tante du singulier effet des intestins de souris ; elle commence par en rire et finit par consentir à en faire l'essai. Il est convenu que je ferai préparer le hâchis par ma cuisinière , et que j'enverrai à Marseille une douzaine de petits pâtés tout garnis. La nièce les mangea en trois jours, sans se douter de la nature de cette pâtisserie ; et oncques ne pissa jamais plus au lit ; et la tante put se départir de la surveillance à laquelle elle s'était longtemps assujettie.

Obs. 3. Marie-Françoise Ch..., âgée de 9 ans, sujette à la même infirmité depuis sa naissance, mouillait ses draps plusieurs fois la semaine pendant l'été, toutes les nuits, l'hiver, sauf peut-être une ou deux fois par mois.

Vers la Toussaint de l'année 1850, je conseille l'intestin de souris. La mère joignit à l'intestin la chair entière de l'animal, hâchée avec du lard, salée et roussie à la casserole. Elle la présenta à l'enfant comme étant un ragoût de rognons. Le même mets lui fut servi six fois de huit en huit jours, et chaque fois il fut mangé avec plaisir. Pendant le premier mois où elle en fit usage, l'incontinence persista. La mère, doutant de son efficacité et le regardant comme inutile, cesse de le préparer ; or, c'est à ce moment même que l'effet se produit et que l'enfant est pour toujours délivrée de son infirmité.

Obs. 4. Quelques années plus tard, je fus consulté par M^me D... qui me confessa que sa fille, âgée de 13 ans, blonde, grande et bien constituée d'ailleurs, était dans les même dispositions extra physiologiques. Elle n'hésita pas à la regaler du même plat, et ce ne fut pas d'abord sans succès. Mais la difficulté de se procurer du *mus mas-*

*culus* occasionna une grande irrégularité dans le traitement et enfin son abandon définitif.

A ce moment, paraît-il, dans notre bonne ville d'Avignon, la police... des rats était si bien faite par... les
chats, que la denrée'essentielle nous fit défaut. Or, si,
à la rigueur, on peut faire un civet sans lièvre, nous ne
savions comment nous y prendre pour confectionner
notre pâté de souris sans souris.

Néanmoins je n'eus pas trop à me plaindre de cette
disette, car elle me valut une nouvelle ressource thérapeutique, à l'encontre de l'infirmité que je combattais
avec des armes si nouvelles et si étranges. Dans les tentatives qu'elle faisait encore pour se procurer de la gent
trotte-menu, M^{me} D... reçut la révélation inespérée d'un
remède que lui indiqua, comme étant infaillible, une ancienne maîtresse d'école, dont le nom et les leçons sont
restés peut-être dans la mémoire de quelques-uns d'entre
vous, M^{me} Quenin. « Je n'ai jamais administré d'autre
remède dans mon établissement aux enfants qui pissaient
au lit, lui dit cette dame, alors octogénaire ; ce remède
très-avouable, c'était la garance. Je remis plusieurs fla-
cons de la poudre de cette rubiacée à M^e D... qui en fit des
décoctions, qu'elle fit boire journellement à sa fille. Leur
action ne produisit que des alternatives de suspension et
de récidive. Enfin la mère eut l'idée d'aller elle-même
dans les champs arracher de la racine fraîche, elle en
composa de fortes décoctions, et elle ne tarda pas à en
obtenir la guérison définitive de sa fille.

Je ne vous fais connaître qu'en passant cette vertu
ignorée du végétal persan, remettant à plus tard un
plus ample informé, et j'en reviens à... mes souris.

Un dernier fait, mais qui, tout récent, ne peut donner
la sanction du temps à la guérison obtenue, est venu
ajouter un succès de plus aux succès antérieurs du fantastique petit pâté : je vous le sers tout chaud.

Obs. 5. Marie O... est âgée de 12 ans 1/2 ; ses cheveux sont châtains ; elle est d'une constitution remarquablement robuste.

L'incontinence s'est déclarée chez elle à la suite d'une fièvre typhoïde dont elle a été atteinte à l'âge de 6 ans 1/2. Les deux premières années, elle fut conduite aux bains de mer sans voir son état s'améliorer. Admise à la Grande-Providence, elle a été présentée plusieurs fois à M. le docteur Martin-Moricelli ; mais je ne crois pas qu'aucun traitement ait été institué. L'accident n'a pas cessé, depuis le début, de se reproduire toutes les nuits.

Vers le 10 décembre dernier (1868), l'habile cuisinière de la maison où la mère de la jeune fille sert comme femme de chambre, après avoir écorché une souris, retiré et lavé les intestins, dépouillé le squelette de toute la chair, haché le tout avec du lard, assaisonné de poivre et de sel, et l'avoir fait cuire à point, le plaça entre les feuillets d'un petit pâté, qui fut donné à Marie et mangé par elle.

Dans la nuit qui suivit, il n'y eut pas d'accident ; mais le lit fut arrosé dans les deux nuits subséquentes. Depuis lors, les draps sont restés parfaitement secs. Et cependant, vu la difficulté de se procurer la matière première malgré la proximité d'un boulanger, le remède n'a été fait que tous les trois ou quatre jours et six fois en tout. Une fois la souris manquant, de tout petits rats, encore à la mamelle, ont tenu son lieu et place.

Pour couronner l'œuvre, le lundi 11 janvier 1869, une belle souris a été donnée à la jeune fille, cette fois simplement lardée et rôtie à la broche, accompagnée d'un fragment de gâteau des rois. Si la fève te fait reine, lui dit sa mère, que demanderas-tu à celui que tu choisiras pour roi ? — De me faire manger de cet oiseau que tu viens de me servir et qui était si bon, a-t-elle répondu en se léchant les doigts.

Nous sommes au 3 février, et Marie n'a qu'une seule fois inondé sa couchette.

Il est difficile, ce me semble, d'instituer l'expérience, *l'experimentum* d'Hippocrate, dans des conditions scientifiques plus rigoureuses : le hasard décidant seul de l'époque, de la saison, de l'ancienneté, de la fréquence, de l'âge, du sexe, du tempérament ; l'imagination tenue à l'écart, la nature du remède ignorée, pas de répugnance mise en jeu, aucun adjuvant emprunté à la matière médicale et à l'hygiène, la souris laissée à ses propres et uniques forces.

Le nombre des cas n'est pas grand, il est vrai ; mais, quand la lutte a cessé, ce n'a été toujours que faute de combattants. D'ailleurs, comme l'a dit l'illustre Morgagris, *non numerandæ sunt observationes, sed perpendendæ.*

A vous maintenant de répéter mes essais ; je vous y invite, je vous en prie même. Et si, me communiquant les résultats de vos tentatives, vous ajoutiez au nombre et surtout à l'autorité de mes observations, je ne craindrais peut-être pas de produire la souris devant un aréopage plus haut placé, dans l'espoir que nos physiologistes les plus habiles et nos chimistes les plus subtils chercheraient et trouveraient, s'ils le pouvaient, le principe de cette action thérapeutique, mystérieuse et occulte qui, pour me servir d'un langage de circonstance, *m'intrigue* étrangement ; la raison de cette vertu qui garde encore le masque ; le pourquoi enfin, le *quid divinum*, qui n'obtient de moi, aujourd'hui, que la réponse d'Argan dans la cérémonie du malade imaginaire: Parce que.

*Et nunc, si ego recte dixerim, vos omnes cum gaudio applaudite.*

3 mars 1869.

X

## UNE OBSERVATION DE PSOITIS

Je ne sais pas si beaucoup d'entre vous ont eu l'occasion d'observer l'inflammation du muscle psoas et sa terminaison par suppuration ; quant à moi, je ne pourrais pas en tirer deux cas de ma pratique. Mais celui que j'ai recueilli m'a paru emprunter assez d'intérêt au peu de fréquence de la maladie et aux circonstances dans lesquelles j'eus à en poser le diagnostic, pour que j'aie cru pouvoir arrêter quelques instants votre attention sur ce sujet.

Le mercredi, 23 novembre 1842, je fus appelé au hameau du Pontet-lez-Avignon par M. le docteur Gouisseaud, de Sorgues, pour examiner avec lui un malade portant aux lombes une tuméfaction, dont l'origine et la nature étaient pour mon confrère incertaines et obscures.

Le malade, M. Teizier, habitait comme moulinier une fabrique de soie, la Grangette, dépendant du domaine de Roberty.

J'y fus conduit dans la voiture par MM. Thomas et Goudareau. En mettant le pied sur le seuil de la porte de la chambre, je jetai un rapide regard sur le malade et, le voyant couché sur le dos, la jambe gauche fortement fléchie sur le bassin, je dis à M. Gouisseaud : Nous avons à faire à une inflammation aiguë du muscle psoas gauche ; et à ceux qui nous accompagnaient : La tumeur du dos est due à la suppuration d'un muscle de la cuisse.

Ma plume a longtemps hésité avant d'écrire ces deux phrases ; je ne me dissimule pas qu'elles sentent singulièrement la mise en scène et la pose.

Cependant, me reconnaissant étranger à toute pensée d'outrecuidance, et convaincu que mes habitudes toutes contraires vous sont connues, je les ai laissées subsister en tête de mon observation, parce qu'elles sont éminemment propres à mettre en lumière et le point culminant de la maladie et le trait caractéristique de son diagnostic.

Au reste, si M. Gouisseaud ne connaissait pas le premier mot du psoïtis, je déclare avec modestie que je n'étais guère moins ignorant que lui. Non-seulement je ne l'avais jamais observé, mais je ne pense pas que j'eusse rien lu à ce sujet. Mais quelques mois auparavant, ayant soumis à M. Jules Cloquet, de séjour à Avignon chez M. Requien, une de mes malades qui souffrait d'un rhumatisme fibreux du pli et des environs de l'aîne gauche, l'éminent professeur, passant en revue différentes maladies, m'avait dit : Le psoas est étranger aux souffrances de la malade, car dans l'inflammation de ce muscle *la flexion de la cuisse sur le bassin est un signe constant, pathogneumonique.* Ces paroles m'étaient revenues en mémoire, vous avez vu avec quel à-propos.

M. Teizier, François Régis, marié, était âgé de 36 ans. Quoique petit de taille et d'une constitution médiocrement forte en apparence, il est sujet aux congestions sanguines et aux maladies inflammatoires.

Douze ans auparavant, il avait été pris d'un rhumatisme aigu qui avait surtout porté sur les articulations tibio-tarsiennes et fémoro-tibiales ; et deux ans auparavant, d'un érysipèle à la face, avec abcès au nez ; il y avait un an, de pleuro-pneumonie, et, il y avait trois mois, de douleurs rhumatismales à l'épaule gauche, notamment

au deltoïde ; et, à diverses reprises, de fièvre intermittente, maladie alors endémique dans ces parages.

Cinq semaines auparavant, en soulevant un fardeau,
M. Teizier avait ressenti dans les reins et dans le flanc
gauche une douleur légère, obscure, à laquelle il n'avait
prêté que peu d'attention. Trois jours après, il se rend à
pied de la Grangette à Avignon, parcourant une distance
d'environ cinq kilomètres. En y arrivant, il éprouve du
frisson, de l'essouflement, de la gêne dans la respiration,
et, de nouveau, de la douleur dans la région lombaire et
dans le flanc gauches. Il repart à pied, chargé d'un ballot
de soie d'une vingtaine de kilogrammes, et, durant le
trajet, ces divers malaises augmentent d'intensité. Il
boite même de la jambe gauche, mais très-légèrement.

Il se met au lit, se couvre de nombreuses couvertures
et s'abreuve d'infusion de sureau ; une fièvre très-forte
s'était allumée. Pas de toux ; pas d'expectoration. Le
testicule gauche, pendant le long de la cuisse, dans le
scrotum plus relâché que d'habitude, était devenu le
siège d'une sensation de pesanteur et d'une douleur
assez vive, pour que le malade fût obligé de le tenir
avec la main, serré contre l'anneau inguinal ; son volume n'était pas augmenté. Saignée de 15 onces.

Le jour suivant, la persistance des mêmes symptômes
nécessite une nouvelle saignée et l'application de 25
sangsues. Le lendemain M. Teizier se trouve bien et se
lève ; mais le surlendemain, par un temps de pluie, il va
lui-même ouvrir l'écluse qui retenaient les eaux gros-
sies du canal ; il est mouillé, et la maladie ne tarde pas
à se reproduire. Les douleurs reparaissent dans le flanc
et dans la région lombaire gauches, et dans le testicule,
les phénomènes décrits plus haut.

En outre, durant la marche Teizier boite de la jambe
gauche et il est obligé de se tenir le corps penché en
avant. Au lit et dans la supination, il ne peut étendre

complètement le membre inférieur ; une douleur aiguë, semblable à un trait de feu, parcourt par moments le trajet du nerf sciatique. Vésicatoire aux lombes.

Des lombes, qu'elle abandonne, la douleur se porte à la fesse. Vésicatoire sur la fesse. La douleur persiste. Acétate de morphine sur le derme dénudé. Soulagement peu marqué. Bientôt recrudescence des douleurs, dont la violence s'accroit. Fièvre continue, mais peu forte. Bains, fumigations aromatiques.

Le 10 novembre, il se joint à cet état des accès de fièvre caractérisés par les trois stades, avec forte céphalalgie, qui, les jours suivants, se renouvellent dans l'après-midi. Le sulfate de quinine en fait justice.

On s'aperçoit, alors seulement, de l'existence d'une tumeur à la région lombaire gauche, plate, de la largeur de la paume de la main, d'une excessive sensibilité dans toute son étendue. 25 sangsues sur la tumeur, 1/2 grain d'opium le soir.

Le malade avait depuis longtemps perdu l'appétit et le sommeil et, à dater du jour où il avait été mouillé, il avait vu sa jambe se fléchir progressivement et de plus en plus sur le bassin.

Voici l'état dans lequel je trouve le malade lors de ma première visite, le mercredi 23 novembre : Faciès presque hippocratique ; les traits du visage exprimant la souffrance et l'anxiété ; les joues creuses ; les os en saillie se dessinant sous une peau d'un jaune d'ivoire ; pommettes hautement colorées en un rouge sombre ; yeux brillants d'un éclat fébrile. .

Amaigrissement considérable de tout le corps.

Décubitus dorsal, seule position permise ; la cuisse gauche complètement fléchie sur le bassin ; le genou incliné à droite ; toute tentative faite pour l'écarter de cette position détermine d'atroces douleurs. En maintenant la cuisse immobile d'une main, on peut, de l'au-

tre, faire mouvoir aisément la jambe sur l'articulation
du genou.

Les doigts, en pressant sur la région lombaire, sur le
flanc, sur la partie antérieure et supérieure de la cuisse,
sur l'échancrure ischiatique, y éveillent de vives douleurs.

Le scrotum était déplissé ; le testicule pendant, lourd,
était le siège d'une douleur habituellement sourde, par
intervalles aiguë. Dans toutes ces parties, de temps en
temps et suivant la position prise par le malade, c'é-
taient de violents élancements, qui lui faisaient jeter
les hauts cris.

Après avoir fait placer le malade sur le côté droit,
non sans peine et sans souffrance, j'examine la tumeur
de la région lombaire gauche ; elle a quatre pouces de
diamètre ; elle consiste en un empâtement mou, en une
sorte d'infiltration diffuse ; la rougeur qui la couvre est
pâle, sa sensibilité extrême. Tout alentour règne un
œdème qui s'étend à la région lombaire droite.

Rougeur au sacrum, due sans doute au décubitus
prolongé.

Chaleur mordicante à la peau, pouls fréquent, petit,
soif modérée.

L'existence d'un abcès lombaire avec infiltration séro-
purulente me paraissait hors de doute ; le faciès du
malade et l'état du pouls me faisaient même redouter
un commencement d'infection purulente. N'était-il pas
urgent d'ouvrir, sans tarder, une voie à la suppuration?

M. Gouisseaud ne crut pas qu'il y eût péril en la demeure : le pus lui semblait être encore trop loin, trop
disséminé, la fièvre purulente douteuse. En conséquence, il fut convenu que, le lendemain matin, il pla-
cerait un morceau de potasse caustique au centre de la
tumeur et que, si le surlendemain la suppuration devenait plus manifeste, il irait, à travers l'escarre divisée, à

la recherche du foyer purulent. En attendant le quinquina et l'opium furents prescrits.

Je revois le malade le 25, dans l'après-midi : l'opium
a procuré un peu de sommeil pendant les deux dernières nuits ; les urines, qui, les jours précédents, laissaient déposer un sédiment rouge, sont naturelles ; la
nature des douleurs n'a pas changé, mais elles sont portées à leur summum d'intensité, surtout au moment où
les matières fécales traversent les dernières portions du
tube intestinal ; pouls moins fréquent ; peau moins sèche ; faciès meilleur.

La tumeur est plus bombée ; la fluctuation, toujours
profonde, est cependant plus aisément perçue. Une in-
cision d'un pouce et demi de long et de plus d'un
pouce de profondeur, faite dans l'escarre, donne issue à
environ trois quarts de litre au moins d'un pus blanc
jaunâtre, de bonne qualité, sans odeur. Des bourdon-
nets de charpie sont placés dans la plaie et celle ci
recouverte d'un plumasseau enduit de cérat et d'un large
cataplasme.

Le centre de la tumeur était à deux pouces et demi
du rebord iliaque et à un pouce et demi de la colonne
vertébrale.

L'opération a été peu douloureuse et le soulagement
instantané. Auparavant, la position assise n'était pas te-
nable. Après le pansement et pendant que l'on refait
son lit, le malade demeure assis sur une chaise, sans
éprouver de souffrance. Bouillons ; quinquina ; opium.

26. Calme le jour, sommeil la nuit. Les douleurs ont
toujours été en diminuant. Teizier peut exécuter des
mouvements dans son lit, sans souffrir ; mais lorsqu'il
veut étendre la jambe, éloigner le genou du tronc, de
vives douleurs éclatent au pli de l'aîne.

La suppuration a été extrêmement abondante. On a
été obligé, dans la journée, de changer trois fois l'ap-

pareil, et chaque fois le pus avait traversé un drap plié
en quatre doubles, placé sous le malade.

28. Dans la journée du 27, la suppuration a diminué,
le pus est toujours louable. Aujourd'hui les chairs de
la région lombaire sont revenues sur elles-mêmes ,
moins œdémateuses et moins tendues.

Dès la veille, le malade a pu se lever et rester assis
sur une chaise ; il s'est essayé, de temps à autre, à de
petites promenades, dans lesquelles il supplée à l'action
du membre gauche en se cramponnant à une chaise ou
en s'étayant d'une potence, car la cuisse reste encore
fléchie sur le bassin et ne peut en être que bien peu
écartée, à peine jusqu'à former un angle droit avec le
tronc maintenu verticalement.

Appétit prononcé, plus de fièvre ; selles naturelles,
de couleur foncée ; la douleur qu'elles éveillent en
passant dans le bassin diminue de plus en plus, chaque fois que le malade va de nouveau à la garde-robe.
Mêmes prescriptions.

1er décembre : digestion excellente, peu de sommeil,
malgré l'usage de l'opium. Suppuration encore abondante, venant des parties profondes; un travail élimina-
teur entoure l'escarre; l'angle de la cuisse avec le tronc
s'ouvre de plus en plus. Teizier peut même s'appuyer
sur la jambe gauche en faisant partager avec elle le
soutien du corps à un bâton court qu'il tient à la main ;
mais toute tentative d'extension portée au-delà d'un
certain point fait encore naître une douleur au pli de
l'aîne.

Un stilet porté dans le fond de la plaie trouve, à l'angle supérieur, un trajet fistuleux qui remonte à deux
pouces de hauteur ; cette exploration ne détermine pas
de douleur.

La nuit, démangeaison aux mains et quelquefois aux
pieds.

9. Amélioration croissante ; diminution de la quantité du pus, toujours épais, bien lié, crémeux ; le trajet fistuleux est réduit à quelques lignes de profondeur.

La cuisse se rapproche de plus en plus de la verticale; le malade marche aisément sans bâton, le corps courbé en avant ; des efforts d'extension trop grands, ainsi qu'une forte pression sur cette partie, occasionnent encore des douleurs au pli de l'aîne. Par intervalles, et plus particulièment en se levant, Teizier ressent de la douleurs dans les testicules.

Dans la nuit du 5, sans refroidissement préalable, il a éprouvé des douleurs erratiques à la poitrine, à l'épaule gauche, au grand pectoral, au deltoïde, sur le sein et au niveau des dernières côtes; elles se sont par degrés affaiblies et, aujourd'hui, il ne les perçoit que faiblement.

17. La jambe s'est redressée et elle est tenue presque sur la même ligne que celle du côté sain.

Quelques douleurs avaient reparu du côté du thorax et du testicule et semblaient alterner, celle de la glande séminale faisant taire celle de la poitrine et *vice versâ* ; depuis deux jours elles ont cessé. Le trajet fistuleux est fermé, la suppuration tend à tarir, le malade a repris ses forces, son sommeil et sa vie habituelle ; il venait de faire un trajet d'un kilomètre.

Cette observation peut servir de type à l'histoire de la *psoïte* suppurée, et les détails minutieux dans lesquels je suis entré me dispensent de reproduire *in extenso* les observations éparses dans les recueils périodiques que j'avais colligées dans le dessein de compléter le tableau en les groupant autour de celle qui m'est propre.

Plusieurs causes ont contribué à en déterminer le développement chez Teizier: une très-générale et éloignée, sa prédisposition aux congestions sanguines et inflammatoires; une autre plus spéciale, la diathèse qu'a

vait fait naître dans le système musculaire une atteinte
de rhumatisme aigu, antérieure ; une dernière plus
locale, l'effort qui avait distendu, la marche longue et
pénible qui avait fatigué les fibres du psoas ; en dernier
lieu, la pluie qui, en mouillant le corps, fit problable-
ment déverser la mesure.

L'influence du rhumatisme a été mise en doute, en
raison de la situation profonde de ce fléchisseur ; ce
serait être plus que sévère que de la nier dans le cas
actuel.

Chez une malade, citée par Gendrin dans son *Histoire
anatomique des inflammations* ( T. II p. 197), morte à la
suite d'un rhumatisme aigu, avec suppuration dans les
muscles, dans les articulations et infiltration purulente
du poumon droit, et dans les souffrances de laquelle
le psoïtis ne paraît qu'avec une physionomie à demi
effacée. « Le spoas droit était d'une couleur rouge lie de
« vin, infiltré de sang noir, mou, facile à déchirer, et
« présentait entre ses fibres des fusées de pus qui se
« réunissaient en foyer assez considérable dans le tissu
« cellulaire adjacent. »

Le D<sup>r</sup> Kyll, auteur du premier mémoire de quelque
étendue qui ait été publié sur cette maladie (*Considérations sur le psoïtis chronique et les abcès du psoas;* traduit dans les *Archives*, 1834), cite le traumatisme comme
pouvant, dans quelques cas, produire le psoïtis. Deux
femmes lui dirent qu'au moment du passage de la tête
de l'enfant, tandis que la sage-femme écartait fortement
les cuisses, elles avaient éprouvé une douleur vive à la
région des muscles psoas, douleur qui ne s'était jamais
entièrement dissipée par la suite.

Grisolle rapporte qu'un fort de la halle, dans un effort
qu'il fit avec violence pour relever son fardeau, au moment où, par suite d'une glissade, une chute sur l'occi-

put était imminente, éprouva une douleur vive dans la fesse iliaque droite, et l'attribue à la rupture des fibres du psoas et de l'iliaque, suivie d'inflammation et de suppuration (*Archives*, 3ᵉ série, T. IV, p. 39).

François J...., caporal au 33ᵉ de ligne, qui fait le suje t de la seconde observation insérée par le docteur Colin dans la *Gazette des Hôpitaux* (1862, p. 261), avait éprouvé, pendant un mouvement brusque de gymnastique, une vive douleur dans la région lombaire, qui ne rendit pas la marche impossible et ne fut suivie que d'une gêne vague avec quelques élancements.

Dans les abcès intra-pelviens, 10 fois sur 12, selon Grisolle (*Archives,* 3ᵉ série, T. IV, p. 163), le psoas participe à l'inflammation et aux désordres. Il subit donc une large part des influences productrices communes.

Le psoïtis soulève un mouvement de fièvre très vif; ce mouvement n'est pas toujours franc et légitime comme chez Teiz'er. Dans la première observation du docteur Colin, il jeta sur la psoïte le masque de la fièvre typhoïde jusqu'au moment où des éruptions abondantes de sudamina semblèrent servir de crise aux réactions générales.

La formation de l'accès purulent n'est pas toujours annoncé par des frissons. Dans les phlegmons des fosses iliaques, le frisson initial n'a même été observé que 5 fois sur 56 observations, dont 3 fois chez des femmes récemment accouchées (Grisolle, *ibid*, p. 55). Mais avec la période de suppuration coïncide un mode fébrile rémittent ou même tout à fait intermittent.

La terminaison par résolution est fort rare, exceptionnelle ; la suppuration et l'abcès sont la règle.

La position horizontale que le malade est forcé de garder doit favoriser la tendance du pus à se frayer une voie par les lombes. Il peut aussi gagner le pli crural et y former une tumeur au-dessous, quelquefois au-dessus du ligament de fallope, quelquefois au-dessous et au-dessus ; la tumeur est alors bilobée, séparée en deux par le ligament.

Dans la seconde observation du docteur Colin, pendant tout le cours de la maladie, une exploration quotidienne très-attentive ne permit de reconnaître l'apparition d'aucune tumeur soit au-dessus de la crête iliaque, soit au-dessous de l'arcade crurale ; on n'arrivait, par la palpation méthodique et répétée, qu'à constater un empâtement profond de la fosse iliaque. L'abcès s'ouvrit dans l'intestin, probablement par une large ouverture. (*Gazette des Hôpitaux*, 1862, p. 262.)

Il y a plus de 20 ans, j'eus occasion d'entretenir de l'observation de Teizier M. le professeur Serre, de Montpellier. Le psoïtis est en effet une maladie très-rare, me dit-il, et tout à fait inconnue à un grand nombre de médecins. Si vous publiez le cas que vous avez observé, et je vous y engage, ajoutez-y celui-ci : Il y a quelques mois à peine, j'ai été appelé non loin d'Agen, au château de M. T. Ce malade portait une tumeur à l'aîne. Les trois médecins qui lui donnaient des soins étaient indécis sur sa nature. La flexion forcée de la cuisse sur le bassin me permit de diagnostiquer, sans hésitation et sans crainte d'erreur, un abcès du psoas, une psoïte suppurée, maladie dont ils entendaient prononcer le nom pour la première fois ; je proposais d'en faire immédiatement l'ouverture. Nous n'eûmes à nous quatre, pour y procéder, qu'une lancette ordinaire ; je la disposai de mon mieux, et, ouvrant la tumeur aussi largement et profondément que possible me fut, je donnai issue à un flot énorme de pus. Il en résulta un soulagement instantané et une guérison prochaine.

Lorsque la tumeur descend au pli de l'aîne et occupe l'arcade crurale, si elle y comprime les vaisseaux, un œdème se développe dans le membre correspondant.

Cet accident n'est cependant pas commun; les vaisseaux, faciles à déplacer, cèdent ordinairement et fuient devant la tumeur.

Il n'en est pas de même des nerfs ; un cortège plus ou moins nombreux de douleurs névralgiques aiguës accompagne le psoïtis.

A l'autopsie, on trouve le muscle, non pas partiellement et incomplètement altéré, comme dans l'observation de Gendrin, citée plus haut, mais presque en entier disséqué, creusé, évidé, réduit à une gaîne.

Le 7 septembre 1831, sur un cadavre qui avait servi aux exercices opératoires dans lesquels Bérard jeune, alors agrégé, nous servait de guide, le futur professeur de la faculté de Paris, furetant avec la pointe de son bistouri çà et là dans les organes, à la recherche d'altérations pathologiques, ouvrit par hasard le muscle psoas gauche, et le trouva rempli d'une matière purulente, blanche, crémeuse, épaisse, ayant la consistance du fromage de Brie un peu sec. Cette matière occupait tout l'intérieur du muscle, dont les fibres, d'un violet noirâtre à l'intérieur, l'entouraient d'une sorte d'étui.

Je crois me rappeler qu'il existait dans le psoas droit une altération semblable, à un degré peu avancé, bornée à quelques dépôts partiels de pareille matière épars dans les fibres du muscle. C'était la première fois que Bérard rencontrait là ce genre d'altération. Se procura-t-il des renseignements sur les symptômes qui avaient précédé la mort?

Dès que la présence du pus a été constatée dans la tumeur, il faut se hâter de lui donner une issue large et facile. Cette constatation est plus ou moins précoce et facile, suivant l'état de la tumeur et l'habileté tactile du praticien. Des exemples cités et que tout le monde connaît tendraient à doter, dans ces cas, certains chirurgiens d'un don personnel de sentir mieux que les au-

tres les collections purulentes les plus profondes e
les plus obscures. Serait-ce seulement affaire de tact,
œuvre des doigts ? Je crois qu'ils sont aussi aidés puissamment dans leur surprenant diagnostic par un acte
intellectuel, par une intuition plus compréhensive, plus
pénétrante, des accidents antérieurs et actuels.

En trop temporisant, on s'exposerait à voir l'abcès s'ouvrir dans l'intestin et, ce qui serait plus dangereux,
dans le vagin et la vessie.

Quand la tumeur siège au pli de l'aîne, si quelque
indice faisait appréhender le voisinage de l'artère, il
faudrait, plutôt que de s'exposer à une périlleuse mésa-
venture, diviser les tissus couche par couche, comme
dans la hernie étranglée.

Aux lombes, rien de pareil n'est à craindre, et le bistouri, en suivant le bord externe du sacro-lombaire,
peut y agir largement et profondément.

Dans un cas où, chez une accouchée, l'abcès s'étant
fait jour à travers le vagin, y versait un pus d'une insupportable fétidité et intarissable, et conduisait par la
fièvre et le marasme la malade à une mort prochaine,
le Dr Munchmeyer, s'inspirant heureusement des conditions anatomiques, alla, à travers les couches lombaires,
à la recherche de l'abcès, pénétra dans son foyer et par
cette contre-ouverture, dirigeant le cours des matières
vers une région plus favorable, parvint à conserver une
vie des plus compromises. ( Hufelan's journal. *Gazette
Médicale*, 1869. p. 790. )

Ainsi donc, par l'ouverture de l'abcès, directe, pratiquée de bonne heure et largement dans la plupart des
cas, dans quelques circonstances exceptionnelles par
une contre-ouverture judicieusement établie, vous aurez
fourni au malade les meilleures chances d'échapper à
une suppuration trop prolongée, au marasme et à la
mort.

7 avril, 1869.

# XI

## DES FIÈVRES INTERMITTENTES PERNICIEUSES

La thérapeutique des fièvres intermittentes pernicieuses est aujourd'hui fixée. Dans les contrées exposées à l'action des effluves paludéenes, les médecins, sans cesse sur leurs gardes, les combattent convenablement et à temps, dans la grande majorité des cas ; quelquefois même avec une hardiesse et un succès qui sont un des témoignages les plus éclatants de la puissance de l'art et de ses ressources.

Ce n'est que dans quelques cas rares, exceptionnels, qu'une attaque, aussi terrible qu'elle est soudaine, tue le malade au premier accès ; et il ne sera jamais donné à la science humaine ni de les prévenir ni d'en triom · pher. Ce sont comme des coups de foudre, qu'aucun éclair n'a précédés.

Mais avant le xviiᵉ siècle, les diverses formes de ces malignités n'avaient pas été mises en lumière, leur remède n'avait pas été découvert. La bonne fortune de cette découverte davança même d'environ cent ans celles des règles qui devaient mettre entre les mains de tous, contre les pyrexies périodiques simples, pernicieuses et larvées, l'arme héroïque, la panacée suprême.

En effet, le quinquina avait été apporté en 1638 en Espagne, d'où sa réputation n'avait pas tardé à se répandre en Angleterre, en France et dans le reste de l'Europe, non cependant sans rencontrer de nombreux ennemis.

Guy Patin l'avait traité avec non moins de dureté que l'émétique et avec non moins d'injustice, le jetant aux épluchures.

*Barbarus hic iacet sine certo nomine Cortex.*

Le bon Lafontaine lui avait consacré un poëme en deux chants, qui, il est vrai, n'ajoute rien à la gloire de l'immortel fabuliste, mais qui abonde en détails précieux au point de vue médical.

En France, un Anglais, le chevalier Talbot, l'avait, le premier, donné avec succès et lui avait dù des cures merveilleuses. Talbot faisait payer chaque dose de son remède 400 pistoles ( 5000 fr. de notre monnaie actuelle). D'après M^me de Sévigné ( lettre vii ), le 17 mars 1680 le duc de Larochefoucault en avait pris, dans la maladie dont il mourut; et le marquis de Hautefort avait mieux aimé mourir que de prendre un remède si cher (lettre viii). Le grand Condé et son fils, le grand ministre Colbert lui avaient dù leur guérison (Lafontaine).

Racine avait écrit à Boileau (le 17 avril 1687), que *son ami* le *quinquina* avait guéri M. Hussein, etc., ajoutant qu'on ne voyait à la Cour que des gens qui avaient le ventre *plein de quinquina*, et qu'il était devenu même tellement à la mode que le Dauphin et les courtisans buvaient du vin de quinquina, après un grand déjeuner, en guise de liqueur. Aujourd'hui nous le prenons avant les repas sous forme de vermouth.

Louis XIV en avait pris lui-même en 1685 et en 1687 ; il avait généreusement payé et divulgué le secret de Talbot et fait venir du Pérou une ample provision de l'écorce fébrifuge pour ses établissements de bienfaisance. Oui, il avait été un des premiers à essayer sur lui-même le remède nouveau et à en propager les bienfaits dans le monde entier auquel il donnait le ton, celui que son siècle a salué du nom de grand !

Vous murmurez, ingrats! Vous oubliez donc que ce monarque est peut-être la plus grande figure de malade couronné qui se soit produite dans le cours des âges. Vous oubliez qu'il n'hésita pas à s'exposer un des premiers aux secousses révolutionnaires de l'émétique, dont les vertus étaient violemment controversées. Vous oubliez qu'un des premiers encore il affronta les chances d'une opération toute nouvelle, celle de la fistule à l'anus, lui le plus vigoureusement purgé, le plus largement saigné des clients royaux passés, présents et à venir; Louis le Grand de qui ses médecins auraient pu dire : *l'État est au roi, mais le roi est à nous*. Messieurs, cette grande foi, cette confiance absolue, s'en sont allées aussi, et le peuple souverain n'en a pas hérité.

Enfin Torti parut, et je me hâte de revenir à la fièvre intermittente pernicieuse, espérant que vous me pardonnerez la pointe que je viens de faire dans le champ de l'érudition, peut-être un peu trop négligé de nos jours.

Torti (François), né à Modène le 1er décembre 1658, mit au jour en 1712 l'immortel ouvrage dont il avait présenté un résumé trois ans auparavant: *Therapeutice specialis ad febres periodicas perniciosas*.

Cependant, comme la science ne naît pas de toute pièce du cerveau d'un seul homme, déjà, antérieurement à l'importation du quinquina, Hérédia, en Espagne, et surtout Louis Mercado (Mercatus) (1586) et, postérieusement à cette importation, Richard Morton en Angleterre (1696) avaient jeté sur ce sujet de premières et assez vives lueurs. Morton combattait avec succès par le quinquina ces formes insolites et redoutables dont Mercado, à peu près désarmé contre elles, n'avait pu que pénétrer la nature et démêler les formes, en clinicien vraiment supérieur.

Mais ce ne fut qu'à la publication de l'ouvrage de l'illustre médecin de Modène, que la connaissance des insi dieuses pyrexies devint générale et que leur thérapeutique fut définitivement adoptée, non sans luttes préables fort passionnées. Il y fut aidé par les ouvrages estimés de Werlohf (1732), de Lautter (1765), de Cleghorn (1751), de Médicus (1795), de Comparetti (1795 et par l'auteur du premier traité spécial publié sur les maladies du cœur, par notre senac dans son excellent livre : *De recondita febrium natura* (1759), auquel il n'a pas mis son nom.

Serait-il hors de propos de rappeler les éléments sur lesquels portait alors et reposent encore aujourd'hui le diagnostic des fièvres intermittentes pernicieuses et larvées ? Je me borne à les énumérer de la manière la plus sommaire.

Ce sont :

1° La connaissance des conditions endémiques de la contrée dans laquelle on pratique ;

2° L'information exacte du lieu récemment habité par le malade, lorsque celui-ci est étranger ;

3° Le règne actuel d'une épidémie de fièvres intermittentes ;

4° L'existence dans les jours précédents d'accès réguliers ou de manifestations morbides périodiques plus ou moins obscures ;

5° L'extrême violence ou la durée trop prolongée des trois stades du présent accès ou des accès précédents ;

6° L'apparition soudaine d'un espèce morbide ou d'un symptôme isolé, sa disparition non moins brusque, à l'encontre du cours régulier suivi, dans les conditions normales, par l'espèce morbide ou le symptôme ;

7° Selon les anciens auteurs, la formation dans les urines d'un dépôt semblable à de la brique rouge, le jour de l'intermission ou de la rémission ;

8° La concomitance d'épiphénomènes qui, dans toute maladie, sont de mauvais augure :

Monstrant quidem tertianam fore perniciosam gravia
quædam et perniciosa accidentia, quæ statim primo accessu necessum est hæsitabundum reddant medicum ;
hujus naturæ est laborantis *vultus*, prima accessione
*cadaverosus*, aut nimis *tumidus* cum pulsus inæqualitate,
parvitate, debilitate, aut interceptione, aut asphyxia;
urina nimis crassa, et pravi coloris, inquietudo insoli-
ta, anxietas, syncopis, animi deliquium, exsolutio, et
frigidi sudores, vel toto accessionis tempore inordinati
rigores, difficiles respirationes, deliria, aut somni pro-
funditas, vomitus etiam æruginosus, paucus, cum gravi
nausæa , et qui non confert; alvi fluxus pinguis, dysen-
tericus, variegatus, aut haud sinceri humores, ingens
totius corporis gravitas, aut inquietudo, et sitis quæ nullo
potu sedatur. Sed præcipue tertianam periculosam esse
ostendunt hæc signa, et alia quæ cæteris tertianis sunt
communia, cum ab eis nondum ex toto in die quietis
liber evadit laborans : sic etenim malum portendit deli-
rium aut somnus, qui usque in diem quietis protrahun-
tur : item eodem die languidos, inquietos, anxios et siti-
culosos superesse laborantes aut alio quovis accidenti
oppressos, quantumvis febris, vel levissima, vel nulla
appareat. Sic rigorem vigente febre superesse pernicio-
sum censemus, aut rigoris tempore corpus sudare, vel
sudando frigere, animo linqui, et plurimum vexari, quæ
sane omnia diligenti animo expendat medicus oportet,
ut discat primo accessu quantum mali affectio minari
possit. (Mercatus.)

 « Au reste, quelques accidents graves et pernicieux
indiquent que la fièvre tierce sera pernicieuse et dès
le premier accès avertissent le médecin d'être sur ses
gardes. Tels sont le visage du patient, cadavéreux dès
le premier accès, ou excessivement tuméfié, avec un
pouls inégal, petit, débile, ou intermittent ou défaillant ;
une urine trop épaisse et de mauvaise couleur ; une

inquiétude insolite, de l'anxiété, des maux de cœur,
des évanouissements, des sueurs froides, ou des frissons désordonnés durant tout l'accès ; la difficulté de
respirer, le délire, un sommeil comateux, le vomissement de matières porracées peu abondantes, n'apportant aucun soulagement ; des déjections alvines grais-
seuses, dyssentériques, de diverses couleurs, ou même
naturelles, un alourdissement ou une inquiétude extrême de tout le corps, ou une soif qu'aucun breuvage
n'apaise. On reconnaît qu'une fièvre tierce est pernicieuse surtout à ces signes et en outre à d'autres symptômes qui sont communs aux fièvres tierces ordinaires,
lorsque le malade n'en est pas entièrement débarrassé
dans le jour du repos qui succède à l'accès. C'est ainsi
qu'on doit porter un pronostic fâcheux, si le délire
et l'assoupissement se prolongent jusque dans le jour
de l'intermission ; de même si, dans le même jour,
les malades demeurent languissants, inquiets, anxieux
et altérés ou en proie à tout autre grave accident, lors
même qu'il n'est resté qu'une fièvre des plus légères,
lors même que la fièvre a entièrement cessé. Regar-
dons aussi comme un symptôme pernicieux que le frisson persiste en pleine chaleur fébrile, que le corps sue
dans le stade de froid, ou frissonne dans le stade de
sueur, que le cœur défaille, ou tout autre trouble porté
à l'excès. Il faut donc que le médecin saisisse d'un œil
prompt et attentif tous ces signes, afin qu'il sache, dès
le premier accès, tout le danger que la maladie fait
courir au malade. » ( Mercado. )

Le pronostic est des plus graves. L'indication thérapeutique des plus formelles : administration du quinquina en toute hâte, et à doses forcées ; cette administration fût-elle aléatoire et même intempestive, il serait
encore possible de remédier aux inconvénients momen-
tanés qui pourraient en être la suite; tandis que, dans le

cas contraire, un délai de quelques heures pourrait, le lendemain, mettre le médecin imprudemment temporiseur en présence d'un cadavre.

L'issue des accès pernicieux n'est cependant pas toujours immédiatement funeste. Ils peuvent se changer en la maladie dont ils ont pris le masque : la forme devient alors le fond et l'on conçoit qu'à un degré compatible avec la vie, ces congestio s violentes et répétées sur le cerveau, les poumons, les organes abdominaux, etc., dégénèrent facilement en phrénésie, en péripneumonie, en hépatite, en véritable choléra-morbus. Le drame sera moins court, le plus souvent, sans être moins terrible.

Le groupe entier de ces malignes affections se compose d'une foule de variétés dont le nombre a été croissant au fur et à mesure que la pratique amenait les médecins à en observer de nouvelles, chacune prenant le nom de la maladie ou du symptôme qui avait dominé la scène par sa prééminence ou sa gravité. Il me suffira d'en donner la nomenclature, pour vous remettre en la mémoire quelqu'une de ces luttes douloureuses dans lesquelles vous avez pu être vous-mêmes acteurs tour à tour victorieux ou vaincus.

Ce sont : 1° La fièvre pernicieuse intermittente cholérique ou dyssentérique (Torti, Comparetti, Fernel, Bianchi) ;

2° L'hépatique ou atrabilaire (Torti, Raimond-Restaurand);

3° La cardialgique (Forestus, Aurivill, Comparetti, Alibert);

4° La diaphorétique (Rivière, Torti, Sauvages, Pinel);

5° La syncopale (Rivière, Alibert) ;

6° L'algide (Rivière, Pinel, Lanoix, Gouraud père).

A ce mot d'algide, mon honoré confrère et ami, A. Clément, ne se rappellera-t-il pas cette dame que nous trouvâmes, un matin, toute glacée et les membres immobilisés dans une convulsion générale tonique, offrant, à la lettre, la pâleur, le froid et la rigidité d'une statue de marbre, et que nous sauvâmes en la saturant de sulfate de quinine introduit par toutes les voies ?

7° La saporeuse ( Welhof , Torti, Dodoens, Charles le Pois, Richerand, Pinel, Alibert, Gouraud père ) ;

7° La délirante ( Alibert, Landré-Beauvais, Torti, Lautter, Lanoix ) ;

8° La péripneumonique ou pleurétique (Morton, Laut ter , Alibert ) ;

9° La rhumatismale ( Morton ) ;

10° La néphrétique (Morton ) ;

11° L'épileptique ( Lautter ) ;

12° La convulsive ( Morton ) ;

13° La céphalalgique ( Morton, Alibert, Comparetti ) ;

14° La dyspnéïque (Galeazzi, Boullon) ;

15° L'hydrophobique (Charles Dumas, Boullon ) ;

L'observation très-curieuse de cette variété a été publiée par le célèbre auteur des *Maladies chroniques* , et Alibert en donne une analyse détaillée.

16 La catarrhale (Comparetti, Alibert ).

Il y a plus de 29 ans, j'ai observé chez les enfants une petite épidémie dans laquelle tous les symptômes du catarrhe bronchique, suspendus durant le jour, se reproduisaient avec intensité à l'entrée de la nuit, ne se jugeant qu'au matin par une sueur abandante, et dont le sulfate de quinine fut le remède héroïque.

17° L'ictérique (Gilbert, Louyer-Viltermey, Batt, Gouraud père. )

18° L'exanthématique, l'ortiée ( Comparetti, Alibert, Golfin, Gouraud père ).

Voir, pour la description et les exemples de ces variétés, le traité d'Alibert sur la matière.

La liste est longue, et on pourrait encore l'augmenter. Gouraud père cite un cas où une fièvre pernicieuse, avec épistasis, fut mortelle au quatrième accès, par suite du retour et de l'abondance de l'hémorrhagie.

Je me suis moi-même trouvé à l'hôpital d'Avignon, dans les premiers mois où j'en avais pris le service, en présence d'un soldat qui présentait le tableau complet d'une fièvre typhoïde ataxo-adynamique, en plein développement : délire, pouls irrégulier, langue, lèvres, dents sèches, brûlées, avec enduit noirâtre, tremblements des muscles et soubressauts des tendons, et chez lequel, pénétrant au-delà de ce masque d'emprunt, je n'hésitai pas à diagnostiquer une pernicieuse, me fondant sur les considérations suivantes : Le malade appartenait à un régiment venu récemment d'Afrique et qui peuplait nos salles de fébricitants ; il avait été la veille seulement apporté de la caserne ; les formidables accidents qu'il présentait ne pouvaient guères dater que de vingt-quatre heures, car on n'aurait pas gardé et soigné au quartier un malade qui aurait été atteint de fièvre typhoïde pendant le temps qu'elle aurait mis à atteindre graduellement ce haut point de gravité. Ces accidents sortaient des cas ordinaires ; il fallait remonter à une cause insolite ; la fièvre intermittente était seule capable de les produire avec cette soudaineté et ce caractère de malignité. Trois grammes de sulfate de quinine furent administrés, et je trouvai le lendemain le malade assis sur son lit, tout souriant ; délire, adynamie, ataxie, le fébrifuge avait tout dissipé.

## PREMIÈRE OBSERVATION

### Hémoptysie intermittente

Mᵐᵉ veuve Colombon, âgée de 57 ans, buandière, d'une constitution délabrée et d'une grande maigreur, n'était plus réglée depuis 12 ans. Depuis 3 ans, elle était sujette à des vertiges qui la forçaient à chercher un appui contre un mur ou un meuble voisin, afin d'éviter une chute imminente ; depuis un an elle voyait, de temps en temps, apparaître sur son corps des taches d'un rouge foncé, sorte de diffusion sanguine, qui ne s'effaçaient que lentement sans passer par les diverses teintes de l'ecchymose, et étaient remplacées par des plaques brunes, persistantes.

Le 29 mai 1847, elle fut prise d'une forte hémoptysie : crachats nombreux, épais, d'un rouge plus ou moins vif; toux fréquente, par quintes ; respiration accélérée, douleur aiguë dans la paroi gauche de la poitrine, s'étendant à l'omoplate et s'irradiant à l'épaule et au bras du même côté, rendue plus intense par la pression des doigts ; l'auscultation ne faisait découvrir dans le poumon gauche que des râles muqueux; chaleur légère à la peau ; pouls dur, accéléré, sautillant, capricant. Saignée de 12 onces.

L'expuition sanguine perd de son abondance, mais persiste jusqu'au 7 juin, salissant deux ou trois serviettes dans les 24 heures.

Un état saburral de la langue et une constipation opiniâtre cèdent à l'action purgative de deux onces de manne grasse.

Le pouls est devenu dépressible, sans fréquence ; il contre-indique l'emploi des émissions sanguines. Le traitement se compose, jusqu'au 8 juin, successivement d'une infusion de roses rouges édulcorée avec le sirop d'orties ; puis de l'extrait de ratanhia et enfin d'un mélange d'alun et de cachou ; l'hémoptysie est réduite de beaucoup, mais non supprimée.

Le 8 juin, à 4 heures du matin et à 6 heures du soir, la quantité de sang expectoré est notablement plus grande que dans le reste de la journée et de la nuit, où elle se réduit à quelques crachats noirâtres.

Le 11, l'expuition sanguine redevient assez forte à 4 heures du matin, se soutient pendant plusieurs heures, en allant pourtant en s'affaiblissant, et elle se tarit entièrement le reste du jour et la nuit suivante ; mais le 12, elle se reproduit à la même heure et avec la même force.

75 centigrammes de sulfate de quinine sont administrés.

Le 13, une douzaine de crachats sanglants sont encore rejetés à la même heure.

60 centigrammes de sulfate de quinine.

Le 14, à la même heure, rejet de 2 ou 3 crachats teints de sang.

40 centigrammes de sulfate de quinine.

Le 15, plus d'hémoptysie.

30 centigrammes de sulfate de quinine ; légers repas.

Le 16, quelques filets de sang dans les crachats.

La veille, la malade s'était laissé aller à un violent transport de colère.

Repos au lit, pédiluves sinapisés.

Ni le 17, ni le 18, ni les jours suivants l'hémorrhagie ne se reproduisit.

Les points saillants de cette observation sont : 1° La résistance de l'hémoptysie aux remèdes ordinaires et directs de l'élément hémorrhagique ; 2° le caractère tranché de ses retours périodiques ; 3° l'action curative du sulfate de quinine prompte et sûre. Il y manque l'intoxication paludéenne et le génie pernicieux que peut porter avec elle cette cause spéciale.

DEUXIÈME OBSERVATION

## Fièvre intermittente péripneumonique

M. Flour François, âgé de 63 ans, ancien militaire, employé à la fourniture des fourrages, maigre, usé, sujet à des catarrhes graves en hiver, toussant en tout temps, respirant avec difficulté, était à peine remis d'une diarrhée estivale, qui avait miné ses forces et produit un œdème assez développé des extrémités inférieures et n'avait cédé qu'à l'usage prolongé des émollients, des opiacés et du sirop de quinquina. Sous l'influence du datura uni à la sauge et fumé, la respiration était devenue plus libre.

Le 24 août 1844, à 7 heures du matin, au moment où il surveillait la distribution du fourrage, dans un magasin dont la porte était ouverte, par un vent du nord assez frais, M. Flour est saisi d'un frisson glacial qui fait claquer ses dents et agite toutes les parties de son corps. Ramené chez lui, il est enveloppé de nombreuses et épaisses couvertures, couvert de linges chauds, abreuvé de boissons sudorifiques, et ne parvient à se réchauffer que vers midi. Céphalalgie intense, soif ardente, augmentation de la toux et de l'oppression habituelles. La température va s'élevant toute la journée ; le soir la peau est sèche, brûlante, le pouls vif, fréquent, la toux incessante et n'amenant au dehors que de rares crachats blanchâtres ; aucune douleur n'est ressentie dans un point quelconque de la poitrine. Dans la nuit une détente s'opère, incomplète, insuffisante ; la paume des mains, les aisselles, les plis des articulations offrent seuls des traces d'une sueur grasse.

25, à 7 heures du matin, le malade est repris d'un

frisson qui dure une heures et avec le stade de chaleur les crachats, devenus dans la nuit plus nombreux,
se teignent de sang, et, de plus en plus faciles à ex-
pectorer dans la journée, sont les uns rouillés, les autres
couleur jus de pruneaux, épais, gras comme à la fin
d'une pneumonie; le pouls est dur, élevé. Percutée, toute
l'étendue du thorax est sonore. Auscultés, les poumons,
au niveau de la fosse sous épineuse gauche, dans un
espace de 4 à 5 centimètres carrés, font entendre des
souffles tubaires faibles, voilés, et de la bronchophonie,
un peu profondément situés et entourés d'un mélange
de râles muqueux et de râles sous-crépitants.

A 7 heures du soir, la chaleur est moindre, la peau
est souple, halitueuse, l'artère bat avec moins de force
et réagit moins sous la pression des doigts ; les crachats sont mi-partie muqueux, mi partie rouillés.

Presc. : 1 gramme du sulfate de quinine dissous dans
un liquide fortement édulcoré, à prendre en deux fois
à 8 et à 10 heures.

26, de 7 heures à 2 heures du matin, la sueur a été
abondante, au point d'obliger le malade à changer de
linge à trois reprises. Il n'a été expectoré que quelques
crachats, les uns d'un jaune pâle, les autres verdâtres ;
la toux ne revient qu'à de rares intervalles. La tête est
toujours libre. Aux poumons, mélange de râles muqueux
et de râles sous crépitants. La respiration reste lente,
pénible, suspirieuse.

Le pouls petit, dépressible, très-lent, offre beaucoup
d'intermittences et d'irrégularité dans son rythme.

La peau est moite, fraîche; la langue plus humide s'est
couverte, sur ses bords, d'un léger enduit blanchâtre.

Borborygmes sans coliques, ni envies de vomir, ni
diarrhée.

Presc.: 50 centigrammes de sulfate de quinine à prendre la moitié à 8 heures, la moitié à 9 heures du ma-

tin ; vésicatoire camphré sur le côté gauche de la poitrine ; tisane pectorale, bouillon.

Le soir, le pouls avait repris de la force et de la régularité ; dans le point du poumon susdésigné le bruit
respiratoire était revenu à l'état normal.

27. Il y a eu dans la nuit deux selles à demi-liquides.
Le pouls se rapproche de l'état fébrile ; les crachats
sont ceux du catarrhe simple.

Bouillon, tisane pectorale.

La fièvre va en augmentant dans la journée, le pouls
devient dur et fréquent, la peau sèche, brûlante ; l'action du vésicatoire a été énergique.

28. La nuit a été très-agitée ; l'oppression considérable, l'expectoration difficile, la soif inextinguible ; le
crachoir contient un liquide muqueux, très-spumeux
d'un rouge clair Dans le tiers supérieur du poumon
gauche les râles ne sont ni crépitants, ni sous-crépitants, mais composés d'une sorte de bruissement muqueux. Du côté droit et en arrière, on perçoit quelques
râles muqueux épars.

Je constatai cet état à 5 heures du matin. L'angoisse
ressentie par le malade et l extrême difficulté qu'il
éprouvait à détacher les crachats de sa poitrine oppres-
sée et congestionnée le portent à me dire qu'il ne se
sent pas la force de vivre jusqu'à midi, si je ne le soulage
pas. Je hasarde une saignée d'environ 150 grammes.

J'ordonne de promener des sinapismes sur les extrémités inférieures ; infusion de lierre terrestre, bouillon.

A 10 heures du matin, je trouve le malade assis sur
son lit et revisant des comptes. La respiration est aisée;
l'expectoration conserve les mêmes caractères, mais elle
est plus facile ; le pouls a perdu sa fréquence et sa dureté, redevenant faible et dépressible.

Le caillot de la saignée est volumineux, couvert d'une

couenne épaisse qui ramène les bords vers le centre et le creuse en godet.

Mêmes phénomènes du côté de la poitrine ; à gauche, la paroi postérieure, percutée, est moins sonore qu'à droite, sans qu'il y ait mâtité réelle.

Le soir, un certain degré de réaction générale se déclare ; un seul crachat vert foncé a été expectoré dans la journée.

Le matin, un large vésicatoire avait été appliqué entre les deux épaules.

29. Sur le matin le mouvement fébrile tombe, une sueur peu abondante apparaît; pouls petit, misérable ; prostration générale.

Presc. : Décoction de 12 grammes de quinquina dans 200 grammes d'eau, additionnée de 50 centigrammes de sulfate de quinine, à prendre par deux cuillerées à bouche de deux en deux heures, alternées avec du bouillon.

30. Le pouls s'est relevé ; il a repris de la consistance, expectoration de crachats, mi-partie verdâtres , mi-partie jus de pruneaux ; pas de mâtité, râles sous-crépitants épars dans le poumon gauche.

Urines rouges, claires, langue nette, humide, une selle demi-diarrhéique très-copieuse.

Le vésicatoire du côté gauche est sec, mais celui placé entre les deux épaules donne.

Presc. : 25 centigrammes de sulfate de quinine à 9 heures du matin, 25 à 10 heures.

4 selles diarrhéiques dans la journée.

Je prescris, le soir, cataplasme sur l'abdomen, lavements amidonnés, 5 centigrammes d'extrait gommeux d'opium dans un loock gommeux à prendre dans la nuit.

31. La diarrhée est enrayée ; la langue reste humide; mais la peau conserve sa sécheresse et sa chaleur, le pouls son rythme fébrile ; même état d'engouement du poumon, même nature de crachats.

Presc.: Oxyde blanc d'antimoine 1 gramme, sirop diacode 25 grammes, looch gommeux 125 grammes ; par
cuillerées d'heure en heure ; orge coupée de lait, bouillon.

1ᵉʳ septembre. Sous l'influence de l'oxyde blanc d'antimoine les symptômes d'engouement pulmonaire ont
disparu et l'expectoration est redevenue muqueuse.
Mais la fièvre a persisté, la diarrhée a repris et est devenue continue ; le malade est affaibli, oppressé ; expuition difficile ; respiration anxieuse, râlante, sueur
froide ; subdelirium. Le malade s'éteint le 2 septembre
à 7 heures du matin.

Dans une maladie aussi forte chez un sujet aussi faible, bien ardue est la tâche du médecin, qui sent qu'il a
tout à redouter, jusqu'à l'action, quelque prudemment
dirigée qu'elle soit, des remèdes énergiques, qui sont
cependant la seule chance de salut offerte au malade.

L'art a ses bornes et sa puissance est paralysée lorsque, comme chez M. Flour, la nature, s'abandonnant elle-
même, ne lui prête plus le concours de ses propres forces.

### TROISIÈME OBSERVATION

Pneumonie lobulaire et fièvre intermittente tierce
pseudo-typhoïde. Sulfate de quinine. Guérison.

Pierre Vitalis, âgé de 21 ans, tanneur, doué d'une
forte constitution, le samedi 17 août 1844, à la fin de sa
journée de travail, ressent tout à coup à la partie postérieure de l'épaule gauche une assez vive douleur, à laquelle se joignent des frissons, la toux et une céphalalgie intense. Il se couche, dort d'un sommeil profond
et se réveille le lendemain, dimanche 18, en apparence
bien portant.

Le lundi 19, il retourne à sa fabrique, et ce n'est qu'à la fin de la journée que reparaissent le frisson, la douleur, la toux et la céphalalgie ; il passe la nuit en proie à une fièvre ardente et à des quintes qui lui déchirent la poitrine.

Le mardi 20, ces symptômes n'ont rien perdu de leur intensité; un seul crachat sanguinolent d'un rouge clair a été rejeté.

A la percussion, sonorité de toute la poitrine ; à l'auscultation, au niveau de la fosse sous-épineuse gauche, dans l'étendue de 3 à 4 centimètres au plus, souffle tubaire entouré de râles muqueux, et retentissement plus marqué de la voix.

Langue peu humide, portant à son milieu une bandelette sèche et rouge ; pas d'enduit nacré aux gencives ; pas de douleur à l'épigastre. Gargouillement et sensibilité plus vive dans la fosse iliaque droite; pouls plein, dur, fréquent. Commencement de moiteur à la peau.

Presc. Saignée de 12 onces. Boissons émollientes.

La saignée, dont le caillot n'offrait pas de couenne, a été mal supportée. Le malade a mouillé 5 à 6 chemises : accablement, tendance aux lypothymies, subdelirium; langue rouge et plus sèche, pouls petit et dépressible.

Presc.: 15 décigrammes de sulfate de quinine à prendre dans la soirée et dans la nuit.

Mercredi 21. Plus de délire, plusieurs vomissements verdâtres ; sept à huit selles diarrhéiques fétides, douleur assez vive à l'épaule gauche; mêmes signes stéthoscopiques ; peu de toux.

Langue humide, blanchâtre sur les bords, sèche au milieu, peau moite, plus de douleur dans la fosse iliaque.

Presc. : Orge gommée ;

Calme dans la journée ; une selle ou deux. A 6 heures pas de frisson initial ; mais du soir, chaleur générale assez intense, bientôt suivie d'abondantes sueurs ; sommeil et sentiment de bien-être pendant la nuit.

Jeudi 22, douleur encore marquée au niveau de la fosse sous-épineuse, bruit de souffle presque effacé par le bruit respiratoire, langue humide, ventre indolent.

Presc. : 1 gramme de sulfate de quinine.

Quelques selles diarrhéiques dans la journée, douleur scapulaire moindre ; peu de toux ; expectoration blanchâtre.

Vendredi 23, le sommeil a été calme, des râles muqueux remplacent le souffle tubaire ; le ventre est sans douleur, mais la bandelette rouge et sèche de la langue s'est élargie, elle en occupe plus du tiers et prend une teinte brune ; dans la journée trois selles de matière bilieuse. A 5 heures du soir, forte chaleur, que remplace peu après une sueur modérée. La nuit, sommeil interrompu par des rêvasseries et des paroles sans suite.

Samedi 24, apyrexie ; plus de délire, langue rose et humide dans toute son étendue, gencives nettes ; ventre souple, une selle fétide.

Presc. : 75 centigrammes de sulfate de quinine, à prendre dans la soirée et dans la nuit.

Dimanche 25, apyrexie, gargouillement dans l'hypocondre gauche, langue à l'état normal.

A 7 heures du soir, sueur abondante, sans frissons ni chaleur intérieure ; éruption confluente de sudamina. A ce moment, un changement considérable s'opère chez Vitalis. La fièvre intermittente cesse de se produire et la pneumonie, jusqu'alors secondaire et subordonnée, dont les signes se réveillaient à peine au retour des accès fébriles, se développe tout à coup et va croissant, d'abord accompagnée, bientôt débarrassée des symptômes pseudo-typhoïdes.

Lundi 26. Après une nuit agitée, partagée entre de l'assoupissement et des rêvasseries, le malade, toujours

baigné de sueur, est reveillé par des quintes de toux
qui déterminent des douleurs déchirantes dans la tête, à
l'épigastre et dans le ventre. Tout l'abdomen souffre de
la pression des doigts. Les crachats on trepris la couleur
jus de pruneaux. Peu de mâtité, mais souffle tubaire et
bronchophonie mêlés de râles muqueux et sous-crépitants au niveau de la fosse sous-épineuse gauche. Pouls
peu accéléré et sans consistance.

Presc. : Large vésicatoire sur le côté gauche de la
poitrine, cataplasmes sur l'abdomen ; infusion d'althéa;
bouillon par cuillerées.

27. Après une nuit assez calme, l'expectoration est
devenue plus abondante ; les crachats sont les uns teints
de sang, rouillés, les autres couleur jus de pruneaux.
Mâtité, souffle tubaire et bronchophonie dans toute la
partie postérieure du poumon gauche, diaphorèse, miliaire, langue humide ; ventre souple, même état du
pouls.

Mardi 28, mêmes sueurs. Toux incessante, sèche,
sans expectoration, *inanis* (Bauillon) ; même état du
poumon ; oppression extrême ; pouls dur, résistant, plus
fréquent ; deux selles diarrhéiques, rêvasserie, divaga-
tions ; par moment, réponses justes.

Persc. : Saignée de 250 grammes.

Le soir, le pouls n'avait pas faibli ; l'expectoration
était plus facile, les crachats rouillés, soulagement,
même état du poumon.

Presc. : 1 gramme d'oxide blanc d'antimoine dans un
loock diacodé.

Mercredi 29. État stationnaire. Même traitement.

Jeudi 30. La pneumonie est en voie de résolution : expectoration facile de matières jaunâtres; mâtité moindre,
râles muqueux et sous-crépitants *reduces*, à la place de la
bronchophonie et du souffle tubaire; pouls sans dureté,
ni dépressibilité, peu fréquent. Même potion.

Vendredi 31. Apyrexie. Poumon libre. Émission d'une grande quantité d'urine. Appétit prononcé.

1, 2, 3 septembre. Retour graduel à l'état normal.

3 septembre. Sueur très-forte à la région du dos, où existent encore les débris de la miliaire et une vive démangeaison.

La convalescence ne fut traversée que par l'éruption et la suppuration de nombreux furoncles.

Je voudrais terminer en vous exposant avec les mêmes détails l'histoire d'un troisième cas de pneumonie intermittente plus empreinte encore que les deux précédentes du génie pernicieux ; mais à l'époque où je l'observai, il y a de cela juste quatre ans, je négligeai d'en recueillir les accidents par écrit, au jour le jour, et l'appel que je fais aujourd'hui à ma mémoire ne me permet de vous en donner comme sûrs et de toute exactitude que les traits principaux.

## QUATRIÈME OBSERVATION

### Fièvre intermittente pernicieuse péripneumonique

Vers la fin du mois de mars 1865, une dame, âgée de 55 ans, était atteinte, depuis environ huit jours, d'une bronchite catarrhale, donnant lieu à de gros râles dans toute la hauteur de la partie postérieure des deux poumons, à une expectoration abondante et à un mouvement fébrile très-modéré, avec de légères exacerbations le soir, alternativement plus fortes de deux jours l'un.

Le 1er avril, étant au lit, vers huit heures du soir, elle fut saisie d'un frisson général qui se prolongea plus d'une heure et auquel succéda une chaleur élevée, mordicante; une forte oppression alla croissant jusqu'au matin; et de larges crachats pénétrés de sang apparurent, mêlés à ceux du simple catarrhe; une douleur vive déchirait le côté droit de la poitrine. Le faciès s'était profondément altéré, et, à ce seul signe, les personnes qui entouraient la malade avaient pressenti un grand danger.

Dans toute l'étendue de la partie postérieure du poumon droit, un râle sous-crépitant avait remplacé les grosses bulles du râle muqueux.

20 sangsues furent appliquées sur la partie latérale du côté droit de la poitrine ; une potion stibiée fut ordonnée immédiatement, un très-large vésicatoire posé à la partie postérieure droite du thorax.

A midi, le faciès était devenu meilleur, la toux, la douleur et l'oppression moindres; une abondante diaphorèse s'était établie. Le sang avait presque disparu des crachats.

A 2 heures, M. le docteur A. Clément m'apporta le concours si désiré de ses lumières. Il me crut maître de la situation.

—Je crains bien, lui dis-je, d'être en présence d'une fièvre pernicieuse, et je fonde mes appréhensions non pas sur les exacerbations vespertines des jours précédents, elles sont communes dans les affections catarrhales, mais sur l'alternance de leur inégalité, circonstance exceptionnelle, sur cette autre circonstance d'un séjour récent dans une localité où régnaient les fièvres intermittentes, sur l'altération subite du faciès de la malade et sur l'amélioration même obtenue en un si court espace de temps.

— Tu pourrais bien avoir raison, me fut-il répondu, et restassions-nous dans le doute, qu'il ne faudrait pas hésiter à administrer l'anti-périodique.

1 gramme et demi de sulfate de quinine fut pris en pilules, immédiatement.

Il n'y eut dans la soirée qu'un redoublement fébrile, mais plus fort que ceux des jours antérieurs.

Les poumons restaient engoués et dans un état voisin de celui de la bronchite capillaire ; nous dûmes insister sur l'action dérivative des vésicatoires et résolutive du talc stibié, malgré une diarrhée légère à laquelle il donnait lieu. L'emploi de la quinine ne fut pas prématurément abandonné.

Y avait-il eu réellement accès de fièvre pernicieuse ? oui, et en voici la preuve : plus tard, dans le cours de la maladie, de véritables accès de fièvre intermittente se dessinèrent, simples, mais parfaitement caractérisés.

Nous revînmes à la quinine ; elle resta sans effet, à notre très-grand étonnement.

Un matin, la femme de chambre nous fit remarquer que les pilules prises la veille étaient mêlées aux matières contenues dans le vase de nuit. Entraînées par le flux diarrhéique, elles n'avaient été ni dissoutes, ni absorbées. Pris en solution, le sulfate de quinine supprima définitivement les accès, et nous nous promîmes bien, mon confrère et moi, de ne plus donner le sel fébrifuge, au moins dans les cas graves, en pilules, mais dissous dans un liquide ou enveloppé dans de l'hostie. La maladie ne tarda pas à se terminer par la guérison.

Cette communication, un peu longue, m'a paru cependant ne pas être hors de saison et venir en son lieu. Sans être travaillé par le miasme paludéen au même degré qu'Arles et St-Gilles, par exemple, Avignon voit souvent la périodicité se mêler à la plupart des maladies et contribuer à leur issue funeste, ainsi qu'en témoigne la nomenclature des causes de décès dans notre commune, de 1853 à 1868 inclusivement.

Dans les 6 premières années (1853 à 1858), les décès par suite de fièvre intermittente, simple ou pernicieuse, sont confondus ; ils s'élèvent au chiffre de 56 (38 hommes, 18 femmes) ; 9 par an.

Dans les années suivantes (1859 à 1868), la fièvre intermittente simple compte 21 décès (11 hommes, 10 femmes), la fièvre intermittente pernicieuse 97 décès (56 hommes, 41 femmes); ce qui donne, pour cette dernière, une moyenne annuelle de 9, 7 décès (5, 6 hommes, 4, 1 femmes) ; environ 10 décès par an. Ce chiffre est fait pour nous tenir en éveil.

N'hésitons donc pas, même dans les cas douteux, à administrer le quinquina de bonne heure, à doses élevées et surtout pendant un temps convenable.

Cum vera per aliquot dies successerit intermissio, non semper omnis abjiciendus metus, et fit relapsus, ut diximus, et universa malorum cohors iterum aliquoties irruit. (Sénac. *De recondita febrium natura.*) [1],

2 juin 1869.

---

[1]. Sur le règne de la fièvre intermittente dans Vaucluse, ainsi que sur les épidémies et l'état sanitaire du département, voir mes Rapports publiés dans le recueil des *Travaux du Conseil d'hygiène publique et de salubrité du département de Vaucluse,* T. I, p. 134 ; T. II, p. 43, 79, 121, 163, 222, 224, 288 et 296

## UNE TÉNÉBREUSE AFFAIRE

Je soussigné, docteur en médecine, domicilié et exer-
çant à Avignon (Vaucluse), après avoir, le trente octobre
dernier, prêté le serment exigé par la loi entre les
mains de M. Margier, juge au tribunal civil de Carpentras,
commis à cet effet, me suis empressé de procéder à l'expertise que le dit tribunal me faisait l'honneur de me
confier par jugement en date du 22 juillet 1862, en me
désignant pour *visiter les mariés Creix, vérifier la cause
de la maladie dont ils ont été atteints, constater leur état
actuel et apprécier les conséquences plus ou mois graves de
la maladie pour l'avenir.*

Les expressions du jugement : Vérifier la cause de la
maladie *dont ils ont été atteints,* m'indiquent d'avance
que je n'aurai pas sous les yeux les symptômes d'une
maladie en pleine évolution, ni peut-être même les
dernières manifestations d'une maladie à son déclin ;
mes prévisions étaient justes. C'était donc dans le récit
que les époux Creix me feraient de leurs souffrances
passées, en les abandonnant à la spontanéité de leurs
souvenirs pour en tracer le tableau, et en comparant
les détails de ce récit avec les données que fournit la
science, que je devais puiser les premières lumières
destinées à éclairer ma conscience. Je prie le tribunal
de ne pas perdre de vue les difficultés dont cette situation a entouré la mission qu'il m'a confiée.

Voici l'exposé de la femme, reproduit avec la plus scrupuleuse exactitude (mardi 4 novembre 1862).

Léonie Vache, de Blauvac, aujourd'hui âgée de 24 ans s'est mariée à l'âge de 19 ans à Auguste Creix, de Mormoiron ; dix mois après son mariage, elle accoucha d'un garçon qui mourut, au bout de quinze jours, d'une maladie que le médecin de la localité (M. Barnouin) crut être un dépôt à l'estomac, l'enfant n'ayant présenté ni éruption à la peau, ni toux, ni oppression, ni diarrhée, ni vomissement, ni convulsions. Privée de son enfant, Léonie donna le sein momentanément à un enfant de trois semaines que sa mère, Mᵐᵉ Xavier Constant, nièce de Mᵐᵉ Julien Constant, devenue malade, cessait d'allaiter. Ce nourisson, très-malingre, ne fut pas rétabli par le lait de Léonie, durant les deux mois qu'elle le garda ; sa mère, l'ayant repris pour l'allaiter elle-même, le perdit au bout de huit jours. Les époux Roux (*Rousset dè Jèje*) confièrent alors à Léonie une petite fille qu'elle ne leur rendit qu'après seize mois, très-bien portante, et qui vit encore.

C'est à cette époque que Léonie reçut pour le nourrir l'enfant de M. Julien Constant, de Mormoiron, vers le 12 du mois de juillet 1860 ; il était âgé de 6 à 8 mois ; il avait été allaité jusqu'à cet âge par la nommée Marie Dubois, de la même ville, qu'une grossesse datant de trois ou quatre mois forçait à sevrer.

Marie Dubois accoucha, six ou sept mois après, d'un enfant mort-né ou qui mourut peu après sa naissance. Cette femme Dubois, établie aujourd'hui à Marseille, aurait eu plus tard, assure Léonie, un second enfant qu'elle n'aurait pas conservé. Les mariés Creix assurent que la femme Dubois et son mari, atteints de la même maladie qu'ils ont eue eux-mêmes plus tard, ont subi un traitement analogue à celui qu'ils ont subi eux-mêmes, celui des époux Dubois à une époque antérieure de trois mois au leur.

Le nouveau nourrisson ne présentait pas d'indices de maladie, sauf une grande rougeur des lèvres, du palais, de l'intérieur des joues et de la langue, sans boutons, élevure ni plaie aux commissures des lèvres ; mais souvent sur la surface intérieure des joues et des lèvres et sur la langue se développaient de petites vessies qui se crevaient au bout d'un, de deux ou de trois jours, et qui étaient remplacées par une vive rougeur, laquelle s'éteignait au bout de quelques jours. De semblables accidents se manifestaient au pourtour de l'anus. [Ce ne sont pas là les caractères propres *à l'ulcère et à la plaque muqueuse syphilitiques* ; ce sont plutôt à la bouche les caractères de *l'aphte*, à l anus ceux de *l'intertrigo*.] La peau était saine, les yeux étaient beaux, les cheveux rares ; il existait sur le sommet de la tête une petite tumeur solide, noirâtre, de la grosseur d'un pois vert, qui n'a subi aucun changement, n'a pas grossi et ne s'est pas ulcérée. Le corps de l'enfant était plutôt maigre que gras. Léonie le conduisait chaque jour à la maison de M^me Constant, où il prenait un bain d'eau de son, auquel on ajoutait d'une petite fiole qu'on y versait en l'absence ou en cachette de Léonie. Celle-ci n'ignorait pas que les enfants de M^me Constant allaient chercher cette fiole chez le médecin, M. Barnouin ; mais elle n'en tirait aucun soupçon fâcheux ; elle aimait son nourrisson, l'embrassait et portait fréquemment des lèvres de l'enfant à sa bouche la cuiller avec laquelle elle lui faisait prendre de la tisane ou de la soupe.

Il y avait quinze jours que Léonie avait reçu cet enfant, lorsqu'elle se sentit prise d'un grand feu dans la bouche, sa voix devint rauque, et elle ne peut parler durant plusieurs jours, ni avaler autre chose que de la

soupe , le contact et le passage du pain et des aliments
solides déterminant sur la langue et au gosier des douleurs et une cuisson très-vives. Elle but une grande
quantité d'infusion de mauve blanche, et, au bout de
huit jours, le mal commença à se calmer, sans disparaître, car Léonie a souffert de cette angine environ un
an ; les glandes du cou s'engorgèrent. Au moment où
le mal de la gorge perdait de son intensité, il se déve·
loppait aux mamelons deux boutons blanchâtres, durs,
de la forme et de la grosseur d'un pois aplati, qui, se cre-
vant au bout de dix à quinze jours, se changeaient en
deux plaies occupant tout le pourtour du bout des seins,
*à fond rouge et semblable à la couleur de la chair salée*,
saignant lorsque l'enfant tétait et lui remplissant la
bouche de sang. Ces plaies qui, plus tard, alternativement se couvraient de croûtes et suppuraient, ont mis
plus d'un an à se guérir.

Ce ne fut guères qu'un mois après l'apparition de ces
derniers accidents que Léonie s'aperçut, à la gêne des
mouvements de ses bras, que des engorgements s'étaient
formés dans le creux des aisselles ; plusieurs abcès s'y
ouvrirent successivement, se remplaçant les uns les autres de huit en huit jours. Après trois mois de durée, les
abcès de l'aisselle furent remplacés par des tumeurs
furonculeuses de la grosseur du pouce, qui se crevaient
et laissaient échapper une matière ichoreuse, et avaient
pour siège le dos, les lombes et le pourtour de la ceinture; ces abcès se comportaient en tout comme ceux de
l'aisselle, se succédant les uns aux autres de huit en
huit jours; ils eurent une égale durée de trois mois.
[Ces abcès de l'aisselle et du dos tiennent plus du furon-
cle que des accidents syphilitiques.] Lorsqu'ils cessèrent,
les accidents se portèrent à l'anus et aux parties sexuel-
les , et consistèrent en de petites tumeurs en grand
nombre, sèches, dures comme des verrues, persistant

et occasionnant des douleurs cuisantes, insupportables. Une seule glande inguinale s'engorgea ; mais la tuméfaction et la douleur de cette glande ne durèrent pas longtemps ; c'était à l'aîne droite. A cette période de la maladie, Léonie souffrit d'un violent mal aux yeux qui, à deux ou trois reprises, donna lieu à un écoulement de sang ; la force visuelle n'en fut pas affaiblie, mais les cils de la paupière inférieure tombèrent. [Si, d'après cette seule description, cette ophthalmie manque des signes propres à l'ophthalmie vénérienne, sa position dans la série d'accidents évidemment syphilitiques est une présomption en faveur de sa nature syphilitique. Déjà, à l'époque où des tumeurs abcédées avaient envahi les aisselles et les lombes, Léonie avait perdu la majeure partie de ses cheveux.

Les accidents ano-vulvaires ont persisté durant six mois et n'ont cédé qu'après un traitement prescrit par un homme de l'art, Léonie s'étant bornée jusqu'alors à opposer de simples médications adoucissantes à un mal dont elle ignorait la nature.

Elle n'avait allaité l'enfant Constant que pendant deux mois, le dérangement de sa santé l'ayant forcée à le remettre à une autre nourrice, Rose Nouveau, récemment accouchée, dont le lait parut d'abord donner à l'enfant une meilleure apparence. On avait alors cessé de lui faire des remèdes. Mais peu après, la figure du nourrisson se couvrit de croûtes qui rendaient du pus mêlé de sang ; des plaies de même nature occupaient les doigts des mains et des pieds. Léonie ne peut dire si le reste du corps en était aussi couvert, ne l'ayant pas examiné. L'enfant mourut, après être resté trois semaines sans prendre le sein, à ce que Rose Nouveau a appris à Léonie.

Léonie, postérieurement au traitement qui a fait disparaître les derniers symptômes, a vu reparaître à la

vulve des boutons que M. le docteur Masson, de Carpentras, a brûlés avec la pierre infernale.

Tel est le récit que me fait Léonie de son passé morbide, avec la plus évidente bonne foi. Malgré les réserves
dont certains symptômes ont été l'objet de ma part et que
j'ai consignées entre parenthèse, ce récit ne peut laisser
le moindre doute sur la nature de la maladie dont cette
femme a été atteinte : maladie générale, infectant l'organisme entier, ainsi que l'attestent son mode d'évolution, la multiplicité de ses manifestations et la diversité
de leur siège. Aux accidents initiaux de la bouche et de
la gorge dus certainement à des ulcères ou à des plaques
muqueuses, aux plaies qui entouraient les mamelons et
dont la malade a si bien caractérisé l'aspect en disant
que leur fond avait la couleur *de la chair salée* (expression de quelques syphiligraphes : *chair de jambon* du
docteur Rollet, de Lyon), à l'engorgement des lymphatiques du cou, aux tumeurs sus-décrites de l'anus et de la
vulve, à l'adénite inguinale, satellite ordinaire et spécial
de ces sortes d'accidents, à la chute des cheveux, il est
impossible de ne pas reconnaître *une syphilis* des mieux
caractérisées. Rebelle aux médications adoucissantes,
cette affection n'a cédé qu'à un traitement spécifique,
ordonné par un médecin, nouveau témoignage de sa
spécialité.

A quel source Léonie a-t-elle puisé le germe de cette
affection virulente ? La mort de son enfant à elle, dont
la maladie est restée inconnue, le peu de profit que le
second nourrisson a retiré de son allaitement et sa mort
prochaine pouvaient donner quelques soupçons sur l'état
de la santé de Léonie. Le plein succès du troisième
allaitement, qu'elle a prolongé jusqu'à seize mois, donne
la preuve péremptoire qu'elle était étrangère aux conditions qui n'ont pas permis aux deux premiers nourris-
sons de vivre au delà de quelques semaines. Je ne crois

donc rien hasarder en répondant que Léonie était pure
de syphilis au moment où elle a reçu l'enfant des époux
Constant.

ÉTAT ACTUEL DE LA FEMME CREIX. — Léonie n'a conservé de sa maladie qu'un prurit aux parties sexuel-
les, par moment très-incommode, et un état d'irritation de la muqueuse vaginale qui lui rend les rapports sexuels douloureux et qui, bien que n'étant accompagné d'aucun écoulement leucorrhéique (pertes
blanches), détermine chez son mari, après les rapports
conjugaux, l'apparition sur les organes génitaux, de
plaques vésiculeuses *d'herpes præputialis*, que l'on ne
considère pas comme syphilitiques, mais qu'il n'est pas
rare de rencontrer chez ceux qui ont été affectés de cette
maladie. Cet état se rattache plutôt à une disposition
herpétique que la syphilis a pu mettre en jeu, mais qui,
de même que *l'herpes præputialis*, est resté jusqu'ici en
dehors du cadre nosologique de la syphilis.

Un chapelet de petits ganglions lymphatiques au cou
et une pléiade de petites tumeurs de même nature à
l'aîne droite ont conservé un développement anormal,
et témoignent encore des scènes morbides qui se sont
passées dans le voisinage. Les ulcères du mamelon
n'ont pas laissé de cicatrices bien appréciables ; il existe
sur les épaules, autour de la ceinture, de nombreuses cicatrices, et deux plus larges à la région dorso-
lombaire, blanches, unies, de niveau avec la peau, semblables aux cicatrices vaccinales, telles enfin que peuvent en produire plusieurs affections étrangères à la
syphilis, par conséquent n'étant pas assez marquées du
cachet spécial aux cicatrices laissées sur la peau par
les tubercules et les gommes syphilitiques.

Depuis trois mois Léonie n'a plus ses règles. Est-elle,
enceinte?

Sans que son corps soit aussi développé qu'avant sa
maladie, elle a repris ses forces et de la fraîcheur.

Chez elle n'existe plus de symptômes actuels de vérole, mais le développement anormal des ganglions susindiqués atteste encore le passage de cette maladie.

Je passe aux renseignements que me fournit sur son état passé et sur son état actuel, Auguste Creix, mari de Léonie ; il y met plus de calcul, moins de cet abandon qui a si bien servi sa femme.

Au dire d'Auguste Creix, les premiers signes de la maladie auraient consisté chez lui en deux ou trois *chébenchouns* siégeant à la partie inférieure et externe de l'avant-bras gauche, petites tumeurs furonculeuses qui n'eurent que huit à dix jours de durée. Je doute que ces boutons fugaces aient été le point de départ de la maladie, bien qu'ils aient apparu à l'époque où Léonie souffrait de l'éruption tuberculeuse de l'anus et de la vulve. Peu après, il fut pris de douleurs d'estomac qui lui enlevèrent l'appétit et le sommeil et qui le forçaient par leur violence à se rouler par terre ; elles provoquèrent parfois des vomissements, mais pas de diarrhée ; elles furent calmées au bout de six semaines par des infusions amères de petit-chêne et ne se sont dissipées entièrement qu'au bout de six mois. Il en souffrait depuis quatre semaines, lorsqu'il s'y joignit un mal au gosier, suivi d'extinction de la voix et d'engorgement des ganglions lymphatiques du cou ; la durée de ce mal s'étendit au delà de deux mois. En même temps apparaissaient, à la verge d'abord, puis à l'anus, des tumeurs en tout semblables à celles que portait sa femme, et, comme chez elle, les glanglions du cou et de l'aîne se tuméfièrent et devinrent douloureux. Cette éruption tuberculeuse et les symptômes gutturaux ne cédèrent qu'à un traitement spécifique régulièrement suivi pendant trois mois.

A cette angine, à cette éruption on ne peut méconnaître l'existence, chez Creix, de la syphilis.

A peine Creix avait-il cessé le traitement, qu'il s'aperçut d'un affaiblissement de la vue dans l'œil droit ; les objets lui apparaissaient troubles, comme à travers un voile quadrillé qu'il compare *à la crépine de porc*. Un second traitement, suivi pendant six mois, n'empêcha pas la vue d'aller en s'affaiblissant. Une ophthalmie avec douleur et rougeur sombre se déclara. Creix se rendit à Nîmes, où MM. Pleindoux et Mutru, consultés séparément, s'accordèrent à considérer le mal comme syphilitique. Par leur conseil un troisième traitement fut entrepris et prolongé pendant trois mois. Un séton fut plus tard établi à la nuque. L'ophthalmie a cédé ; la cécité est devenue complète.

ETAT ACTUEL D'AUGUSTE CREIX.—Chez Creix toute l'arrière-gorge offre une rougeur intense, sans traces de tumeur, ni d'ulcération, et que peut expliquer l'habitude qu'il a de fumer la pipe. Vers le milieu du frein de la verge, les restes d'une éruption récente de cet *herpes præputialis* dont j'ai parlé plus haut. Plus de traces d'engorgement aux aînes.

Aux deux yeux un peu d'injection des conjonctives. Vue de l'œil gauche dans toute son intégrité ; phosphènes (lueurs intérieures que l'on fait jaillir en comprimant le globe oculaire) très-intenses. Creix affirme que la vue est complètement perdue dans l'œil droit. L'impossibilité d'y faire naître des phosphènes venait confirmer son dire ; mais la sensibilité de l'iris et les oscillations marquées de la pupille sous l'action de la lumière étaient en contradiction avec son assertion formelle. Un examen à l'ophthalmoscope pouvait seul éclairer mes doutes et me tirer d'embarras.

J'ai fait appel à l'obligeance de mon jeune et habile confrère M. le docteur Alfred Pamard, à qui une longue habitude a rendu familier le maniement de cet instrument, et voici la réponse qu'il a bien voulu faire aux questions que je lui avais posées.

« Le sieur X est *certainement* aveugle de l'œil droit;
« je m'explique : dans cet œil la vision distincte est
« entièrement abolie ; mais il reste la perception possi-
« ble du jour et de la nuit. L'état de l'œil ne permet pas
« d'arriver à la rétine, et la papille (point d'émergence
« du nerf optique dans la chambre postérieure de l'œil)
« est complètement invisible. Cela est dû à une opacité
« du corps vitré. Ce qui me porte vivement à croire
« que cette opacité siège dans le corps vitré et non dans
« le cristallin, c'est sa situation profonde et l'apparition
« de trainées noirâtres dues à des dépôts pigmentaires;
« traînées qui peuvent se déplacer, ce qui n'aurait pas
« lieu si elles avaient pour siège le cristallin. L'œil
« gauche ne m'a pas paru malade.

« Signé : A. PAMARD.»

La constatation des lésions si bien décrites par mon
obligeant confrère ne laisse subsister aucun doute sur
la véracité de Creix ; il a bien réellement perdu la vue
de l'œil droit ; mais il est à croire qu'il peut encore distinguer le jour d'avec la nuit.

L'examen le plus attentif ne m'a fait découvrir sur
le gland et le prépuce, ni sur le reste de la peau de la
verge, aucune trace de cicatrice ni d'induration qui
témoignât d'un ulcère syphilitique antérieur ; ce que
je consigne ici, tout en faisant observer qu'avec le temps
les traces de ces lésions s'effacent, sur les membranes
muqueuses.

Peut-être est-ce la première fois que l'ophthalmoscope
a été employé à élucider, dans une expertise judiciaire,
ce point de pathologie oculaire. J'avais inutilement
compulsé un assez grand nombre de traités spéciaux
d'opthalmologie et de syphiligraphie, dans le but d'y
puiser, pour les résultats obtenus dans l'espèce, une comparaison et un contrôle, lorsque j'ai trouvé dans le

*Traité pratique des maladies de la peau et de la syphilis*
du docteur Gibert ( T. II, p. 364, 3ᵉ éd , 1860) : « Suivant
« un médecin dont le travail sur les névroses syphiliti-
« ques est encore inédit, l'ophthalmoscope pendant la
« vie et l'examen après la mort ont presque toujours
« fait constater une lésion matérielle appréciable de
« la choroïde ou de la rétine dans l'amaurose et dans
« l'amblyopie ; cette lésion est tantôt une simple con-
« gestion vosculaire, tantôt une infiltration ou un
« épanchement de matière *fibro plastique* au devant de
« la rétine ou dans la choroïde. D'où le conseil d'in-
« terposer les dérivatifs et les purgatifs dans le cours
« du traitement spécifique *qui n'a pas toujours un succès*
« *complet dans ce genre d'affection.*» Le livre de Zambaco,
*Des affections nerveuses syphilitiques*, imprimé en 1862,
contient au chapitre de l'amaurose et de l'amblyopie
des exemples des lésions constatées chez Creix.

Je me crois donc autorisé à regarder la maladie dont
Creix a été atteint comme étant la syphilis, et la lésion
oculaire qui le prive de la vue de l'œil droit, comme
étant de même nature, très-probablement.

De plus, rien ne démontre que cet homme ait contracté
le germe de la maladie ailleurs que dans ses rapports
avec sa femme.

Quelles seront les conséquences plus ou moins graves
de la maladie pour l'un et l'autre époux ?

En ce qui concerne la femme, est elle radicalement
guérie, de manière à n'avoir plus à redouter de nouvelles poussées d'accidents secondaires ou les accidents
tertiaires de la syphilis ? En admettant qu'elle est enceinte, son enfant naîtra-t-il indemne de la maladie ?
La chose est certainement possible ; mais les récidives
sont si fréquentes dans la vérole, que j'hésiterais à
affirmer seulement que la chose est probable. Au temps

et à l'évènement seuls il est donné de prononcer à cet égard.

En ce qui concerne le mari, l'œil droit est-il à jamais perdu ? L'insuccès des traitements et la gravité des lésions ne me semblent guères permettre un légitime espoir. N'a-t-il plus à redouter de nouveaux accidents ? Je reste à son égard dans un état de doute encore plus prononcé qu'à l'égard de sa femme.

Recherchons maintenant la cause première (l'agent de contamination) de la maladie.

En admettant comme vraie l'existence successive de la vérole chez les époux Dubois et Creix et chez la femme Nouveau (et le fait, comme on le verra plus bas, loin d'être nié est avoué par M. Julien Constant et complété par les renseignements que j'ai reçus de sa bouche même), il serait peu raisonnable de chercher ailleurs que chez le nourrisson qui a passé d'une nourrice à l'autre, l'agent de transmission du mal des époux Dubois aux époux Cre x et de ces derniers à la femme Nouveau, de supposer par exemple que chacune de ces femmes l'a puisé dans un commerce adultère ou l'a reçu comme le fruit de la débauche de son mari.

L'enfant avait-il reçu la syphilis de l'auteur de ses jours ?

Le 10 novembre 1852, M. Julien Constant me fournissait verbalement les renseignements ci-après :

Le 29 janvier 1860, me disait-il, son épouse accoucha d'un enfant du sexe masculin que l'accoucheuse reconnut sain de tous points. Dans les premiers jours de février, cet enfant fut mis en nourrice chez les mariés Dubois, à Mormoiron. La femme Dubois l'allaita jusque vers le milieu du mois d'août, époque où elle cessa de le nourrir, s'étant reconnue enceinte. L'enfant, indisposé seulement par suite du mauvais lait qu'il avait sucé, fut remis à la femme Creix, bien qu'avec quelque hésitation,

M. Constant sachant qu'elle était sujette à des maux
d'yeux et ayant entendu dire qu'elle avait mal aux seins,
mais non que l'enfant qu'elle venait de sevrer fût malade. La femme Creix le garda pendant cinquante-deux
jours, le rendit parce qu'elle n'avait plus de lait et indiqua elle-même pour achever l'allaitement sa cousine
Nouveau, à Blauvac, récemment accouchée ; c'était dans
la première quinzaine d'octobre. Ce lait nouveau remit
entièrement l'enfant, qui se développa et resta parfaitement sain jusqu'au commencement de juillet 1861, époque à laquelle il fut emporté, à l'âge de 17 mois, par la
coqueluche, qui régnait épidémiquement à Blauvac.

M. Constant affirme n'avoir eu, en fait de maladie
des organes génitaux, qu'un *échauffement*, à l'âge de 18
ou 19 ans, de peu de durée et qui n'a été suivi d'aucun
accident quelconque, ce qui est très vraisemblable ; il
s'est marié à l'âge de 23 ans (il en a aujourd'hui 45 et
sa femme est âgée de 42 ans) ; il a eu 10 enfants ; il lui
en reste 4, âgés, l'un de 16 ans, les autres de 13, 7 1/2
et 5; il a perdu les deux aînés l'un à l'âge de 5 ans
d'une fluxion de poitrine, l'autre âgé de 1 mois, il ne
se rappelle pas de quelle maladie ; un troisième, à 4
ans, d'une maladie qu'il ne spécifie pas ; le quatrième,
à trois mois, de la cholérine ; le cinquième, à 4 ans,
d'une maladie de langueur; le cinquième est celui dont
il s'agit. Depuis ce dernier, aucun enfant ne lui est né.

Occupé aux travaux des champs, M. Constant ne sait
rien et ne peut me fournir aucun renseignement, au
sujet des bains dont il a été question dans la déposition
de Léonie ; il en ignore le nombre et la nature. Dans
une entrevue postérieure, M. Constant, après avoir consulté sa femme, m'a affirmé qu'aucune drogue n'était
ajoutée aux bains d'eau de son.

Il nie que son enfant soit mort à Blauvac, avec les
symptômes signalés par Léonie. Il donne en preuve de

son assertion que Léonie l'a accompagné elle-même à
Blauvac pour voir son ancien nourrisson, qu'elle aimait
beaucoup et pour lequel elle faisait, comme on dit, des
folies, de même que la femme Dubois, toutes les fois
que l'enfant, *qui était fort beau et très-frais*, était apporté
à Mormoiron. Il confirme le dire de la femme Creix
relativement aux époux Dubois et ajoute même que la
femme Nouveau a souffert du gosier et a consulté, d'a-
près ses conseils, M. le docteur Barret à Carpentras,
qui, tout en regardant la maladie comme légère, lui a
soupçonné un caractère syphilitique et l'a traitée en
conséquence. Le traitement n'aurait duré que quinze
jours à trois semaines, et le mari de Rose Nouveau n'aurait subi aucun changement dans sa santé.

Au moment de la mort de son enfant, assailli par
les plaintes des époux Creix et Dubois, il fut le premier
à se rendre chez la femme Nouveau pour l'instruire et
la dissuader de donner le sein à un autre enfant, quelle
que pût être l'origine de la maladie dont se plaignaient
les époux Dubois et Creix. La femme Nouveau répondit
qu'elle se portait parfaitement ; mais elle cessa de nourrir. Ce ne fut qu'un mois ou même un mois et demi
après, qu'elle se plaignit de souffrir du gosier. Cette femme est d'une santé délicate ; sa famille a les organes de
la respiration faibles, assure M. Constant ; deux de ses
sœurs sont mortes dans le courant de l'été dernier.

M. Constant affirme que les époux Dubois ne se sont
plaints d'être malades qu'à la fin du mois de mai 1861,
pendant que l'enfant était à Blauvac, un mois environ
avant sa mort, près de dix mois après l'époque où la femme Dubois avait cessé de lui donner le sein ; que les
époux Creix ne se sont plaints d'être malades que vers le
milieu du mois de juillet, quinze jours après la mort
de l'enfant ; et que Creix, ainsi que sa mère et tous les

membres de sa famille, a été de tout temps sujet aux maux d'yeux ; le fait est de notoriété publique.

M. Constant ne nie pas avoir fourni aux frais du traitement de ces divers malades, mais il proteste énergiquement contre les idées de culpabilité que l'on voudrait induire de cet acte.

M. Constant ne s'est pas refusé à se laisser examiner de la tête aux pieds et, pour ce, à se dépouiller entièrement de ses vêtements.

Sa constitution n'a subi aucun affaiblissement ; il est blond ; sa peau est blanche et fine, son tempérament un peu lymphatique. Il n'existe sur sa tête aucune trace d'alopécie ; aucune glande engorgée au cou ; rien du côté des yeux. Les gencives sont saines, roses, adhèrent bien aux dents et ne témoignent pas d'une salivation récente. Le fond de la gorge, les piliers du voile et la voûte du palais sont très-rouges, tels que je les ai trouvés chez Creix, ce qui peut s'expliquer, comme chez ce dernier, par l'usage habituel de la pipe ; pas d'ulcération, ni de plaque muqueuse, sur toute l'habitude du corps ; rien que quelques cicatrices telles que peuvent en produire des boutons sans spécificité , bien différentes de celles que laissent sur la peau certaines éruptions syphilitiques. Pas d'exostose sur les jambes, pas d'altérations morbides aux orteils. Aux mains, callosités à la réunion des phalanges avec la paume, suites du rude travail à la charrue et au luchet, accompagnées de quelques gerçures que la même cause peut expliquer et qui diffèrent de rhagades ou fissures syphilitiques.

A l'aîne gauche les glanglions lymphatiques ne sont même pas appréciables au toucher ; à la droite, ils n'offrent pas un développement anormal. Je n'ai trouvé sur le gland, sur le prépuce et sur la peau de la verge ni cicatrice, ni induration indiquant l'existence antérieure d'un chancre syphilitique ; ce que je consigne, en faisant observer pour M. Constant, comme pour Creix, que sur les muqueuses la trace de ces lésions peut, avec le temps, disparaître.

L'état actuel de M. Constant ne m'a donc présenté aucun indice d'après lequel je puisse déclarer qu'il a été antérieurement atteint de syphilis.

Les résultats négatifs de cet examen m'autorisent-ils à remonter des époux Creix dans une autre direction que celle de Constant ; à rechercher, en un mot, si l'enfant Constant a communiqué la maladie aux époux Dubois ou s'il l'a reçue d'eux ? Mais aucune accusation n'est portée contre les époux Dubois et, le fût-elle, je serais dépourvu de toute donnée pour en apprécier la valeur ; je ne puis donc m'avancer dans cette voie.

Avant de poser mes conclusions, je crois devoir soumettre au Tribunal quelques observations essentielles.

1° Devant le développement successif de la syphilis chez les trois nourrices et chez les maris des deux premières nourrices, qui ne me paraissait nié par personne, j'ai dû admettre comme auteur de la transmission l'enfant qui a passé du sein de l'une au sein des deux autres; j'en ai dit plus haut la raison. Je l'ai fait, bien que la physionnie de l'enfant, *telle que me l'a dépeinte Léonie*, ne fût pas tout à fait celle des enfants vérolés dès leur naissance, parce que j'ai pensé que l'action des médicaments, si réellement il en a été pris antérieurement, avait pu atténuer les effets du principe virulent et que Léonie pouvait ne pas avoir observé les accidents morbides présentés par son nourrisson, accidents dont elle ne soupçonnait pas la nature, avec la même attention et la même intelligence que les accidents qui plus tard se sont développés chez elle-même. Mais il serait d'une grande importance d'acquérir la preuve que l'enfant Constant a présenté, à une époque plus ou moins rapprochée de sa naissance, des symptômes évidents de

syphil's, que des drogues, le sublimé par exemple, ont
été ajoutées aux bains qui lui étaient administrés, et,
enfin, qu'il a été emporté par une nouvelle poussée vé-
rolique et non par la coqueluche.

2° Ce n'est que d'après le récit des parties intéressées
que j'ai pu dresser le tableau de la maladie dont elles
disaient avoir été atteintes; cette base n'est pas la meilleure, mais elle était la seule sur laquelle, au moment
où mon intervention était requise, je pouvais appuyer
mon jugement. Quant à Léonie, les stigmates qu'elle
conserve ne m'ont pas paru laisser de doute sur la
réalité de cette maladie. Quant à Creix, il ne conserve aucun de ces indices. Les lésions reconnues
dans l'œil droit à l'aide de l'ophthalmoscope sont bien
celles que le virus syphilitique laisse à sa suite quand
il a porté son action sur les parties intérieures de l'œil
et les laisse dans un état incompatible avec la vision
distincte ; mais cependant elles n'ont en elles mêmes
rien d'absolument spécial à la syphilis ; toute cause capable de déterminer l'inflammation des parties intérieures
de l'œil pourrait donner naissance à de pareilles lésions ; leur nature syphilitique se déduit surtout de la
place que l'affection oculaire a occupée dans la série
des accidents syphilitiques Il serait donc important que
l'existence de ces accidents, angine, éruption tuberculeuse, génito-anale, ophthalmie spécifique, fût attestée
par d'irrécusables témoignages, celui des médecins qui
en ont reconnu la nature et dirigé le traitement, celui
des pharmaciens qui ont délivré les médicaments, etc.

CONCLUSIONS. – La maladie dont la femme Creix a été
atteinte a eu pour cause la syphilis.

La femme Creix n'en présente plus les symptômes,
mais elle en porte encore les traces.

Elle n'en était pas atteinte au moment où elle a sevré l'enfant Roux pour donner le sein à l'enfant Constant.

Il est difficile de ne pas admettre que la maladie lui a été communiquée par ce dernier nourrisson et qu'elle a pu la communiquer à son mari.

Elle n'est pas d'une manière certaine à l'abri d'une récidive.

Creix a perdu la vue de l'œil droit. Les lésions qui mettent obstacle à la vision distincte sont celles que la syphilis laisse après elle, dans l'amaurose syphilitique, mais elles ne lui sont pas exclusivement propres. Le fait de leur production concurremment avec d'autres accidents syphilitiques ou à leur suite est une raison plausible de les rattacher à la même cause. La preuve que ces accidents ont existé devra être faite.

Rien ne prouve que la maladie ne lui a pas été communiquée par sa femme.

Creix n'est pas à l'abri d'une récidive.

Le développement successif de la syphilis chez les trois nourrices étant admis ou prouvé, il est rationnel de regarder l'enfant qu'elles ont nourri comme l'agent de transmission du mal de la première aux deux autres.

L'absence actuelle de toute trace de vérole chez M. Constant me met dans l'impossibilité de découvrir si l'enfant a reçu héréditairement de l'auteur de ses jours le germe de la syphilis.

J'ose espérer que l'étendue de ce travail prouvera au Tribunal les efforts que j'ai faits pour surmonter les difficultés de la mission qu'il m'a fait l'honneur de me confier et lui procurer toutes les lumières qu'il était possible de tirer, au point de vue uniquement médical, de l'interrogatoire et de l'examen tant des mariés Creix que de M. Constant; et que ces lumières, rapprochées surtout d'éléments d'appréciation puisés à d'autres sources, lui seront de quelque secours pour éclairer sa conscience dans le litige soumis à son jugement.

8 décembre 1862.

# XIII

## DES SIGNES AVANT-COUREURS DES MALADIES

Alors que déjà et depuis longtemps il a quitté les sommets de la vie et qu'il descend avec une rapidité croissante la pente plus déclive qui conduit au dernier terme, le médecin, avant de se désaccoutumer de l'action et de la parole, doit, ce me semble, reporter ses regards en arrière et, interrogeant son passé, s'assurer qu'il n'y laisse stériles et oubliés aucune idée utile, aucun fait instructif, dont la science et l'art pourraient tirer quelque profit.

Dans le cours prolongé d'une pratique étendue et incessante, il est impossible qu'il n'ait pas vu se produire quelque évènement insolite, un cas rare, une crise inespérée, une cure fortuite ou longtemps poursuivie et réalisée à son heure, enfin les résultats heureux d'un médicament découvert ou retrouvé. Quel est le praticien émérite qui n'ait pas eu de ces bonnes fortunes, bien qu'elles échoient, je me hâte de le dire, plus particulièrement en partage aux chercheurs opiniâtres et plus encore aux esprits réfléchis et méditatifs ?

Dans le domaine de la médecine, non moins que dans celui des autres sciences, la veine des découvertes n'est jamais épuisée. Là aussi *c'est le fonds qui manque le moins*, à la condition commune de travailler et de prendre de la peine. Si l'on se faisait une loi de fixer par une note brève et rapidement écrite les faits rares et exceptionnels qui surgissent à un moment donné et les pensées nouvelles, les vues spéculatives, les espérances intuitives ou un trait de lumière dont ils peuvent être le point de départ, on serait étonné de la richesse d'un trésor grossi par le temps et mis à la disposition de l'esprit de plus en plus mûri par l'expérience et par l'étude. Un tel recueil serait le livre d'or de chaque médecin.

Dans l'exécution de ce fructueux travail, on ne saurait trop se rappeler que cela seul dure qui a été écrit, *scripta manent*, et se garder de compter absolument sur sa mémoire et de ne confier qu'à elle cette récolte d'observations et de pensées amassées lentement ; la mémoire, j'en ai fait l'expérience à mes dépens, est un dépositaire bien peu fidèle. Lorsque j'ai voulu payer mon tribut aux travaux de cette compagnie et tirer de cette épargne les matériaux de quelque mémoire, tant que je n'ai eu à interroger que mes seuls souvenirs, je n'ai trouvé rien d'assez clair, d'assez précis, d'assez complet, pour asseoir sur un fonds solide une œuvre sérieuse. Ce n'est pas en médecine, et surtout en médecine pratique, que l'on doit se contenter d'un à peu près. Ce n'est qu'à des notes prises avec soin, à des observations recueillies dans leurs détails essentiels, que j'ai demandé le sujet de ces communications auxquelles vos suffrages ont semblé donner quelque valeur.

Parmi les rares rencontres qu'il m'a été donné de faire, une des plus heureuses fut assurément celle qui me mit sur la voie des métamorphoses de la syphilis. J'étais dans la maturité de l'âge, et j'eus assez de chance et de force pour tirer tout un volume de cette mine féconde. Aujourd'hui un aussi long ouvrage me ferait peur.

Des circonstances non moins favorables avaient fait tomber entre mes mains un sujet d'études d'un intérêt égal, peut-être d'un intérêt supérieur, sinon par son

importance, au moins en raison de sa généralité. J'en
avais longtemps cherché la solution, soit au lit des malades, soit à travers les livres.

Si je ne craignais de réveiller les plus douloureux
souvenirs, je vous dirais que je n'avais pas l'intention
de mettre moi-même la dernière main à l'œuvre dont
je m'efforçais de ressembler les premiers éléments. Dans
ma pensée elle devait être le legs destiné par un père à
son fils, la première mise de fonds scientifique réservée à
l'héritier de son nom et de sa clientèle. A lui de reprendre la tâche commencée, de la continuer, de l'accroître,
de la compléter, de lui donner force et vie, de la rendre,
en un mot, digne de voir le grand jour de la publicité.
L'héritier n'existe plus, mais il me reste une famille médicale dans cette compagnie qui, depuis cinq années, m'a
traité si honorablement et m'a accordé de si nombreux
témoignages de la plus confraternelle affection.

Je vais placer sous vos yeux l'esquisse d'un seul point
de ce vaste sujet. Puisse quelqu'un d'entre vous exécuter, d'une plume plus sûre et plus habile, tout l'ensemble du tableau.

DES SIGNES AVANT-COUREURS DES MALADIES. — Tel était
le sujet de mes recherches. Voici quel en fut le point de
départ. Je suis depuis longues années le médecin de la
maison des orphelines de la Petite-Providence, œuvre
vraiment chrétienne et providentielle, dirigée par des
Dames de St Charles, patronnée et soutenue par la plupart des demoiselles de notre cité, nos sœurs et nos filles,
jusqu'à l'époque de leur mariage, qui est encore pour elles
l'occasion d'une généreuse offrande à leurs protégées.

Le personnel de cet orphelinat provient des plus pauvres et des plus malheureuses familles, de celles qu'une
mort prématurée a privées de leur père ou de leur
mère, souvent de tous les deux. Les causes de maladies,
soit acquises, soit héréditaires, ne manquent pas dans

le misérable passé de ces jeunes enfants, et une meilleure et plus saine hygiène ne parvient pas toujours à
en éteindre le germe.

Il vint une époque où j'eus à combattre chez un assez
grand nombre de ces orphelines des diarrhées peu graves en apparence, mais singulièrement désolantes par
la fréquence de leurs récidives et par leur durée. Chose
plus pitoyable encore ! quand j'avais réussi à supprimer le flux entérique et lorsque je me flattais d'avoir
ramené une santé solide, la poitrine, qui jusque-là n'a-
vait donné absolument aucun signe de souffrances, la
poitrine se prenait, et la malade succombait inévitable-
ment à une phthisie en général rapide, même galo-
pante. Ce fait douloureux avait frappé les religieuses
tout autant que moi, et dès qu'une diarrhée opposait
une certaine résistance aux moyen curatifs soigneusement administrés, ces dames disaient : *La phthisie n'est
pas loin !* J'en étais là de mon observation et très-préoc-
cupé de cet état de choses, lorsque le docteur Martin
m'appela en consultation auprès d'une de ses clientes.
Avant de nous introduire auprès de la malade, Martin
nous fit compendieusement l'historique d'un dérangement intestinal très-rebelle, des incessantes alternatives de guérison et de rechute par lesquelles il avait
passé, en un mot d'un fait morbide qui me parut l'analogue de ceux que j'observais à la *Petite-Providence.* —
Si tu n'as pas guéri ta malade, lui-je, si les soins les plus
judicieux ont échoué, c'est que tu n'as pas affaire à
une entérite franche, mais au début insidieux d'une
phthisie pulmonaire. — Allons donc ! la malade n'a
jamais toussé, s'écria-t-il. -- C'est possible, dit alors
M. le docteur Loriol, qui était en tiers dans la
consultation ; mais soyez sûr qu'elle toussera, Je
l'ai examinée hier et j'ai constaté sous les clavi-
cules l'existence de craquements et de râles carac-

téristiques. Nous nous rendîmes près de la malade, et l'auscultation justifia mon pronostic et confirma la justesse du diagnostic de notre jeune confrère. M. Loriol, qui resta chargé du traitement, eut l'obligeance de rédiger lui-même et de me remettre l'observation de cette malade, telle que je vais vous la lire.

« M^me Gouget, âgée de 27 ans, d'une constitution faible, d'un tempérament lymphatique, est née de parents sains. Elle a eu, à l'âge de puberté, des malaises généraux, de la faiblesse, qui ont été attribués par le médecin à l'établissement des règles. Celles-ci ont paru à l'état normal jusqu'à l'âge de 23 ans.

« Depuis lors M^me G .... les a vues deux fois par mois ; elles étaient moins abondantes chaque fois.

« Il est bon de noter que M^me G... a un frère atteint de phthisie pulmonaire.

« Au mois d'oût dernier (1852) la malade ressentit de vives douleurs dans le bas-ventre ; ses menstrues disparurent, les fonctions digestives s'altérèrent ; elle eut des vomissements peu fréquents, accompagnés de douleurs épigastriques, et enfin il s'établit chez elle un état de constipation opiniâtre. La maladie fut combattue par les antiphlogistiques, les émollients, les lavements purgatifs. A la constipation succéda une diarrhée abondante, les autres symptômes notés restant les mêmes. En même temps il se déclara une fièvre accompagnée de sueurs nocturnes. La malade prétend formellement n'avoir pas toussé à cette époque ; elle maigrit rapidement. On continua l'usage des émollients, on employa les opiacés ; la diarrhée cessa ; la constipation reparut ; les sueurs diminuèrent un peu. Le vomissement et la douleur abdominale persistant, on employa tous les moyens mis en usage contre la gastro-entérite, mais sans succès.

« Le premier juin, je fus appelé près de la malade ;

elle se plaignait de douleurs abdominales, siégeant particulièrement au bas-ventre et à l'épigastre ; la langue
était rouge sur les bords, humide vers le milieu. La
malade vomissait quelquefois après le repas ; l'appétit
était presque nul ; la constipation durait depuis 15 jours;
le pouls donnait de 90 à 95 pulsations par minute; il était
petit ; la peau était terreuse ; la malade était dans un
état de marasme assez avancé ; les sueurs nocturnes
avaient lieu vers les deux heures de l'après-minuit. M^{me}
*Gouget ne toussait pas.*

« La percussion nous démontre de la matité sous la
clavicule droite ; à l'auscultation nous entendons en
avant une respiration dure, et dans la fosse sus-scopu-
laire droite des craquements très-manifestes ; la voix
n'offrait rien de particulier; une douleur sourde se faisait
sentir entre les deux épaules.

« Le lendemain, après une consultation avec MM.
Yvaren et Martin, où il fut résolu qu'on insisterait sur
l'emploi des révulsifs cutanés et des antituberculeux,
je lui ordonnai : 1° des pilules contenant chacune 3 centigrammes d'iodure d'amidon et 1 centigramme d'extrait thébaïque ; elle en prit deux par jour ; 2° des frictions
abdominales avec la pommade d'hydriolate de potasse;
je conseillai de continuer le lait d'ânesse qu'elle prenait déjà, et je lui ordonnai deux grands verres de tisane
de houblon par jour.

« Ces remèdes furent continués pendant siy jours ; au
bout de ce temps, la malade put manger et digérer sans
fatigue une côtelette d'agneau et quelques fruits cuits;
la douleur abdominale était limitée à l'hypogastre ; les
sueurs nocturnes avaient un peu diminué ; la fièvre, qui
était continue quand je vis la malade, ne revenait qu'a-
près le repas du soir et ne durait que jusqu'à deux heures du matin.

« Le 9 juin, j'appliquai un large cautère avec la pâte

de Vienne sur le point douloureux de l'abdomen ; je fis
continuer les frictions avec la pommade iodurée, suspendre le lait d'ânesse, et j'ordonnai trois cueillerées de
vin de quinquina à prendre dans la journée. Le vin de
quinquina ne déterminant aucun accident du côté de l'abdomen, je le portai le lendemain à quatre cueillerées ; il
fut continué jusqu'au 13 ; ce jour là, la fièvre ne parut
pas, la malade toute réjouie voulut se lever ; elle prétend
n'avoir pas sué dans la nuit. Le mieux se continua jusqu'au 27 juin. Les sueurs et la fièvre hectique avaient
biendisparu ; la malade digérait sans peine ; les selles
étaient régulières.

« Le 27, elle se plaignit d'une toux sèche, peu fréquente et de malaise général ; elle demanda à diminuer
ses aliments ; l'auscultation ne me fit découvrir aucun
changement dans la poitrine ; le pouls était un peu plus
fréquent ; elle prit deux bouillons seulement. Cet état
dura deux jours, après lesquels la malade commença à
sortir et ne se plaignit plus que de la faiblesse.

« Le 6 juillet, le vin de quinquina fut suspendu, ainsi
que les frictions d'hydriodate de potasse. La malade prit
de l'eau de Seltz et continua les pilules.

« Le 22 juillet, la douleur abdominale reparut et avec
elle la fièvre hectique et les sueurs nocturnes. La malade se refusa à reprendre le vin de quinquina et elle
abandonna tous les remèdes, sauf l'eau de Seltz.

« Le 26, elle vomit et se plaignit de vives douleurs dans
le triangle sus-claviculaire droit, d'une toux sèche et de
sueurs très abondantes ; elle eut de la diarrhée. Potion
de Rivière, lavements émolliens, frictions d'Auten-
rieth sur la partie supérieure du thorax et sur le ventre,
eaux de riz. — 27. Les vomissements ont cessé ; même
état du reste. — 29. Éruption abondante sur les points fric-
tionnés. La malade n'a eu qu'une selle ; la fièvre diminue. — 30. Emplâtres tiédi sur le devant de la poitrine ;

reprise des pilules d'amidon à la dose de deux par jour.

« 8 août, la malade est dans un état assez satisfaisant ; elle se lève ; la fièvre n'existe plus ; mais elle tousse à de longs intervalles ; les douleurs de poitrine ont disparu ; celle de l'abdomen reparaît de temps à autre.

« Aujourd'hui (fin septembre), la toux est plus fréquente, les digestions pénibles ; les sueurs nocturnes reviennent ; la fièvre est continue avec redoublement vers le soir ; le marasme très-avancé ; la malade est découragée ; l'auscultation permet de constater les progrès de la lésion pulmonaire, et tout fait craindre une mort prochaine. »

La phthisie pulmonaire traîna lentement cette femme à la mort.

Pendant toute la première période de la maladie, la diathèse spéciale porta ses manifestations sur les intestins et couvrit des symptômes de l'entérite, alternatives de diarrhée et de constipation, le travail sourd et silencieux qui se faisait dans les poumons. Cette sorte d'erreur de lieu se prolongea même pendant le cours presque entier de la maladie ; la toux et les douleurs de poitrine ne s'accentuant, et encore à un degré peu marqué, qu'aux moments où la phlegmasie gastro-intestinale cédait aux remèdes ou se suspendait d'elle-même; cette phlegmasie se faisait remarquer par la lenteur de sa marche, par l'opiniâtreté de sa persistance et de ses retours, par son indifférence aux agents toniques ou même irritants, vin de quinquina, iodure d'amidon, par sa résistance aux médications les plus rationnelles. A ces caractères aurait-on pu soupçonner l'influence d'un état général, remonter à une diathèse et, dans l'espèce, considérer cette entérite comme un signe avant-coureur de la tuberculose ? Je n'hésite pas à l'affirmer : *quoties re mediis consuetis morbi non profligantur, ad cacoëthicam quamdam, Galeni consilio, est recurrendum* (Bouillon).

Notez que le frère de la malade était atteint de phthisie pulmonaire. Une recherche exacte des maladies de la famille est, dans ces circonstances, d'une importance capitale. Je circonscrirai donc ma communication actuelle dans l'étude de la diarrhée, considérée comme signe avant-coureur de la phthisie pulmonaire.

Le premier ouvrage que je consultai sur ce point de séméiotique, qui me préoccupait fortement, devait être et fut le livre que M. Louis, cet observateur d'une si minutieuse exactitude, a publié sous ce titre : *Recherches anatomiques, pathologiques et thérapeutiques sur la phthisie*.

J'y lus à la page 187 : « Dans la première période de « la phthisie... peu de malades avaient du dévoiement ; « un plus petit nombre, quelques douleurs de ventre, « avec les autres symptômes de la péritonite chroni- « que. »

Considérée comme prodromique de la phthisie, la diarrhée est donc un symptôme rare. Et cette circonstance me fournit l'occasion d'établir une différence essentielle entre la diarrhée considérée comme prodrome de tuberculeuse, dont je ne m'occupe pas ici, et la diarrhée considérée comme signe avant-coureur de la phthisie pulmonaire, que j'étudie à part, que j'ai à cœur de mettre en lumière, sur laquelle j'appelle l'attention, d'une manière, sinon nouvelle, au moins plus spéciale que la chose n'a été faite jusqu'ici.

Mais je lis à la page 218 : « A une époque variable, « *rarement au début de la phthisie*, le plus ordinairement « deux, quatre, cinq, six mois, et quelquefois plus, avant « la mort, les malades qui étaient atteints de la lésion « qui nous occupe ( ramollissement et amincissement « de la membrane de l'estomac) perdaient l'appétit, puis « éprouvaient souvent des douleurs très-vives à l'épi- « gastre ; quelques jours ou quelques mois plus tard, ils

« avaient des nausées, puis des vomissements, ou bien
» ces derniers symptômes éclataient et les douleurs
» ne se manisfestaient qu'après une ou plusieurs semai-
» nes.... Chez quelques sujets, la douleur, les nausées,
« les vomissements avaient été dévancés *pendant une,*
« *deux ou trois années par un dérangement plus ou moins*
« *marqué des digestions.* »

En effet le malade de la IVᵉ observation, un peintre en
bâtiments, âgé de 62 ans, annonçait cinq mois de maladie et *cinq mois de diarrhée.* Celle-ci avait été forte et,
à son début, le malade avait eu vingt selles et quelquefois plus en vingt-quatre heures, souvent aussi de violentes coliques ; *la toux ne s'y était jointe qu'au milieu du*
*quatrième mois.* ( loc. cit. p. 91.)

Le sujet de la VIIIᵉ observation, un tailleur de pierres,
était sujet *depuis plus de trois années* à des maux de gorge,
qui duraient de vingt-quatre à trente-six heures, et, *de-*
*puis plus de temps encore, à une diarrhée* peu considérable,
qui revenait de mois en mois, pour un jour ou deux
seulement et sans coliques. Six mois avant d'entrer à
l'hôpital, il avait été pris tout à coup, sans cause connue, sans toux préalable, d'un crachement de sang qu'il
évaluait à deux livres... La toux et les crachats avaient
débuté avec l'hémorrhagie ou peu après;... il n'y avait
eu ni douleurs de poitrine, ni *diarrhée* depuis l'hémoptysie, la toux, etc. ( loc. cit. p. 162.)

Dans la XVᵉ observation, un cordonnier, âgé de 34
ans, habituellement bien portant, n'ayant jamais eu d'affection grave, n'étant pas sujet aux rhumes, se disait
malade depuis un an et demi, ne travaillait plus depuis
cinq mois et attribuait sa maladie à des chagrins pro-
fonds causés par la perte de ses épargnes. Cette maladie avait débuté *par un dévoiement* peu considérable, accompagné de la perte presque complète de l'appétit. *Ce symptôme avait persisté pendant onze mois* d'une

manière uniforme sans nausées, sans vomissements, quelquefois uni à de légères douleurs à l'épigastre. Après cette époque, le malade avait été pris, au milieu de la nuit, sans cause connue, d'une abandante hémoptysie évaluée à un demi litre, qui se renouvela deux jours de suite et qui parut céder à l'usage de boissons fortement acidulées. La toux, les crachats, la dyspnée s'y joignirent, souvent même il y eut des vomissements après la toux, *et dès lors la diarrhée cessa.* (Loc. cit. p. 247). M. Louis traite avec développement des désordres gastriques qui servent de prodromes *prochains* à la phthisie ; ils font partie des premiers symptômes ; ils tiennent la tête du cortège ; ils n'en sont pas le signe avant-coureur, dans le sens que j'attache à ce mot.

Dans sa *Clinique médicale*, M. Andral ne touche qu'en passant au sujet que je développe, mais les quelques paragraphes qu'il lui consacre sont marqués au coin d'une observation judicieuse et d'un sens très-pratique.

« Ce n'est pas toujours, écrit-il, à la même époque de la phthisie pulmonaire que le canal intestinal commence à s'affecter. Sous ce rapport les phthisiques peuvent être divisés en quatre classes. Dans la première nous placerons ceux chez lesquels l'*affection de l'intestin semble précéder celle du poumon.* Dans la seconde, nous rangerons les individus chez lesquels cette double affection naît et marche en même temps. La troisième classe comprendra les malades qui n'ont offert pendant longtemps que des signes de tubercules pulmonaires, et chez lesquels le devoiement ou autres signes d'affection intestinale ne surviennent qu'à une époque avancée de la phthisie pulmonaire. La quatrième classe, enfin, sera réservée à ceux qui meurent phthisiques, le canal intestinal étant resté constamment sain, ce qui est le cas le plus rare.

« Nous avons vu souvent, à la Charité, des individus

qui depuis longtemps étaient atteints d'*une diarrhée chronique*, lorsqu'ils étaient soumis à notre observation. Ils étaient déjà dans un état de marasme plus ou moins avancé ; ils avaient un mouvement fébrile continu avec redoublement une ou deux fois par jour ; d'ailleurs *ils ne toussaient pas et n'avaient jamais toussé*, leur respiration était libre, l'auscultation et la percussion annonçaient un état sain du parenchyme pulmonaire. Il n'y avait chez eux, si l'on peut ainsi dire, que *phthisie intestinale*. Mais au bout d'un temps plus ou moins long, un peu de toux commençait à se manifester, les profondes inspirations devenaient impossibles, des hémoptysies plus ou moins abondantes avaient lieu ; d'ailleurs l'auscultation et la percussion ne donnaient encore aucun renseignement, mais l'ensemble de ces symptômes était suffisant pour porter à soupçonner l'existence de tubercules pulmonaires, qui, développés consécutivement à la phthisie intestinale, en devenaient une funeste complication. Si alors les individus mouraient, nous trouvions effectivement des traces d'inflammation chronique du côté de l'intestin, tandis que dans le poumon il n'y avait encore que des tubercules crus et peu nombreux. D'autres fois les malades prolongeaient plus longtemps leur existence ; les tubercules pulmonaires faisaient des progrès et ils ne succombaient que lorsque le parenchyme pulmonaire s'était creusé des cavernes dont l'auscultation avait annoncé la présence.

« Dans les cas de ce genre, une toux légère peut être le seul phénomène morbide qui signale une affection du poumon. Trop souvent, préoccupé par la maladie primitive de l'intestin, lui rapportant avec juste raison et le marasme et tous les graves accidents qui se manifestent, le médecin ne fait pas toujours assez d'attention à cette toux ; il la laisse prendre domicile en quelque sorte, et ce n'est que l'autopsie qui apprend que la cause de cette

toux réside dans les tubercules pulmonaires. Convaincu
par l'observation que les individus atteints d'une entérite chronique ont une funeste tendance à devenir
phthisiques par le poumon, nous pensons qu'on ne doit
jamais négliger de combattre par des moyens actifs les
rhumes dont ils sont affectés, que'que légers qu'ils paraissent. Trop souvent dans ce cas la temporisation a été
funeste ; par elle, une légère bronchite a donné rapidement lieu à de nombreux tubercules, et dès lors toute
guérison est devenue impossible, car ce n'est point
avec un ensemble de pareilles circonstances qu'on peut
espérer que s'effectuera la cicatrisation des cavernes. »
( p. 323.)

Lisez à l'appui de ces pages excellentes l'observation
XXIIIᵉ, qui les suit, dans laquelle les symptômes d'entéro-
colite chronique *précédent de cinq mois* l'affection pulmonaire, et comme contre-partie, l'observation XXIVᵉ, dans
laquelle une phthisie pulmonaire semble devenir stationnaire et les symptômes mêmes disparaissent en même
temps que se montre une gastro-entérite chronique, dont
le développement suit l'administration du purgatif Le
Roi, et, qui est la principale cause de la mort, et les commentaires dont elles sont l'une et l'autre suivies. Vous y
trouverez, ainsi que dans l'ouvrage de M. Louis, des détails d'anatomie pathologique se rattachant à ces phthisies intestino-pulmonaires, que j'omets à dessein, résolu que je suis à borner cette étude à un point de sé-
méïologie. Le livre de M. Louis et la clinique de M.
Andral sont dans toutes les mains.

Je préfère donner plus d'étendue aux emprunts que
je vais faire aux œuvres latines d'un médecin anglais
du XVIIᵉ siècle, Richard Morton, observateur sagace, auquel le fait pathologique du début de la phthisie pulmonaire par la diarrhée n'avait pas plus échappé qu'à MM.
Louis et Andral. Ce sont de ces rencontres qui sont plus

fréquentes qu'on ne le pense entre les auteurs modernes et les anciens, entre ceux du moins qui savent interroger la nature et la prendre sur le vif. Vous allez le reconnaître, quoique Morton ne parle pas la langue physiologique et pathologique de nos jours. Les théories
s'usent, tombent et sont remplacées par d'autres ; ce
qui est vrai ne s'altère ni ne vieillit.

Au livre premier, chapitre sept, de sa *Phthisiologie*, Richard Morton traite *de la consomption qui succède à la
dyssenterie et à la diarrhée*.

« Dans la diathèse scorbutique de l'organisme, écrit-il,
l'ascescence du sang est souvent telle, que la plus légère
cause l'irrite et le met dans l'impossibilité de s'assi-
miler le chyle nouvellement produit, en sorte que celui-
ci s'écoule, comme un ruisseau, par les glandes intestinales. Le chyle conserve-t-il ses bonnes qualités ? la
maladie qu'il produit se borne à de la diarrhée ; ses
qualités se dépravent-elles ? la maladie qu'il engendre
sera une dyssenterie sanguinolente. Par suite de ce flux
continu de chyle, le sang s'appauvrit et s'échauffe considérablement, au point que, même alors que la dyssenterie ou la diarrhée a cédé à l'usage des médicaments
opiacés et astreingents (employés selon la méthode qui
sera exposée au chapitre de la diarrhée et de la dyssenterie), concurremment avec l'atrophie et avec la sécheresse de la peau il reste dans le sang toute la chaleur hectique causée par sa faiblesse et son appauvris-
sement ; ce qui arriva à mon fils unique et bien-aimé
et à beaucoup d'autres malades. Cet état de consomption finit le plus souvent en phthisie pulmonaire. On
préviendra cette terminaison (la diarrhée et la dyssenterie préalablement guéries) en prescrivant l'usage prolongé de la diète lactée, de l'écorce du Pérou, des eaux
minérales ferrugineuses et de la décoction blanche prise
comme boisson ordinaire.» (Richardi Mortoni, *Opera me-
dica*, p. 15).

### PREMIÈRE HISTOIRE

« La fille unique de M. Tindall, d'une rare beauté quoique scorbutique et d'un tempérament mélancolique, approchait de sa dix-huitième année, lorsque la suppression de ses menstrues la jeta dans une diarrhée séreuse et colliquative, qui peu à peu, dans l'espace d'un an, la réduisit à un état d'amaigrissement général porté jusqu'au marasme, sans fièvre appréciable, sans toux, sans dyspnée, sans aucun autre symptôme d'affection des poumons, à ce point que le médecin qui la traitait avant moi ne la tenait nullement pour phthisique. Quant à moi, appelé seulement pour donner mon avis sur cette diarrhée, qui avait débilité la malade et l'avait contrainte à ne presque pas quitter le lit, en la trouvant dans un état de consomption plus que voisin du marasme, j'affirmai ouvertement qu'elle était phthisique, quoique le poumon parût encore sain et sauf et qu'il n'existât aucune indice de fièvre hectique. A peine un régime convenable et l'emploi des médicaments efficaces eurent-ils arrêté cette diarrhée excessive qui, ignorance du médecin ou incurie, avait persisté si longtemps, qu'aussitôt une flamme hectique s'alluma dans tout le corps et que les poumons devirent le siège d'une toux et d'une dyspnée presque incessantes, et ces symtômes, auxquels se joignaient enfin une sueur colliquative, l'enflure des pieds et les autres accidents funestes de la phthisie pulmonaire, conduisirent rapidement à son dernier jour cette belle jeune fille, au milieu des larmes de ses amis.

« Deux circonstances, dans ce cas, étaient surtout dignes de remarque : la première, c'est que, plus la diarrhée était arrêtée, plus les poumons toujours et immédiatement s'affectaient; la seconde, c'est que, pendant l'espace

de presque une année où la consomption alla croissant
jusqu'au marasme, les poumons ne parurent pas en recevoir la moindre atteinte, et que cependant, après la mort,
à l'ouverture du cadavre, ils apparurent de toutes parts
remplis de tubercules non-seulement à l'état de cru-
dité, mais en partie suppurés, arrivés à maturité.» (Ib.,
p. 15 et 16)»

### SECONDE HISTOIRE

« Mon fils unique, avant qu'il eût atteint l'âge de huit
ans, fut pris, pendant que j'étais absent, d'une dyssenterie si intense qu'elle le réduisit, avant que je fusse de
retour, à un état de consomption voisin du marasme.
Et après que, par l'emploi soutenu de remèdes de tout
genre, la dyssenterie eut été entièrement guérie et
le ventre ramené à l'état naturel, il resta encore de
la chaleur, de l'aridité à la peau, de l'accélération dans
le pouls, avec tous les autres signes de la fièvre hectique; en outre, l'appétit se perdait, et il survenait une toux
sèche, et un certain degré de surdité et d'hébétude. Mais
le séjour dans un air pur et salubre, la diète lactée, plus
tard l'écorce du Pérou et une alimentation réparatrice
et abondante, lui rendirent, dans l'espace de trois ou
quatre mois, ses chairs et son embonpoint ; toutefois
depuis ce temps il est toujours resté sujet à une toux
asthmatique qui se reproduisit à la moindre occasion.»
(Ibid., p. 16.)

Morton publiait sa *Phthisiologie* en 1695. Franchissons
plus d'un siècle et écoutons l'auteur du traité *De l'auscul·*
*tation médiate.* Les faits observés sont semblables et
le langage même est moins différent qu'on ne serait
porté à le croire :

« Il est assez commun de voir les symptômes généraux et locaux de la phthisie pulmonaire *précédés par*
*une diarrhée chronique de longue durée ;* et dans ces cas

on trouve, à l'ouverture des cadavres, un grand nombre d'ulcérations dans les intestins, et dans la plupart d'entre eux de petits tubercules miliaires ; dans d'autres les tubercules sont déjà ramollis et complètement détruits. (T. 1 p. 695.) *Pulmones apparebant ubique tuberculis hic illic referti atque non tantum crudis, vero etiam aliquibus maturis.* (Rich. Morton.)

« Les phthisies qui sont précédées par une longue diarrhée sont ordinairement accompagnées d'une maigreur plus grande, d'une plus grande prostration des forces, la peau est terreuse et n'a point la finesse, le blanc blafard et l'aspect de cire qu'elle présente chez la plupart des phthisiques. La mort suit de près l'expectoration et les autres symptômes locaux de la phthisie pulmonaire; mais avant cette époque les signes stéthoscopiques indiquent le plus souvent déjà l'existence de tubercules ramollis ou excavés dans les poumons (T. 1 p. 696).»

« Quelques phthisies commençant par la diarrhée arrivent au terme fatal sans avoir jamais été accompagnées de toux et d'expectoration, fait que M. Portal connaissait déjà lors de la publication de ses *Observations sur la nature et le traitement de la phthisie pulmonaire* ; mais alors ordinairement on ne trouve dans les poumons que des tubercules crus.» (T. 1. p. 698).

Ces observations ne confirment elles pas, en s'appuyant de l'autorité d'un maître, la règle que j'ai posée plus haut de remonter à une cause générale, à un état diathésique, dans le cas de ces diarrhées chroniques, à étiologie obscure, sujettes à de nombreuses récidives, rebelles aux médications les plus rationelles, état général en dehors duquel le diagnostic et le pronostic restent incertains ou erronés et dans lequel, la phthisie tenant la première place, l'attention du médecin ne doit jamais se détourner du théâtre de ses manifestations ultérieures et plus ou moins prochaines, les poumons.

Cette phthisie, que l'on pourrait appeler *intestino-pul-monaires* n'est pas irrémissiblement incurable. Laennec nous fournit dans l'observation XX<sup>e</sup> un cas où elle paraît avoir été réellement *guérie par la transformation de l'excavation tuberculeuse en fistule.* En voici l'analyse sommaire : Madame C., âgée de quarante-huit ans ; santé parfaite jusqu'à l'âge de trente ans; polype utérin avec flueurs blanches qui épuisent ses forces ; opération, retour à la santé. Catarrhes pulmonaires de longue durée, accompagnés d'un amaigrissement notable. *A la suite d'un de ces catarrhes, elle éprouva une diarrhée qu'on ne put modérer qu'au bout d'un temps fort long, et après laquelle les selles continuèrent pendant quatre ans à être liquides,* quoiqu'il n'y en eût plus qu'une ou deux par jour, et que d'ailleurs la santé ne parût pas en souffrir.

« Vers la fin de l'année 1816, Madame C... se portait fort bien. *Il y avait longtemps qu'elle n'avait pas eu de catarrhe.* Durant toute l'année 1817, bronchite chronique; la respiration s'entendait assez bien partout, mais *moins fortement au sommet du poumon droit que dans les autres parties de la poitrine.* En février 1818, *toux grasse* redevenant peu après rare et presque sèche. Au commencement d'avril, *pectoriloquie* des plus évidentes à la partie antérieure et supérieure droite de la poitrine, due à l'évacuation de la matière tuberculeuse ramollie, selon l'opinion de Laennec, partagée par MM. Husson Guersent et Renauldin, délégués par la *Société de médecine* pour examiner la malade. Retour à la santé la plus parfaite, quoique Madame soit toujours pectoriloque au même degré. » (T. I., p. 598. )

Le fils de Richard Morton et M<sup>me</sup> Gouget ont eu en partage la même chance, d'autant plus heureuse qu'elle est plus rare : *et habent sua fata ipsi ægri.* Il est donc une diarrhée par laquelle prélude quelquefois la diathèse tuberculeuse; diarrhée liée à une entéro-colite le plus souvent

chronique, rarement aiguë ; sa durée varie de quelques
mois à plusieurs années ; elle consiste en un petit nombre
ou en un très-grand nombre de selles ; elle éveille peu de
douleurs ou de vives coliques, avec ou sans nausées ni
vomissements ; elle se déclare sans cause connue ou à la
suite des causes ordinaires des phlemasies intestinales;
parfois compatible avec un certain état apparent de
santé, elle donne souvent lieu à des mouvements de
fièvre continue ou intermittente et à un marasme plus
ou moins rapide ; elle se prolonge sans interruption ou
elle est coupée par des intervalles d'intermission variables ; elle résiste à l'influence d'une meilleure hygiène
et à l'action des médications les plus rationnelles ; ag-
gravée par les irritants et même par les toniques, ou
indifférente à leurs excitations ; enfin elle peut, quand
se manifestent la toux et les autres symptômes de la
phthisie pulmonaire, disparaître sans retour, alterner ou
régner concurremment avec eux.

Par l'obscurité de son étiologie ou par sa persistance,
quand les causes qui ont occasionné son apparition
ont été éloignées, par la fréquence irrationnelle de ses
récidives, par sa résistance opiniâtre aux médications ordinairement efficaces, elle impose au médecin le devoir
de porter son investigation plus loin et plus haut que
le théâtre de ses manifestations locales, et de remonter
à des causes générales, diathésiques, héréditaires, parmi
lesquelles la diathèse tuberculeuse tient le premier rang,
et d'en tirer les éléments du diagnostic et subsidiaire-
ment ceux du pronostic.

Ce pronostic est presque toujours fâcheux.

Il n'entrait pas dans mon sujet d'en débattre le traitement ; cependant je n'ai pas hésité à reproduire les
excellents conseils dans lesquels M. Andral recommande
de supprimer, dans ces circonstances, par un traitement
prompt et énergique, les accidents morbides, même lé-

gers, rhumes, etc., qui surviendraient du côté des poumons. Je ne puis, de même, ne pas poser ici quelques questions qui me paraissaient d'une pressante opportunité. Si cette diarrhée n'est que le prélude de la phthisie pulmonaire, faut-il la combattre et s'en rendre maître dès le début ? Théâtre pour théâtre, l'intestin n'est-il pas préférable à la poitrine et n'offre-t-il pas, quand la scène qui s'y passe n'est point trop violente, plus de chance de durée, de salut, même la perspective de catastrophes moins soudaines, moins inéluctables dans la tragédie morbide dont elle est le premier acte? Et si l'art n'est appelé à intervenir que loin de l'époque du début, ne vaut-il pas mieux ne rien brusquer et s'appliquer à en modérer d'abord l'intensité et à n'en débarrasser entièrement le malade qu'après qu'on aura établi, par un cautère ouvert à la jambe, une dérivation efficace qui prévienne le retour du flux intestinal, le transport des mouvements congestifs et fluxionnaires sur les poumons et le développement de la dégénérescence pulmonaire imminente ou déjà commencée ? Ces mouvements fluxionnaires se portant loin de l'organe menacé, certaines phlemasies chroniques siégeant sur des viscères peu disposés à recevoir la tuberculisation, utérus, derme, membranes muqueuses et séreuses, doivent être respectés jusqu'à un certain point et considérés comme une utile diversion, comme un effort intelligent que ferait la nature pour détourner ses actes troublés et délétères d'organes *plus nobles* et plus essentiels à la vie.

Ce fonticule, substitué à l'irritation entéro-colique, agira à l'instar de ces fistules anales, émonctoires puissants, spontanés, qui semblent tenir la phthisie pulmonaire en échec, ainsi que l'a démontré Richeraud dans sa *Nosographie chirurgicale*. Si une main imprudente les opère et les ferme, aussitôt les poumons se prennent.

L'organisme, par un rare et nouvel effort, parvient-il à les rétablir, les poumons se dégagent, la phthisie lâche prise. Ici la nature nous donne l'exemple ; il ne nous reste qu'à l'imiter : *Naturæ minister sit medicus.*

11 mai 1870.

# XIV

## EXCURSIONS

### A TRAVERS LA MATIÈRE MÉDICALE

### A LA RECHERCHE DES SPÉCIFIQUES

*Incedo per ignes*
*Supositos ceneri doloso.*
(Horace.)

## PARTIE THÉORIQUE

Que doit-on entendre par spécifiques ? — Y a-t-il des spécifiques ? — Quels sont-ils?

Tout d'abord, afin de jeter sur les mots une clarté qu'il serait nécessaire, mais qu'il est peut-être difficile de rendre complète, ainsi que vous allez en juger vous-mêmes, je vais m'efforcer de préciser le sens qu'on doit y attacher, et déterminer les faits et les idées que ces mots doivent rappeler et représenter.

Le livre de notre compatriote le D<sup>r</sup> Émile Chauffard, *De la spontanéité et de la spécificité dans les maladies*, livre excellemment pensé et très-philosophiquement écrit, me fournira des matériaux précieux pour cet indispensable préambule.

Commençons par la maladie. Qu'est-ce donc que la spécificité morbide ? La réponse à donner à cette question est des plus ardues, car elle se heurte non-seulement aux difficultés ordinaires dont l'enfantement verbal de

toute bonne définition est hérissé, mais encore aux si-
gnifications très-diverses que les pathologistes attachent
au fond même de la chose : *Formaliter et extrinsecus*.

Il n'est pas facile, M. Em. Chauffard le reconnaît, de
déterminer les caractères de la spécificité morbide. Ses·
tier appelle causes spécifiques celles qui donnent lieu à
des maladies que nulle autre cause ne peut produire et
qui offrent un caractère *occulte* dans leur mode d'action.

Requin les appelle causes déterminantes *occultes*.

Définitions renouvelées de celle donnée par Paracelse : *Ægritudines specificæ sunt quæ sperma suum peculiare habent in corpore et occultum, quando rei vel effec-
tus causa latet.*

Ce qui donne aux maladies spécifiques leurs caractères invariables, dit Trousseau, c'est non la quantité,
mais la qualité de la cause morbifique, invariable elle-
même dans sa nature, sous l'influence de laquelle elles
se sont développées. A chaque cause morbifique spéciale, l'organisme répond par des effets ayant leur caractère spécifique. ( Clinique de l'Hôtel Dieu. ) N'est-ce
pas là encore le *sperma suum peculiare habent*?

Le mot spécifique, écrit M. Gintrac, signifie ce qui
est propre à une chose, particulier à une espèce ; or
une cause spécifique est celle dont l'essence est de produire un effet déterminé, particulier, s. écial. Il faut
donc donner aux causes spécifiques une acception plus
étendue qu'on ne le fait généralement. Ces causes sont
des agents mécaniques, chimiques, toxiques, virulents,
miasmatiques.

Ainsi entendue et démesurément étendue, la spécificité disparaît pour se résoudre en une banale spécialité.
L'agent virulent et miasmatique, et à la rigueur le principe toxique, conservent le mode d'action spécifique,
*aliquid peculiare et occultum* ; mais les accidents du trau-

matisme, les désordres produits par les caustiques offrent avec ce mode un contraste évident, sont avec lui
en opposition radicale, on pourrait dire qu'ils en sont le
contre-pied.

Legroux me semble tomber dans la même contradiction, lorsqu'il reconnaît deux causes de spécificité, l'une
absolue, vraiment *occulte* et qui comprend les miasmes,
virus, venins, poisons ; la seconde qui embrasse les
constitutions épidémiques, les diathèses, l'âge, le sexe,
la constitution, le tempérament, la nature des lieux affectés.

Qu'ont de commun l'âge, le sexe, le tempérament
avec les miasmes et les virus ?

Pour M. Bouley, les maladies spécifiques sont celles
qui résultent d'une cause pécifique. La cause spécifique
est celle dont l'action sur l'organisme est caractérisée
par des manifestations constantes d'effets qui sont toujours les mêmes, à part des différences d'intensité. (Académie de médecine, séance du 16 août 1864.)

Suppléant à ce que sa définition a d'insuffisant dans
son énoncé général, M. Bouley divise les maladies spécifiques en trois catégories : les unes dues à un virus, et
qu'il appelle *fécondes*, parce qu'elles ont la propriété de
reproduire ce virus et de le transmettre à un organisme
sain ; les autres dues à un venin, à un poison, *stériles*,
individuelles, non susceptibles de se propager ; d'autres
enfin *mixtes*, tantôt fécondes, tantôt stériles ; ce sont
celles qui, produites par des effluves et des miasmes,
revêtent aussi le caractère endémique et épidémique.
(Ibidem.)

J'arrive à la définition donnée par M. Em. Chauffard.

« La maladie spécifique, quelles que soient ses causes
occasionnelles, est celle qui se manifeste et se juge par
la création et l'émission de produits spécifiques, c'est-à-
dire, capables de transmettre à un organisme sain la

maladie dont ils sont le signe et le produit ; toute maladie spécifique étant par cela même transmissible et
contagieuse.» (loc. cit. p. 224.)

Pour apprécier toute la valeur de cette formule, il
faut lire les considérations spéculatives par lesquelles
l'auteur en justifie chaque terme, et les preuves pratiques sur lesquelles il les asseoit et les fonde. Je fais
avec lui bon marché des venins et des poisons, mais
je me prends à regretter qu'il laisse à l'écart les effluves et les miasmes, chez lesquels on retrouve à un
degré si prononcé le *sperma peculiare et occultum*. Y
a-t-il bien une identité réelle, constante, entre la spécificité et la contagion ?

Il me reste à emprunter une dernière citation aux
chefs de l'école actuelle. Avec MM. Littré et Robin nous
entrons dans un ordre d'idées tout différent de celles
qui ont inspiré les précédents auteurs.

« *Spécificité morbide* : ce que les auteurs désignaient
sous les noms de *nature propre, de qualité occulte et
essentielle des maladies*. Déterminer la spécificité ou la
nature d'une maladie, c'est déterminer l'espèce ou le
mode de changement accidentel survenu par causes
diverses dans la qualité ou dans l'état moléculaire des
principes immédiats (des substances organiques surtout)
constituant les humeurs ou les éléments anatomiques,
en un mot l'altération de la substance organisée qui
est le point de départ du trouble des actes propres à
cette substance. Cette altération et les perturbations dans
les propriétés de cette matière qu'elle entraîne, diffèrent selon la constitution immédiate et la structure des
parties organisées, liquides ou solides, dont il s'agit, selon les propriétés qui leur sont inhérentes. Elles peuvent
être déterminées pour toutes les maladies (bien que
cela n'ait point été fait encore convenablement), lorsque
les médecins voudront s'astreindre à étudier la consti-

tution intime de la substance organisée à l'état normal
et tous les autres ordres de ses caractères, ainsi que ses
divers modes d'activité, avant de chercher à en observer
les modifications accidentelles.» (Dictionnaire de Nys-
ten.)

Ici nous retrouvons l'anologie du *peculiare*, mais *l'occultum* est remplacé par *l'inconnu*, à l'heure présente
au moins et dans l'état actuel de nos connaissances.

Quelle conclusion tirer de ces divergences et de ce
conflit d'opinion ? Ne vous semble-t-il pas comme à moi
que le temps et les hypothèses n'ont pas fait avancer
d'un pas la question et que peut-être la définition la
moins imparfaite de la spécificité est aujourd'hui encore
celle de Paracelse : *Ægritudines specificæ sunt quæ sperma
suum habent in corpore et occultum, quando rei et effec-
tus causa latet* ; laquelle peut se résumer en ces termes:
Maladies produites par l'évolution dans le corps d'un
germe morbide dont la nature est inconnue ? N'est-ce
pas là l'idée qu'éveille dans notre esprit le nom seul des
principales maladies tenues par tous comme étant spécifiques : la variole, la rougeole, la scarlatine, la syphilis, la morve, la rage, la lèpre, l'intoxication paludéenne, etc ?

Si de la spécificité morbide nous passons à la spécificité thérapeutique, les difficultés du problème et les
dissidences des solutions ne nous apparaîtront ni moindres, ni moins vivement accusées.

A en croire Mérat ( *Dictionnaire des sciences médicales* ), on doit retrancher la classe des spécifiques de
celles qui figurent dans nos matières médicales, parce
qu'il n'existe aucun médicament à qui ce nom convienne
d'une manière absolue. *Absolue* ! ce mot est-il de mise
dans le langage médical ? Y a-t-il rien d'absolu en physiologie, en pathologie, en thérapeutique ? Tout n'est-il
pas relatif, mobile, variable, comme l'est la vie elle-

même ? Les axiomes de mathématique possèdent seuls
l'absolu. Les lois de la physique et de la chimie peuvent elles-mêmes changer et changent au fur et à mesure
de nouvelles découvertes.

Pour M. Littré, il y a des médicaments spécifiques,
comme il y a des causes spécifiques. A ces dernières ap-
partiennent les agents qui déterminent une lésion ou des
troubles spéciaux du sang ou des tissus, ou de tel tissu
en particulier. Tels sont presque tous les poisons, les
virus et les contagions. Les principes qui doivent guider
dans la détermination de la cause et des médicaments
sont les mêmes. En effet, selon leur composition et leurs
propriétés, les poisons seront assimilés plus facilement
par tel ou tel tissu en particulier et ils l'altèreront de
telle ou telle manière ; selon le mode d'altération des
humeurs qui constituent les virus, ces virus détermine-
ront aussi une altération correspondante des substances
organiques de nos tissus et de nos humeurs ( loc. cit.)

« J'ai l'espoir, dit une des plus hautes illustrations de
la chimie moderne, M. Chevreul, professeur à la Faculté
de médecine de Berlin, que le médecin triomphera
un jour de ces fléaux menaçant la vie de l'homme
sous les noms de venins, de virus, de poisons, de contagions.

« Toute matière est soumise à l'affinité chimique ; or
cette affinité ne peut s'exercer sans modifier plus ou
moins les propriétés de cette matière, y compris, bien
entendu, les propriétés organoleptiques qu'elle peut
avoir.

« Dès lors cette proposition incontestable a pour conséquence qu'à l'égard d'une matière qui introduite du
dehors dans un être vivant y porte le désordre en
raison de ses propriétés organoleptiques, qu'elle se
nomme miasme, virus, venin, poison, etc., il existe d'autres matières capables d'en modifier les propriétés or-

14

ganiques, en neutralisant les propriétés délétères, soit
en détruisant même la composition de la matière qui les
possède ; et la conséquence de la proposition précitée
serait encore applicable au cas où la matière, cause de la
maladie, appartiendrait à des corps organisés appelés
aujourd'hui microphytes ou microzoaires. » (*Considérations sur l'histoire de la partie de la médecine qui concerne
la prescription des remèdes*, par M. Chevreul, docteur en
médecine et en chirurgie de la Faculté de Berlin. Paris,
1865. — Cité par M. Em. Chauffard, p. 218.)

Là ne sont pas les espérances de l'auteur *de la spontanéité et de la spécificité dans les maladies*. C'est dans une
autre voie et par d'autres recherches que seront obtenus
les triomphes que la médecine a certainement à attendre, et les nouvelles conquêtes qu'elle a à réaliser.

La vie pouvant, selon lui, se définir *une spontanéité réglée et incessamment créatrice*, c'est au-dessus, sinon en dehors, des affinités chimiques, c'est sous cette loi même
de la spontanéité vitale que la maladie spécifique, quelles
qu'aient été ses causes occasionnelles, s'est manifestée
et s'est jugée par la création et l'émission de produits
spécifiques ; et l'on ne vaincra les maladies virulentes
et miasmatiques qu'en allant à la vie qui les émet et
qui les supporte.

Le fait de l'existence de la spécificité reste constant ;
seule la manière d'en envisager la genèse et les actes
varie suivant l'idée que l'on se forme des conditions et
des actes de la vie. Le langage est divers, le fonds ne
change pas.

« Les remèdes spécifiques, écrit M. Em. Chauffard,
n'existent pas en tant qu'agents atteignant directement
la cause interne et matérielle des affections spécifiques.
Il n'y a pas de médicaments possédant, en qualité de
spécifiques, une action entièrement à part et sans ana-

logue. Enrayer ou troubler l'évolution morbide, susciter au sein de l'organisme *des mouvements contraires* à
ceux qui vont développer la maladie, *substituer* une impression médicamenteuse à l'impression morbifique ou
modifier celle-ci par la première ; telle est l'action thérapeutique la plus hardie dont nous puissions disposer
contre les maladies spécifiques, aussi bien que contre
les maladies d'ordre commun. » (loc. cit.)

Cette médication rentre tout entière sous la célèbre
formule aphoristique du père de la médecine : *Contraria contrariis curentur.* Mais est-ce bien en vertu de
cette loi que s'exerce l'activité curatrice des spécifiques?

Il est un autre aphorisme d'Hippocrate, non moins
célèbre : *Similia similibus curantur*, et c'est en l'appli-
quant aux remèdes spécifiques que Trousseau cherche
à éclairer l'essence de leurs propriétés.

Vos têtes se relèvent, vos yeux s'ouvrent et vos oreilles se tendent de surprise ! Rassurez-vous, je n'ai jamais
promis de guérir le cancer ni la phthisie ; c'est vous dire
ce que je ne suis pas. Mais j'ai toujours pensé qu'une
parcelle de vérité pouvait se mêler aux plus palpables
erreurs et qu'il n'était pas interdit de l'y chercher avec
bonne foi et impartialité.

« La médecine homœopathique, dit Trousseau, considérée dans l'idée générale sur laquelle elle repose, ne
mérite certainement pas le ridicule que les applications
thérapeutiques des homœopathes lui ont valu. »

Veuillez lire dans le *Traité de thérapeutique et de matière
médicale* (T. I. p. 470) les pages où la *Médication substitutive*, dans ses applications externes, physico-chimiques,
et dans ses applications internes , plus spécialement
vitales, est exposée à un point de vue aussi rigoureu-
sement pratique qu'impartial et indépendant ; et per-
mettez que je répète devant vous les quelques lignes

que j'écrivais moi-même en 1848, dans la *Revue médico-chirurgicale* de Malgaigue :

« Il est peu de médecins, jaloux des progrès de l'art et désireux d'avoir entre leurs mains le plus d'armes thérapeutiques possible, qui n'aient pris en secrète considération et soumis à la pierre de touche de l'expérimentation pratique les idées hahnemaniennes, quelque bizarres qu'elles fussent ; j'ai bien passé trois ans à rechercher si, dans le pêle-mêle un peu impur de la matière médicale *pure*, je ne trouverais pas quelque agent inconnu de nos devanciers qui pût enrichir ma thérapeutique. J'avoue que la promesse de nouveaux spécifiques m'avait alléché, et que la doctrine de la substitution en thérapeutique m'avait semblé et me semble encore la meilleure explication que l'on puisse donner de l'action de remèdes spécifiques contre les maladies spécifiques, du mercure contre la syphilis, du quinquina contre la périodicité, du soufre ou de l'arsenic contre les formes humides ou sèches de la diathèse herpétique. » (Voir : Observation d'un érysipèle très-intense chez un enfant de neuf jours, suivi de guérison, *avec des observations sur l'emploi de la belladone dans le traitement de cette maladie.* Revue médico-chirurgicale de Paris, mars 1848.)

Et, en réalité, n'y a-t-il pas plus que de l'analogie entre les accidents auxquels donne lieu l'hydrargyrisme et les symptômes produits par le virus syphilitique ; entre la pustule jennérienne, les éruptions pseudo vaccinales et les pustules de la petite vérole, de la varioloïde et de la varicelle, sortes de pseudo-variole ? Les poussées que les eaux sulfureuses jettent à la peau diffèrent-elles beaucoup des dermatoses vésiculaires et pustuleuses ? L'arsenic, le meilleur palliatif des dartres sèches, ne fait-il pas naître sur le derme des élevures solides, des soulèvements squammeux pareils aux boutons et aux plaques du lichen et de la *lepra vulgaris* ?

N'a t on pas affirmé que l'usage prolongé du quinquina suscitait dans l'organisme des troubles à retours périodiques?

Est-ce tout à fait sans raison que Hahnemann et plus d'un de nos confrères après lui ont vanté l'emploi de la belladone, prise comme préservatif de la scarlatine dans les épidémies de cet exanthème? Je n'ai pas hésité à y recourir, et mon expérience personnelle est loin de m'autoriser à nier cette vertu prophylactique.

Si je ne cite pas un plus grand nombre d'exemples, la faute n'en est peut-être pas à la doctrine de la substitution, mais à l'indigence de la matière médicale qui, au lieu d'être fouillée dans cette direction et fécondée par l'application de cette antique loi, a été stérilisée par les extravagantes et ridicules dynamisations des homœopathes.

Ma surprise a toujours été extrême de voir que les hahnemaniens n'aient pas trouvé de nouveaux spécifiques à produire au grand jour et à jeter entre nos mains comme une justification de leur foi nouvelle et pour la confusion de la médecine vingt fois séculaire, que le poids du bienfait eût mieux écrasée que ne l'ont fait les coups légers de leurs acrimonieuses critiques.

Car ce n'est pas la dynamisation qui crée la spécificité, la chose est évidente de soi. Il y a même cela de remarquable que la plupart des médicaments spécifiques, en même temps qu'ils atteignent la maladie spécifique dans son principe, quelles que soient la forme et la variété de ses manifestations, le quinquina contre les fièvres d'accès quotidiennes, tierces, quartes, octanes, comateuses, pneumoniques, algides, cholériques, etc.; le mercure contre l'ulcère, la pustule, la roséole, l'iritès, la céphalée, le rupia, la gomme syphilitiques; le soufre contre les nombreuses variétés des der-

matoses, etc., etc. ; n'en triomphent qu'à la condition
d'être donnés à doses suffisamment élevées et repétées.

Or, *nos frères peu confraternels de la médecine prétendue
réformée* n'ont pas enrichi nos formulaires d'un seul
spécifique certain, avéré, accessible à tous, vérifiable
en tout temps et en tous lieux, vu par l'œil et touché
du doigt, et non perdu dans les inanités d'une infinie
et déniable dynamisation. L'honneur de la découverte
des vrais spécifiques reste tout entier à l'ancienne médecine.

A côté de la spécificité absolue, légitime, il existe un
état qui s'en rapproche, qui en confine les limites, et
auquel se rapportent la seconde partie de la définition
de Legroux et l'ensemble de la définition de Gintrac.
Cet état, c'est *la spécialité*. Spécialité et spécificité sont
facilement confondus par les personnes étrangères à nos
études et, ainsi qu'on a pu s'en apercevoir, par les médecins eux-mêmes. L'académie définit l'une et l'autre
en des termes à peu près identiques : *Spécifique*, propre
spécialement à quelque chose ; *Spécial*, spécialement
déterminé à quelque chose.

Cette spécialité se retrouve dans toutes les activités
physiologiques, pathologiques et thérapeutiques. C'est
en la dégageant des réactions générales et communes
que l'esprit moderne a donné au diagnostic sa rigueur
actuelle, aux indications thérapeutiques une précision
de plus en plus grande, alors qu'il leur a fourni pour
base cette connaissance des altérations organiques
ignorée de l'antiquité, et qui, sans être entièrement et
toujours indépendante de ces troubles communs et généraux, en est, dans l'immense majorité des cas, le
point de départ et l'aliment. Pénétré de l'importance
de cette *spécialité*, l'art s'est constamment, de nos jours,
appliqué à isoler les symptômes et les lésions propres,
pathognomoniques, de chaque maladie et à démêler la

caractéristique spéciale, l'action élective de chaque médicament, métal, plantes, eau minérale, etc.

Cette partie du domaine des connaissances médicales
où la main des anciens avait semé les spécifiques avec
une trop facile libéralité et d'où nos prédécesseurs
immédiats, trop exclusifs, avaient arraché le bon grain
comme l'ivraie, la matière médicale, devenue l'objet
d'une critique judicieusement sévère, s'est déjà couverte
d'une moisson moins stérilement luxuriante, en réalité
plus riche et dont les fruits promettent d'être plus du-
rables. Ainsi le traitement de la syphilis a été doté de
deux médicaments spéciaux, des sels d'or par Chrétien,
de l'iodure de potassium par Wallace. A Coindet ( de
Genève) les scrofules doivent l'iode ; aux paysans de
Norwège le rachitisme doit l'huile de foie de morue.

Signalée par Cullen et Withering, l'influence sédative
de la digitale sur le grand appareil de la circulation a
fait de cette scrofulaire le remède spécial des maladies
du cœur.

Qui ne connaît les effets particuliers des cantharides
sur l'appareil vésico-urétral ; ceux du mercure sur les
glandes salivaires ; ceux du chlorate de potasse sur la
membrane buccale qu'il ravive et déterge ; l'action immédiate de l'émétique sur l'estomac, du séné et des
sels neutres sur l'intestin grêle, de l'aloës sur le gros
intestin ?

Les phlegmasies parenchymateuses du poumon n'ont-
elles pas trouvé des modificateurs d'une puissance toute
spéciale dans les antimoniaux ? Le catarrhe des muqueuses bronchiques, celui des voies urinaires ne sont-
ils pas modérés et taris par les balsamiques, la térébenthine et le poivre de cubèbe ?

Sous les secousses imprimées par l'ergot de seigle à
son système nervo-fibreux, l'utérus sort de sa paresse
et de son inertie ; à l'appel de l'atropine, le voile de l'iris

se replie vers sa circonférence, laissant son ouverture centrale largement dilatée. La strychnine fait palpiter et bondir les membres paralysés, tandis que l'éther et le chloroforme, alors que ces mêmes membres sont frappés de contractions ou agités par des convulsions, en opèrent la résolution et la détente.

Empoisonné par l'opium, l'homme succombe dans un coma carotique ; par la belladone, il meurt en proie aux hallucinations et à un délire le plus souvent gai et loquace ; par le datura, il est emporté dans un délire presque toujours furieux.

Ouvrez le *Phédon* ; le fils de Sophronisque a porté à ses lèvres la coupe pleine de ciguë et l'a bue avec une tranquillité et une douceur merveilleuses.

« Cependant Socrate, qui se promenait, dit qu'il *sentait ses jambes s'appesantir* et il se coucha sur le dos, comme l'homme l'avait ordonné. En même temps, ce même homme, qui lui avait donné le poison, s'approcha, et, après avoir examiné un moment ses pieds et ses jambes, il lui serra le pied avec force et lui demanda *s'il le sentait ; il dit que non.* Il lui serra ensuite les jambes et, portant ses mains plus haut, il nous fit voir que le corps se *glaçait* et se *roidissait*, et le touchant lui-même il nous dit que *dès que le froid gagnerait le cœur*, alors Socrate nous quitterait. Déjà *tout le bas-ventre était glacé*; et alors se découvrant, car il était couvert : Criton, dit-il, et ce furent ses dernières paroles, nous devons un coq à Esculape, n'oublie pas d'acquitter cette dette. — Cela sera fait, répondit Criton; mais vois si tu as encore quelque chose à nous dire.

« Il ne répondit rien, et un peu de temps après, *il fit un mouvement.* L'homme alors, l'ayant découvert tout à fait, *ses regards étaient fixes.* Criton, voyant cela, lui ferma la bouche et les yeux.» (Œuvres de Platon.)

Nous avons cherché plus haut à dégager des obscurités

dont elle s'entoure la loi de la *spécificité thérapeutique,*
et nous croyons l'avoir entrevue tout au moins, si nous
ne l'avons pas mise en pleine lumière, en lui donnant
pour base la similitude, l'analogie du mode d'action exercé sur l'organisme et par la cause morbide et par l'agent
curateur.

Il nous reste à examiner la spécialité au même point
de vue.

La vertu élective, spéciale, d'un médicament agit-elle
selon un mode qui lui soit propre ? Une loi particulière préside-t-elle au travail médicateur suscité dans
les fonctions du corps humain par cette spécialité curatrice?

A des recherches tentées dans ce sens, dussent-elles
ne réussir qu'en partie, s'attache un intérêt puissant ;
car la découverte de cette loi non-seulement nous donnerait la clé des cures que l'empirisme couvre de son
ombre mystérieuse, mais encore elle nous ouvrirait une
voie lumineuse et sûre pour aller à la conquête de nouveaux agents thérapeutiques.

Or, les effets de toute médication me paraissent pouvoir se classer sous trois chefs au plus et même sous
deux chefs : 1° effets contraires à ceux de la cause morbifique ; 2° effets semblables à ceux de la cause morbide ; 3°
effets perturbateurs, révulsifs, etc., lesquels, à la rigueur,
peuvent être rattachés aux effets contraires.

Une revue rapide des diverses médications exposées
dans le *Traité de Thérapeutique* de Trousseau et de M.
Pidoux justifiera cette division.

Ainsi sous le premier chef il est rationnel de ranger,
et il suffit d'entendre prononcer leurs noms pour le reconnaître :

Les agents de la médication tonique : fer, analep-
tiques et reconstituants ;

Ceux de la médication astringente : tannin, bistorte, cachou, ratanhia, plomb, alun, acides, etc. ;

Ceux de la médication anti-phlogistique : gomme, graines de lin, mauve, orge, chiendent, lait, etc. ;

Ceux de la médication évacuante, vomitifs : ipécacuanha, émétique, sulfate de zinc, etc.; purgatifs : croton tiglium, épurge, ricin, jalap, aloës, scammonée, coloquinte, etc. ;

Ceux de la médication excitante: noix vomique, strychnine, fève de St-Ignace, seigle ergoté, etc.;

Ceux de la médication anæsthésique : aldéhide, éther, chloroforme, bromure de potassium ;

Ceux de la médication névrosthénique : quinquina, colombo, quassia amara, gentiane, petite centaurée, etc.;

Ceux de la médication excitante : anis, angélique, labiées, vanille, gingembre, canelle, raifort, cochléaria, café, thé, alcool, calorique, sudorifiques, diurétiques, sel de nitre, scille, asperges, pariétaire, caïnça ; emmenagogues : rhue, sabine, safran ; balsamiques : térébenthine, goudron, baumes de Tolu, du Pérou, de la Mecque, benjoin, styrax, copahu, soufre ;

Qui tous sollicitent l'organisme à des mouvements en sens inverse de ceux qu'exécute l'évolution morbide, et déterminent le retour à la santé, sans troubles anormaux intermédiaires, mais en réveillant et en ramenant directement à leur type normal les activités physiologiques ; et qui constituent, selon l'axiome *contraria contrariis*, le fonds général de la thérapeutique, celui où puise largement, dans la grande majorité des cas, la pratique médicale ordinaire et de chaque jour. La spécialité ne joue dans les mouvements curateurs de cette catégorie qu'un rôle secondaire ; et dans l'autre catégorie même, où son rôle est plus absolu et principal, elle n'exclut pas le concours très-important encore des modifications de l'ordre précédent; participants qu'ils sont, le plus souvent, du mode d'action de ces derniers par l'ensemble de leurs effets et ne s'en séparant, ne s'en distinguant qu'en raison de l'une de leurs propriétés spéciale, élective, très-rarement en raison de leurs propriétés en masse.

Tels sont :

Les agents de la médication altérante : mercure, iode, brome, or, platine, arsenic, alcalins ;

Ceux de la médication stupéfiante : opium, belladone, datura, jusquiame, aconit, ciguë, morelle ;

Ceux de la médication anti-spasmodique : valériane, assa fœtida, musc, castoreum, camphre, oxyde de zinc ;

Ceux de la médication contre-stimulante : froid, digitale, antimoniaux, colchique, vératrine ;

Qui, si l'examen auquel nous allons nous livrer justifie notre manière de voir, agissent en déterminant dans les organes lésés et dans les fonctions troublées des lésions semblables et des troubles analogues à ceux qu'aura produits la cause morbide, et en substituant leur influence momentanée et transitoire à l'influence successive et permanente de cette cause. *Similia similibus curantur.*

Je ne cite qu'en hésitant et pour mémoire la médication irritante qui, dans ses effets tout extérieurs, se rattache aux *similia similibus*, alors qu'elle est substitutive, et aux *contraria contrariis*, alors qu'elle est transpositive, spoliative ou excitative : potasse, chaux, soude, ammoniaque, nitrate d'argent, acide azotique, acide sulfurique, moutarde, cantharides, garou, orties, renonculacées, euphorbiacées, etc.

Prenant ces deux lois comme pierres de touche, soumettons à leur épreuve quelques-uns des médicaments compris dans la seconde catégorie.

Soit le mercure :

Employé en larges frictions contre les phlegmons et

les phlegmasies cérébrales, métropéritonéales, les diverses actions qu'il exerce, dépressive, résolutive, fluidifiante, ne sont-elles pas le contraire de l'hypérémie, de l'engorgement sanguin, de la sécrétion séreuse et plastique, produits par l'affection phlogistique qu'il est appelé à enrayer et à résoudre ?

Mais à ces actions générales il en joint une plus spéciale qui porte sur les muqueuses, les glandes, le tissu fibreux et les os, et dont l'appareil symptomatique rappelle, sinon l'image tout entière, au moins les traits saillants de la diathèse syphilitique.

Soit l'arsenic :

Lorsqu'on fait prendre à l'homme sain de très-petites doses, souvent répetées, d'acide arsénieux, on détermine tous les symptômes du *tabes* : anorexie, langueur, toux, phthisie, marasme, dévoiement colliquatif, hydropisie, convulsions, tressaillements, paralysie, desquammation de la peau, alopécie, exanthèmes (Jager, *Tox*.T.1. p. 37.— Cité dans le *Traité de toxicologie* d'Orfila). Ainsi agissait le fameux poison des Borgia, l'*aqua tofana*.

Et les jeunes filles de la Styrie qui, en quête d'un mari, demandent à l'arsenic la restauration de leurs charmes, si elles en cessent brusquement ou en prolongent trop l'usage, ne paient-elles pas d'une flétrissure prochaine, quelquefois de la vie, cette floraison éphémère ?

Mais que le délabrement, que ces ruines aient pour cause une maladie chronique, et vous verrez l'arsenic, administré à titre de recorporatif, réparer dans l'organisme malade les mêmes ravages qu'il accomplit dans l'organisme sain.

J'ai dit déjà le mode probable de son action contre les dartres sèches ; je me borne à ajouter, d'après M. Cazenave, que l'*urticaria tuberosa*, affection grave et redoutable, guérit sous l'influence de la solution de Fowler, et à faire observer que, dans un cas d'empoison-

nement relaté dans Orfila, le col et la poitrine se cou-
vrirent, le matin, d'une éruption prurigineuse semblable
à des piqûres d'orties, très-confluente et moins rouge ;
l'éruption s'étendit peu à peu pendant le jour à la
partie postérieure du cou et aux épaules ; elle commença à diminuer pendant la nuit pour disparaître le lendemain. (*Journ. de méd., de chir. et de pharm.* juin et juillet
1823.) Dans un cas d'urticaire très-rebelle, j'ai moi-
même vu l'éruption disparaître après quelques jours de
l'usage de la même liqueur.

Les maladies du cœur seraient, selon le D<sup>r</sup> Papillaud,
sinon guéries, du moins très-améliorées, par l'administration de l'arséniate d'antimoine. La loi de similitude
rendrait peut-être compte de cette efficacité spéciale, que
des succès ultérieurs confirmeront, j'espère ; car on trouve chez les chiens empoisonnés des taches d'un rouge
foncé sur les colonnes charnues du cœur, une rougeur
marquée de la valvule mitrale ; le tissu de ce muscle, sans
être lésé, paraît toujours plus flasque que dans l'état naturel ; il est plus rouge qu'à l'ordinaire et offre, dans le
ventricule gauche, des taches vermeilles ou noires, dont
quelques-unes se prolongent d'une ligne dans le tissu
charnu ; il en est aussi qui occupent la base des colonnes charnues les plus grosses. (Expériences de Smith.
*Tox.* d'Orfila T. 1 p 378.) Chez l'homme empoisonné
les cavités gauches du cœur sont d'une couleur *rouge
marbré* ; dans le ventricule de ce côté et principalement sur les colonnes charnues, on voit de petites
taches d'une *rouge cramoisi* ; elles pénètrent dans la
substance charnue du cœur. Les cavités droites offrent
une couleur rouge beaucoup plus foncée et presque noire. (*Archives génér. de médecine,* février 1823,
dans Orfila.)

J'insiste avec dessein, en vous la signalant, sur cette
spécialité d'action de l'arsenic, parce que l'occasion s'of-

frira journellement de vérifier des promesses que la
pauvreté de notre thérapeutique dans les maladies du
cœur ne nous permet pas de dédaigner.

Soit l'émétique :

L'efficacité spéciale des hautes doses de tartre stibié
dans les phlegmasies parenchymateuses du poumon a
été mille et mille fois constatée. Introduisez ce sel dans
l'estomac d'un chien, injectez-le dans les veines, ou
déposez-le sur le tissu cellulaire, que trouverez-vous à
l'autopsie ? Toujours le poumon profondément altéré,
d'une couleur orangée ou violette, *nullement crépitant*,
gorgé de sang et d'un tissu serré, comme *hépatisé* dans
certains points, et fort analogue au parenchyme de la
rate dans d'autres endroits. (Mémoire de Magendie,
dans Orfila.)

La théorie de la substitution vaut-elle moins ici,
comme explication ou comme hypothèse, que celle du
contre-stimulisme ?

Soit le phosphore :

Le D$^r$ Tavignot a préconisé depuis plusieurs années le
phosphore dans le traitement de beaucoup de maladies
des yeux, telles que l'amblyopie amaurotique, le glau-
mome chronique, etc., et, plus récemment, dans le
traitement de la cataracte. L'avenir confirmera-t-il ces
éloges ? Toujours est-il que dans l'empoisonnement par
ce métalloïde on observe : coloration en jaune de la
conjonctive, yeux mornes, photophobie, pupilles peu
sensibles (Orfila).

Les acides sulfurique et azotique dilués sont recom-
mandés dans les traités de dermatologie comme propres
à calmer les vives démangeaisons du *prurigo formicans*.
Au dire de Tulpius, le premier donnerait naissance sur
l'homme empoisonné à une éruption boutonneuse de
miliaire et à des croutes cendrées de toute l'habitude du
corps (dans Orfila); et le second à une éruption comme

miliaire accompagnée d'une grande démangeaison. (Orf.
T. I. p. 127. )

On avait cru, il y a quelques trente ans, avoir trouvé,
dans l'ammoniaque administré contre l'épilepsie un remède d'une moins radicale impuissance. Injectez cet
alcali dans la jugulaire d'un chien, et vous verrez les
muscles, principalement ceux des lèvres et des extrémités, agités de mouvements convulsifs. L'introduction
de 2 gros 1/2 de sous carbonate d'ammoniaque dans
l'œsophage fut suivie de mouvements convulsifs, de
convulsions générales horribles, de contorsions effra-
yantes, d'opistothonos (Orfila).

Le sel de nitre était autrefois pour tous les médecins
un tempérant, un sédatif de la grande circulation et du
système nerveux ; on l'administrait contre les hémorrhagies ; de nos jours à Montpellier il est encore d'un
usage fréquent dans la forme ataxique des fièvres graves. (Pilules camphrées et nitrées. )

Une femme en avala une poignée : au bout d'un quart-
d'heure, tout son corps était enflé ; au bout d'une heure,
selles diarrhéiques, vomissement considérable de sang,
tressaillements, mouvements involontaires. Lorsqu'elle
s'assied sur une chaise, elle saute tout à coup brusquement, les muscles agissant contre sa volonté, dans une
sorte de danse de St-Guy.La sé rétion urinaire n'est pas
augmentée.

Je me borne à un simple rapprochement.

Que de services les solanées ne nous rendent-elles
pas dans le traitement des désordres généraux de l'arbre
cérébro-spinal et dans celui de l'hypéresthésie douloureuse de ses nombreuses branches ?

Or, au début de l'intoxication par la belladone, la jusquiame, le datura, l'aconit, ne voit-on pas éclater avec
violence des troubles généraux et des souffrances locales
qui reproduisent, dans la scène toxique, la scène des ac-

cidents pathologiques, contre lesquels leur énergie thérapeutique, générale ou spéciale, se montre si efficace ?
Le vertige, l'agitation, le délire, les convulsions, la douleur ouvrent la scène ; la stupéfaction et l'insensibilité
ne se montrent que plus tard.

Et si j'entrais dans les détails, combien ne vous mon-
trerais-je pas, se détachant de la substitution générale,
d'actions du même genre, ayant pour lieu d'élection
une région, un organe, un nerf spécial ? Pour n'en citer
qu'un exemple, selon le professeur Schroff, de Vienne,
dans un Mémoire inséré dans l'*Union médicale*, juin et
juillet 1854, analysé par Trousseau et M. Pidoux, l'aconit, de même que l'aconitine, donnés à l'intérieur, paraissent avoir une action élective et spéciale sur le nerf
trijumeau : ils produisent dans toutes les parties animées par les rameaux sensitifs de ce nerf des sensations
particulières le plus souvent douloureuses. Et vous savez
si les exemples sont rares de guérison par l'aconit des
névralgies qui ont leur foyer dans les ramifications nerveuses de la face et de la tête !

## PARTIE PRATIQUE

Il est temps de quitter les voies spéculatives et théoriques dans lesquelles je vous ai peut-être tenus trop
longtemps engagés et de passer du domaine connu et
public dans le champ limité et nouveau où se sont opé-
rées mes explorations personnelles.

La sabine, *juniperus sabina*, fut le premier agent vers
lequel se porta ma pensée; ses propriétés emménagogues
étaient faites pour le désigner entre tous à mon choix.

L'action élective de la sabine sur l'utérus n'est igno
rée de personne ; elle était déjà connue du temps de
Galien.

## DE L'ACTION SPÉCIFIQUE DE LA SABINE
### CONTRE LES HÉMORRHAGIES DE L'UTÉRUS

« Porro, écrit le médecin de Pergame, essentiæ tenui-
tate menses quoque provocat ut, si quid aliud et sangui-
neum per urina movet fœtum etiam interfecit et mor-
tuum ejecit. (*De simplicium médicamentorum facultatibus.*)
La tradition populaire n'a pas laissé se perdre dans l'oubli
les incontestables vertus de cet énergique conifère, ni
tomber en désuétude le coupable parti qu'avait su en
tirer la criminelle industrie de certaines matrones :

Sæpe Thaïs folio clematis, folioque sabinæ
      Servat in amissa virginitate decus ,

écrit Sim. Paulli dans son *Botanicum quadripartitum.*

Ce coupable usage a frappé la sabine d'une sorte
d'infamie : « Pene infamis facta est apud nos quod nobile
ἀτόκιον sit apud vulgus, » ainsi que le remarque avec une
sorte de regret Fréd. Hoffmann ; et bien rarement la
médecine, tout en reconnaissant que la sabine détermine
un état congestif de l'utérus et par suite un flux ménorrhagique, a-t-elle utilisé cette action pour rétablir les
règles accidentellement supprimées.

Je m'étais demandé si, dans les cas pathologiques où
le flux menstruel exagéré et trop prolongé a dégénéré
en ménorrhagie, comme dans ceux où la métrorrhagie
s'est produite instantanément et d'emblée, la sabine, administrée avec prudence, n'exercerait pas sur le système
sanguin de l'utérus une action curative en substituant
un *molimen* artificiel au *molimen* morbide.

Telle fut la question posée. Voici la réponse que lui
donnèrent mes expériences.

## PREMIÈRE OBSERVATION

Le 19 mars 1842 je fus consulté par Claire Fuzat, mariée, âgée de 32 ans. Cette femme, d'un tempérament
lymphatique et sanguin, mais d'une forte constitution,
a mis au monde et nourri cinq enfants et a toujours joui
d'une bonne santé; ses règles n'avaient jamais offert de
dérangement, et elle en attendait le retour le 7 février,
lorsque, le 5, elle eut une discussion avec le propriétaire
de la chambre qu'habite sa famille et en éprouva un chagrin violent mais concentré. Les règles ne parurent pas,
et, après quelques jours de malaise, elle fut rendue à son
état de santé habituel.

Le 24, elle fut prise d'une perte de sang fort abondante qui dura 12 jours, à laquelle elle n'opposa aucune
médication et qui laissa, après elle, de l'inappétence, de
l'anorexie, de la gastralgie.

Le 12 mars, nouvelle métrorrhagie, augmentation des
douleurs d'estomac et de la faiblesse générale. L'écoulement sanguin existe la nuit comme le jour.

Le samedi 19, je la reçois dans mon cabinet. La perte
sanguine a été très-forte durant la nuit précédente et
l'est encore ; les efforts musculaires, la marche en accroissent l'intensité. Cependant l'habitude de la malade, que je vois souvent, ne me paraît pas changée ; son
teint seul est un peu plus pâle, ses lèvres un peu moins
colorées. Le pouls ne présente ni faiblesse, ni accélération marquées.

Je prescris :

Extrait alcoolique de sabine, cinq centigrammes ;

Eau sucrée, cent vingt grammes ;

Dissolvez ; à prendre par cueillerée à soupe de 3 en 3
heures.

La première cueillerée est prise à 3 heures de l'après-midi : instantanément l'écoulement sanguin diminue ; la deuxième à 7 heures, et dans la soirée le mieux augmente ; la troisième à 10 heures, et pendant la nuit il n'y a pas de perte.

Le 20, Claire se lève, vaque à ses occupations, sans que l'hémorrhagie reparaisse.

La potion est achevée par doses successivement de plus en plus éloignées.

Les douleurs d'estomac et la faiblesse se dissipent rapidement, et quelques jours suffisent pour que le retour à la santé soit complet.

L'hémorrhagie de cette femme ne saurait être considérée comme tout à fait active, ni comme tout à fait passive ; elle tenait le milieu entre les deux états, n'étant plus, ce me semble, dans le premier et n'étant pas encore dans le second.

Toujours est-il que l'action du remède n'a rien eu d'indécis.

### DEUXIÈME OBSERVATION

Madame Théodore B..., dévideuse de soie, âgée de quarante-cinq ans, brune, maigre et longtemps travaillée par une prosopalgie faciale des plus violentes et des plus tenaces, dont je méconnus d'abord la nature syphilitique et dont l'histoire se trouve racontée dans ses principaux détails à la page 49 de mon livre sur les *Métamorphoses de la syphilis*, fut prise, en juin 1843, d'une abondante métrorrhagie, qui suspendit momentanément ses souffrances.

Le 3 mai, au matin, une tasse de lait lui avait pesé sur l'estomac ; elle a l'imprudence de déjeuner ; une violente indigestion en est la conséquence ; au milieu des vomissements, une perte utérine se déclare,

Le 4, Théodore B... revient en cabriolet de Vedènes à Avignon; l'hémorrhargie continue et s'accroît.

Le 5, je lui prescris quinze centigrammes d'extrait de sabine dissous dans 120 grammes de véhicule.

Après la première cuillerée, la perte reste suspendue durant quatre heures ; mais ce laps de temps écoulé, elle se reproduit foudroyante ; la malade, dans son exagération, évalue la quantité de sang perdu à deux litres ; elle se hâte de prendre deux cueillerées à la fois de la potion, et, immédiatement, le flot hémorrhagique s'arrête ; 2 heures plus tard, dans la crainte d'un nouvel accident, elle avale d'un coup ce qui reste du remède. Aucun retour offensif n'a lieu, et la malade se lève le lendemain et se remet à son travail, aussi gaillardement que si elle n'avait rien éprouvé les jours précédents. Seulement, à deux reprises, elle ressentit, dans cette journée, une tendance à défaillir ; mais, chaque fois, il lui suffit de s'asseoir durant quelques instants pour dissiper ce malaise.

Chez cette malade, la date de l'hémorrhagie est plus récente, son abondance n'est pas moindre, la lutte entre le mal et le remède semble plus violente; mais l'action de la sabine n'y apparaît ni moins rapide, ni moins sûre.

### TROISIÈME OBSERVATION

Fanny Pradon, agée de 20 ans, à la suite d'un bain pris dans le Rhône au moment où elle avait ses règles, avait vu celles-ci se supprimer, était devenue chlorotique et sujette à des flueurs blanches. Les règles s'étaient rétablies, mais elles revenaient à des intervalles irréguliers, très-abondantes, et, depuis la fin du mois de mai précédent, elles avaient dégénéré en une hémorrhagie assez forte, qui, si elle s'arrêtait un jour, se reproduisait le lendemain avec plus d'intensité ; ac rue par le mouvement et la marche, elle était brusquement supprimée, lorsque la malade plongeait ses mains dans l'eau froide; mais cette pratique éveillait chaque fois de violentes coliques qui, serrant les hypochondres, lui coupaient la respiration.

Le 25 juin 1844, je la mets à l'usage d'une solution de 25 centigrammes d'extrait alcolique de sabine dans 120 grammes d'eau édulcorée.

Après la première cuillerée, cessation immédiate de l'hémorrhargie et des coliques.

Le 26, la métrorrhagie seule reparaît, faible, et persiste jusqu'au soir, offrant de longues heures d'interruption, la potion étant continuée de 3 en 3 heures.

Le 27, Fanny Pradon se lève et travaille Durant deux heures elle s'aperçoit d'un léger écoulement sanguinolent, qui bientôt cesse pour ne plus se renouveler. La potion est achevée dans la journée.

### QUATRIÈME OBSERVATION

Henriette Martin, âgée de 36 ans, mariée, mère de plusieurs enfants, tourmentée depuis longtemps d'un prurit vulvaire, avait négligé, depuis deux mois, de réclamer mes conseils pour une métrorrhagie constante, mais peu abondante, qui ne devenait forte qu'aux époques du mois correspondant au temps des règles, et contre laquelle diverses médications avaient échoué.

Le 26 avril 1845, je prescris 10 centigrammes d'extrait de sabine dissous dans 100 grammes de liquide, à prendre par cuillerée à bouche de 3 en 3 heures. Presque aussitôt, le flux sanguin commence à diminuer et, dès le soir, il était définitivement arrêté. Le prurit qui s'était assoupi, pendant toute la durée du flux hémorrhagique, se réveille dès le soir même; pas de leucorrhée.

27. Nouvelle potion à prendre, par cuillerée de 4 en 4 heures.

La perte utérine ne se renouvelle pas ; la démangeaison persiste.

### CINQUIÈME OBSERVATION

8 août 1845. M$^{me}$ Tobia, cafetière, âgée de 36 ans, de
petite stature, d'un embonpoint considérable, ayant le
teint coloré, les cheveux châtains, a été prise, il y a environ deux mois, d'une hémorrhagie utérine abondante,
continue. Cette dame, robuste et habituée à ne pas s'écou-
ter, n'a pas interrompu ses occupations intérieures, ni
ses courses en ville; elle a même affronté des fatigues
excessives pendant la foire de Beaucaire. Mais là, elle a
été maintes fois obligée d'entrer dans quelque maison
voisine, pour renouveler les linges dont elle s'était gar-
nie, le sang qui les avait traversés tombant à terre et y
faisant trace.

Aujourd'hui cette perte fournit un sang rouge-clair,
fluide et mêlé seulement de temps à autre de gros caillots noirâtres.

Il existe de vives douleurs dans les reins et le bas-
ventre, et cette dernière région ne peut supporter la
pression de la main, sans que des souffrance aiguës s'y
éveillent. Parfois, crampes dans le bras gauche.

Extrait de sabine, 15 centigrammes;

Eau et sirop, 125 grammes;

Dissolvez, 1 cuillerée à bouche de 3 en 3 heures.

Quelques minutes après avoir pris la première cuillerée, la malade ressent dans la matrice de fortes coliques et voit l'hémorrhagie s'accroître presque du double. Cette augmentation se soutient durant environ deux
heures; puis une diminution s'opère, qui graduellement
réduit la perte à un faible suintement.

9. L'amélioration continue, la potion est achevée; dans
toute la journée, la malade a été tourmentée par des *tormina* et elle a eu quelques selles diarrhéiques.

10. Plus de douleurs lombaires; douleurs du bas-

ventre faibles, passagères ; persistance d'un léger suintement sanguinolent, la dame n'ayant pas cessé de
vaquer à ses affaires.

Nouvelle potion à prendre à des intervalles éloignés.

11. État normal.

### SIXIÈME OBSERVATION

Madame Delor, âgée de 61 ans, couturière, ayant les
cheveux châtains, une constitution lympatùique et assez
d'embonpoint, n'est plus réglée depuis douze ans. Elle
travaille beaucoup.

Depuis le mois de décembre 1845, elle est devenue sujette à des pertes blanches qui s'accompagnent de douleurs dans les lombes et les deux cuisses, plus intenses
dans la cuisse gauche, et se teignent de sang toutes les
fois que survient un surcroît de fatigue. Depuis un an et
demi elle souffre, en outre, d'un catarrhe pulmonaire.

Le 21 mai 1846, survient une hémorrhagie utérine,
qui, légère le 22 et le 23, prend le 24 un haut degré de
violence.

Je condamne la malade au lit, lui recommande de très-
peu se nourrir et de prendre, de 2 en 2 heures, une cuillerée à soupe d'une solution de 10 centigrammes d'extrait de sabine dans 100 grammes d'eau édulcorée.

25. Dès hier au soir, la perte a été en diminuant, sans
augmentation préalable, et aujourd'hui elle est aux trois-
quarts moindre qu'elle n'était hier : même prescription.

26. Il ne reste que quelques traces de l'hémorrhagie,
qui ne paraissent même qu'au moment où la malade
tousse avec violence. Achever la potion, par cuillerée de
4 en 4 heures.

27. Hier à 5 heures du soir, à la suite d'efforts faits par
la malade pour aller à la selle, l'hémorrhagie a reparu,
un moment assez abondante ; elle s'est arrêtée vers

minuit. Ce matin, le linge n'est plus coloré que par des gouttes de sang s'échappant de loin en loin.

Presc.: extrait de sabine 20 centigrammes; eau édulcorée, 150 grammes ; 1 cuillerée à soupe de 3 en 3, puis de 4 en 4 heures.

28. État normal.

### SEPTIÈME OBSERVATION

24 mai 1846. M<sup>me</sup> Pouleau, âgée de 26 ans, est maigre, brune, d'une constitution très-délicate. Elle a essuyé plusieurs atteintes d'hémoptysie ; elle n'est pas sujette à s'enrhumer.

Après avoir nourri son enfant, son premier-né, pendant cinq mois, elle a été obligée de le sevrer, le 19 mars 1846, son lait ayant subitement tari.

Le 20, ses règles reparaissent pour la première fois, depuis les couches ; elles coulent bientôt avec une abondance qui les constitue à l'état hémorrhagique. M<sup>me</sup> P. perd d'ordinaire beaucoup par ses règles et durant cinq à six jours, mais il n'y a aucune proportion entre la perte actuelle et le flux menstruel ordinaire. Elle est obligée de s'aliter.

Je lui prescris 10 centigrammes d'extrait de sabine dissous dans 100 grammes de véhicule, à prendre par cuillerée de 2 en 2 heures, le repos au lit et un vivre taillé très-menu.

25. Je trouve la malade levée ; hier, après la première cuillerée du remède, la perte a d'abord augmenté, pour diminuer bientôt après d'une manière notable. Elle n'est pas aujourd'hui la moitié de ce qu'elle était hier.

Même prescription.

26. Plus de perte. M<sup>me</sup> P. vaque, comme d'habitude, aux soins de son ménage.

Imbu à tort ou à raison de cette idée que les spécifiques guérissent le fond même du mal, quelles qu'en soient les formes accidentelles, l'intensité plus ou moins grande, les modifications secondaires,etc., j'ai administré la sabine sans trop me préoccuper, vous avez pu le remarquer, de l'ancienneté, de la force, de l'état actif ou passif de la métrorrhagie, comme sans tenir grand compte de l'état général et de quelques autres circonstances. Le succès n'en a pas moins été constant ; quant à l'action thérapeutique, elle a été trop immédiate, trop soutenue, trop exempte de récidives, pour qu'il me paraisse possible de la discuter et de la mettre en doute.

Ces sept observations portent avec elles leur commentaire : je me bornerai à vous indiquer les quelques sources où vous pourrez trouver trois ou quatre faits analogues. C'est le *Journal des Connaissances médico-chirurgicales* qui me les a fournis : années 1845, avril, p. 16, Dr Hessing ; 1846, février, p. 68, Dr Fantonetti ; 1857, juillet p. 378, Dr Beau ; 1860, novembre, p. 564, le même).

## ACTION SPÉCIFIQUE DE LA BELLADONE

### CONTRE L'ÉRYSIPÈLE

Mes seconds essais portèrent sur la belladone. Il n'est aucun de nous qui, ayant poussé l'administraction de cette solanée à une dose trop élevée, ou ayant eu affaire à un organisme exceptionnellement impressionnable, n'ait vu, outre la sécheresse de la gorge, le trouble de la vue et le vertige, se produire une rougeur plus ou moins vive et plus ou moins étendue sur les joues, le front et les paupières. Dans les cas d'empoisonnement, il n'est pas rare que toute le figure devienne écarlate.

Quels services la belladone, en raison de cette coloration, si semblable à celle de l'érysipèle, pouvait-elle me rendre dans le traitement de cet exanthème fébrile?

Je me hâte de dire qu'ici, je le reconnaissais d'avance, le problème était loin d'être aussi simple que dans les cas précédents. Entre la métrorrhagie morbide et la perte de sang provoquée par la sabine il y avait à peu près, sinon tout à fait, identité; un seul symptôme à vrai dire, le flux sanguin, constituait et l'acte pathologique et l'acte curateur. A une affection hémorrhagique j'avais opposé un médicamment hémorrhagique.

L'érysipèle est une maladie plus complexe. Sous la rougeur ambulante de la peau existe d'ordinaire un élément variable, mais fondamental, soit inflammatoire, soit saburral, bileux, adynamique, ataxique, gangréneux même, parfois périodique, qui tient le plus souvent l'exanthème sous sa dépendance et fournit au traitement ses indications majeures.

De même, dans la symptomatologie toxique de la belladone, la rougeur de la face est loin d'être le trait unique, principal, essentiel.

Je ne pouvais aussi oublier que l'un de mes maîtres, l'exact M. Louis, était arrivé par l'application de la méthode numérique à constater que l'érysipèle abandonné à lui-même avait une durée moyenne de huit jours et que cette durée, sous l'influence des divers traitements le mieux institués, était, terme moyen, de sept jours et quart, et n'était donc abrégée que de dix-huit heures.

La première fois que j'eus à expérimenter l'efficacité de la belladone, ce fut sur une jeune fille de seize ans, Marie Turin, qui, à la suite d'une querelle, perdit l'appétit et fut prise de douleurs de tête et d'estomac ; le 6 août 1844, il y eut accroissement de ces douleurs, frissons, chaleur, soif, et bientôt l'érysipèle apparut à la joue gauche ; le 7, le nez était rouge et tuméfié, la fièvre forte. (Saignée de 12 onces ; 5 centigrammes d'extrait de belladone dans une potion.)

Les jours suivants, la langue était rouge, surtout à la

pointe, la soif très grande ; mais la pression sur l'épigastre et sur le ventre n'y déterminait aucune douleur.
L'érysipèle s'étendit à la joue droite, au front et aux oreilles, et ne tarda pas à décroître ; le 11, il n'en restait pas
de trace, et le 14, il ne restait de la maladie qu'une desquammation légère.

Quinze centigrammes d'extrait de belladone avaient
été pris ; l'érysipèle n'avait pas duré plus de cinq jours.
La belladone en aurait donc réduit la durée de soixante-
six heures au lieu de dix-huit.

Ce premier succès apparent m'enhardit à tenter, quelques jours plus tard, le même remède chez ma propre
nièce, Marie G.., née le 6, et atteinte, le 15, d'un érysipèle
du tronc et des extrémités qui, comme cela arrive chez
les nouveau-nés, détermina sur les parties envahies un
accroissement de volume et un endurcissement excessifs,
érysipèle au sujet duquel Trousseau avait écrit : *Cet érysipèle est presque exclusivement mortel dans le premier mois
de la vie.* Durant quarante-cinq jours, du 15 août au 1er oct.,
l'érysipèle se promena sur toutes les parties du corps frê-
le et délicat de la jeune enfant ; son intensité fut extrême
et les accidents qu'il produisit tels que deux fois nous
nous crûmes à la veille de voir expirer la malade ; cependant l'issue fut heureuse. 1 goutte de teinture de bella-
donne dans 100 grammes de liquide, à prendre d'heure
en heure par cuillerée, constitua le moyen à peu près
unique de traitement, car je ne puis faire entrer en ligne de compte des frictions d'axonge qui furent concurremment employées.

Je renvoie pour les détails au mémoire que j'ai publié sur cette observation dans le n° de mars 1848 de *la
Revue médico-chirurgicale de Paris*, p. 129. Je me borne
à reproduire ici ce qui a trait au sujet qui m'occupe.

La petite malade commença l'usage du remède le 17

août 1844, le jour où les symptômes étaient le plus fâcheux.

Soit simple coïncidence, soit efficacité réelle, à dater de ce moment le mieux se déclara, l'appareil fébrile diminua d'intensité, un temps d'arrêt survint dans la marche de l'exanthème.

Nous pûmes un instant croire à la terminaison prochaine de la maladie ; il n'en fut rien : le 19, la rougeur gagna le bas du corps, et, le 20, se porta de nouveau au tronc et de là vers les bras et la tête.

Eussé-je triomphé totalement du mal, si j'eusse augmenté la dose du remède ? L'enfant n'a pris à peine qu'une goutte de teinture alcoolique de belladone par vingt-quatre heures. Chez un être si jeune, je ne crus pas devoir franchir les limites de nos formulaires ; mieux valait rester encore dans le doute sur la puissance du remède que d'ajouter le danger d'une intoxication à celui d'une affection si grave.

Dans le même mois, je soumis également à l'usage de l'extrait de belladone un jeune manœuvre affecté d'érysipèle au front et aux parties voisines. Mais l'érysipèle s'était developpé sous l'influence d'une nécrose de l'arcade sourcilière et il se termina par un abcès.

Chez un autre jeune homme, âgé de 17 ans, la belladone, donnée à hautes doses, n'exerça aucune influence sur l'état et la marche de l'érysipèle, bien qu'elle eût déterminé une action toxique sur l'encéphale, ainsi que l'indiqua un assoupissement assez tenace.

Enfin, je l'ai encore employée dans un autre cas d'érysipèle, mais d'une telle gravité, qu'il se termina par la mort ; la belladone s'y montra impuissante tout comme les autres remèdes.

On voit, par tous ces faits, combien il faut être réservé pour juger, sur quelques succès apparents, de l'efficacité d'un médicament. Est-ce à dire, d'un autre côté, que les insuccès autorisent à nier les améliorations observées, ou bien à refuser toute influence au remède employé ?

Il y a, je crois, un milieu à garder entre ces deux extrêmes. Pour mon compte la belladone, dût-elle souvent échouer, me paraît toujours un moyen de plus à tenter contre cette maladie si redoutable chez les nouveau-nés, et si un nouveau cas s'offrai à moi, je n'hésiterais pas à appliquer le même remède, peut-être même avec un peu plus d'assurance et en secondant cette médication par des bains tièdes, prolongés et répétés.

Ces lignes écrites en 1848 ne contiennent que des espérances qui à peine se faisaient jour à travers l'incertitude et le doute. Aujourd'hui, je me demande encore quels services peut rendre la belladone dans le traitement de l'érysipèle : peut-elle en modérer la gravité, en arrêter la marche ou même en abréger la durée ? Je n'ose rien affirmer ni rien nier. Ce sont des problèmes que je vous pose. A vous de les examiner, s'ils vous paraissent dignes de nouvelles recherches. Serait-il bien difficile, par des expériences diverses et multiples, de leur fournir une réponse prochaine et définitive, soit affirmative, soit négative ?

Je pourrais vous entretenir longuement d'autres tentatives que j'ai faites, m'ingéniant à trouver dans des substances nouvelles ou à retrouver dans des médicaments tombés en désuétude des ressources ardemment désirées pour combattre ces terribles maladies contre lesquelles nous luttons chaque jour avec l'opiniâtreté d'un devoir, que la certitude d'une inévitable défaite rend si pénible à accomplir, la phthisie, le cancer, l'épilepsie, etc. Je vous fais grâce de cette partie de mes excursions à travers la matière médicale ; car ce serait vous engager, non sans fatigues mais sans profit, dans un champ stérile et désolé, d'où je n'ai rapporté qu'un rare et maigre butin.

Je termine en soumettant à votre contrôle et à votre vérification deux médications dont le hasard m'a révélé le secret, et, ajouterai-je, si je ne me fais illusion, dont l'expérience m'a démontré la vertu, et qui rentrent sous le chef, non de la *spécificité*, mais de la *spécialité*, l'une obtenue à l'aide de la tisane de digitale, l'autre à l'aide du nitrate de potasse.

## DE L'ACTION SPÉCIALE DE LA TISANE DE DIGITALE
### COMME REMÈDE ABORTIF DES ACCÈS D'ASTHME

Quelles que soient les conditions anatomo-pathologiques qui aient favorisé le développement de l'asthme, maladie du cœur, catarrhe et emphysème pulmonaires, ou disposition nerveuse inconnue, on voit éclater, à des intervalles, des crises que vous connaissez trop pour qu'il soit nécessaire de les décrire, crises qui ne sont que l'exagération d'une dyspnée habituelle et se superposent à ce fond morbide, ou qui, dites essentielles, sans base matérielle, sans foyer apparent, semblent, dans une libre indépendance, constituer à elles seules toute l'affection.

Ce sont ces crises qui me paraissent justifiables de la tisane de digitale ; c'est l'ensemble des troubles nerveux qui les constituent que j'ai maintes fois combattu à l'aide de cette préparation médicinale et que j'ai réussi le plus souvent à faire avorter. Sous son action spéciale, l'orage tombe et se résout en un simple rhume, dont le cours est relativement calme et régulier.

### PREMIÈRE OBSERVATION

Je donnais depuis quelques années des soins assez fréquents à Louis S. ., âgé de 45 ans, agriculteur, homme grand, robuste, ardent et dur à la peine, que les excès du labeur et un tempérament éminemment sanguin avaient prédisposé à une hypertrophie du cœur, qui s'était développée je ne me rappelle plus sous quelle influence plus directe. Aux symptômes ordinaires de cette affection s'étaient ajoutés, dans diverses occurences, des accès d'orthopnée. La saignée, les sangsues ne lui avaient pas été épargnées.

Au mois de juin 1848, il se traînait jusqu'à mon cabinet, haletant et rouge pourpre : — Allez vite chez vous, lui dis-je, et j'y cours moi-même sur vos pas pour vous saigner. — Impossible, me répond-il, j'ai tout mon blé sur l'aire ; il faut que j'aille diriger la foulaison, et j'irai, dussé-je y périr. Je le savais aussi parfaitement entêté, qu'excellemment honnête.

Je lui prescrivis 2 grammes de digitale à faire infuser dans un litre d'eau, lequel serait pris par tasse à café de 3 en 3 heures, dans les 24 heures. Le remède fut commencé le jour même, renouvelé le lendemain, et le troisième jour il venait m'annoncer les effets presque instantanés de la médication : de l'accès dyspnéique il ne restait pas trace. Aux sifflements de la respiration, aux angoisses de la suffocation, à la coloration vultueuse de la face, aux durs bondissements du pouls, avaient succédé, quoiqu'il eût prit large part du labeur, de la poussière et du soleil de l'aire. un apaisement et un calme auxquels il n'était plus habitué.

L'enseignement que me donnait ce succès fortuit ne pouvait être perdu.

### DEUXIÈME OBSERVATION

Peu de temps après, j'étais appelé, à 4 heures du matin auprès de M<sup>me</sup>. D., âgée de 28 ans, que je trouvai assise, sur son lit, en proie à un accès d'asthme, ai-je besoin de dire violent ? ils le sont tous. Grêle, maigre, névralgique, elle traînait hiver, et été, un catarrhe pulmonaire entretenu par une diathèse herpétique.

Je lui prescrivis la tisane de digitale pourprée à 1 gramme par litre d'eau. A la première ou à la seconde tasse, le spasme pulmonaire avait cédé, mais le remède produisit des désordres assez sérieux: sécheresse à la gorge, envies de vomir, vertige, troubles de la vue, tendance au refroidissement et à la défaillance. Il fut interrompu, la dyspnée ne reparut pas, le catarrhe seul persista.

D'autres crises éclatèrent, la tisane de digitale fut reprise et réussit à enrayer l'accès, mais la malade paya chaque fois le calme qu'elle obtint d'une part, par le retour d'autre part d'une intoxication dont les angoisses lui parurent bientôt pires que celles du mal. Elle était devenue d'une telle sensibilité à l'action de la digitale, qu'elle ne pouvait avaler quelques gorgées de l'infusion à 15 centigrammes dans un bol d'eau, sans être reprise des symptômes décrits plus haut. Heureusement un traitement dirigé contre la diathèse herpétique la délivra de l'irritation chronique des bronches et de l'asthme lui-même.

### TROISIÈME OBSERVATION

Chez une de mes plus anciennes clientes, aujourd'hui âgée de 60 ans, qu'un asthme nerveux tourmente depuis près de 30 ans, et laisse rarement en repos, la tisane de digitale est le médicament qui m'a le mieux réussi, dans les moments de crise, sinon à faire totalement avorter, du moins à tenir l'accès comme en arrêt et à en diminuer très-sensiblement l'intensité et la durée.

### QUATRIÈME OBSERVATION

Tout récemment M^lle L.., grasse, forte, bien réglée, âgée d'environ quarante ans, toujours très-bien portante, à la suite d'atteintes répétées de bronchite aiguë fut tout à coup prise, dans la nuit, d'un accès d'orthopnée qui,

modéré par l'application de nombreux sinapismes et
par des boissons calmantes et sudorifiques, persistait
encore le matin à un haut degré. L'infusion de 75 centigrammes de digitale dans 500 grammes de liquide, prise
par gorgées rapprochées les unes des autres, fit cesser
rapidement le spasme, et ne laissa subsister que le rhume. L'orage dyspnéique se renouvela deux fois encore,
et deux fois la boisson spéciale l'apaisa presque immédiatement. La malade paraissait guérie de la bronchite
elle-même vigoureusement attaquée par les vésicatoires, le kermès, etc., lorsqu'à la suite d'une promenade
intempestive et d'un brusque refroidissement, elle fut
reprise de quintes de toux, de râles bruyants et de dif-
culté à respirer. Elle eut recours d'elle-même à la bienfaisante infusion, et fut fort étonnée de n'éprouver aucun
soulagement ; l'effet produit fut même plutôt défavorable. Elle avait regardé comme étant un retour d'asthme
ce que je reconnus et lui déclarai être le commencement
d'un nouveau rhume, diagnostic que confirma la marche
ultérieure de la maladie.

Je me borne à tirer au hasard de mes souvenirs ces
quelques faits parmi d'autres qu'il serait superflu de
rapporter.

A mes yeux la tisane de digitale jouit donc d'une action spéciale dans le traitement de l'asthme ; elle en
abrège, elle en fait avorter les accès.

J'ai écrit, non sans dessein : *tisane de digitale*. En effet,
essayés à leur tour, la teinture, l'extrait, le sirop, ne
m'ont pas paru posséder la même vertu que l'infusion
de cette belle et si utile scrofulariée.

## DE L'ACTION SPÉCIALE DU SEL DE NITRE
### CONTRE L'URTICAIRE

Je ne serai guères moins affirmatif en ce qui concerne la question suivante : Le sel de nitre ne serait-il pas le remède spécial de l'urticaire ? Vous connaissez tous cet exanthème ; je ne le décrirai pas. Je me bornerai à en rappeler sommairement les causes et les variétés.

Causes : l'ingestion de certains aliments, moules, etc , de certaines substances, copahu, et l'abus des plaisirs de la table, vins, liqueurs, mets de haut goût ; les indigestions, les désordres fonctionnels des organes gastro-intestinaux, embarras bilieux, saburres, phlogose ; les émotions morales. L'urticaire se développe aussi sans cause appréciable. Variétés : l'urticaire fébrile ; la fièvre intermittente ortiée ; l'urticaire apyrétique, *urticaria conferta, subcutanea, tuberosa, perstans, evanida.*

Au fur et à mesure que les observations suivantes passeront sous vos yeux, vous pourrez les rattacher à ces causes et à ces variétés, de vous-mêmes, sans que j'aie besoin de ralentir ma relation pour vous les signaler : *ad eventum festinemus,* évitons les longueurs.

Une difficulté se présentait tout d'abord qui pouvait ruiner par la base l'expérimentation du sel de nitre et se dresser comme une objection redoutable à des succès qui n'auraient été qu'apparents et dont la nature aurait fait tous les frais : c'était ce caractère fugace dont on a fait une variété de la maladie, *l'urticaria evanida.* A cela je répondai : Si de ce caractère on n'a fait qu'une variété, c'est probablement parce qu'il est loin d'être constant. Et en effet, la permanence de l'éruption paraît, dans les faits que je vais rapporter, assez bien établie, au moment où le nitrate de potasse est administré, pour qu'il soit permis d'attribuer à l'action spéciale de ce sel le légitime honneur d'une guérison presque toujours prompte, quelquefois immédiate. Il y a là évidemment plus qu'une coïncidence fortuite.

PREMIÈRE OBSERVATION

En 1842, François Girard, âgé de 18 ans, de petite stature, brun, et d'un tempérament sanguin, était élève à l'Ecole Normale primaire d'Avignon, lorsqu'il y subit plusieurs atteintes de l'urticaire. Il y était depuis longtemps sujet.

Il avait contracté la gale en 1834 ; on avait mis deux ans à le guérir. ( Était-ce bien la gale ? n'aurait-on pas méconnu un prurigo?) Il en était débarrassé depuis un mois, lorsqu'il fut pris dans la nuit du 28 septembre 1836 d'une éruption semblable à celle que j'eus à traiter, qui envahit la tête et de là s'étendit sur tout le corps ; elle ne s'accompagna pas de souffrances intestinales et disparut au bout de huit jours, Girard n'ayant usé pour out remède que de la tisane de mauve ; huit jours après, nouvelle éruption, occasionnant un malaise général plus prononcé, sans durer davantage.

Depuis lors, les éruptions se sont renouvelées tous les quatre ou cinq mois, la plupart coïncidant avec des coliques et des vomissements et durant de cinq ou six jours. Dans l'intervalle de ces crises, des démangeaisons plus ou moins fortes se déclarent sur diverses parties du corps sans qu'aucune éruption s'y produise.

En 1841, Girard contracte de nouveau la gale (?) et ne parvient en s'en débarrasser qu'au bout de six mois. La guérison obtenue, huit jours ne se sont pas écoulés qu'il est pris, le 8 juillet 1841, d'une ébullition ortiée plus intense que les précédentes.

En septembre, une quinzaine de bains sulfureux lui sont prescrits. Vers le milieu de janvier 1842, nouvelle éruption ortiée, dont je suis témoin. Girard assuré qu'elle est plus faible que les précédentes, et cependant je constate une chaleur fébrile générale, une forte céphalalgie, de la fréquence et de la dureté dans le pouls, une vive rougeur de la peau, des coliques sans diarrhée, avec rougeur et sécheresse de la langue.

A la suite d'une saignée du bras, les symptômes généraux et ceux des voies intestinales s'apaisent, l'éruption devient moindre et s'éteint à la fin du quatrième jour.

En mars, elle reparaît, n'allumant qu'une fièvre très-modérée ; aux coliques et aux nausées s'ajoute un enduit de la langue, jaunâtre, limoneux et humide. Deux onces d'huile de ricin produisent d'abondantes selles bilieuses et abattent l'éruption, dont la durée a été, cette fois encore, de quatre jours.

En mai, elle se renouvelle, étendue, avec le même cortège de fièvre et de coliques.

Je prescris dix grammes de sel de nitre, dans deux litres d'orge.

La guérison a lieu en deux jours.

En 1843 et en 1844, trois ou quatre crises éclatent encore, en tout semblables aux précédentes, et l'administration du même sel, à la dose de 8 à 10 grammes dans les 24 heures, réduit, chaque fois, leur durée à 24 heures et à 36 heures au plus.

Il n'y eut pas d'éruption pendant l'année 1845.

### DEUXIÈME OBSERVATION

Béraud, Magloire, cultivateur à la journée, âgé de 71 ans, avait été tourmenté par des vertiges pendant le mois de mars 1842.

Une dame, dont les bienfaits l'aidaient à vivre, abandonnant le séjour de notre ville, part le jeudi 4 avril. Béraud en éprouve un chagrin profond, et, dès la nuit du vendredi 4 au samedi 5, il est saisi par une fièvre ardente et voit tout son corps et le bas de son visage se couvrir d'une éruption ortiée, formée de plaques dures, saillantes, d'un rouge pâle, variant de grandeur entre une pièce de 25 centimes et une pièce de 2 francs ; violentes démangeaisons ; douleur de pression entourant, comme le ferait un cercle, toute la base de la poitrine.

Je le vois le 8 ; l'éruption n'a rien perdu de son intensité, les points de la peau sur lesquels elle repose sont tuméfiés ; la douleur thoracique ne se manifeste que passagèrement. Malgré la chaleur élevée de la peau et la dureté d'un pouls plein et fréquent, il n'y a pas de soif et l'appétit est prononcé ; fonctions pulmonaires et gastriques normales.

Prescrip.: sel de nitre, 10 grammes dans 2 litres d'eau d'orge et de chiendent.

Dans la journée l'exanthème décroît et s'amortit ; et il ne reprend de l'intensité sur le soir que durant quelques heures.

9. La nuit a été calme, le sommeil long ; il ne reste plus que quelques plaques sur les bras. (Sel de nitre, 8 grammes dans 1 litre 1/2 de liquide.)

10. Dans la journée d'hier quelques petites élevures avec léger prurit n'ont fait qu'apparaître sur divers points et se sont bientôt effacées ; 6 grammes de sel de nitre dans 1 litre de tisane.

11. Santé parfaite.

### TROISIÈME OBSERVATION.

M. Bresset, Pierre, graveur, âgé de 27 ans, avait commencé, en juillet 1844, à ressentir un prurit général, sans éruption à la peau, qui le portait irrésistiblement à gratter avec ses ongles les points envahis, jusqu'à faire suinter le sang par de nombreuses égratignures et à se procurer ainsi un calme d'une durée variable.

2 août. Céphalalgie générale plus intense aux région, sus-orbitaires et occipitales ; raideur à la nuque et gêne dans les mouvements du cou.

5. Mêmes douleurs ; obscurcissement de la vue ; forcé de quitter son travail, B. s'alite ; on le fait abondamment suer à grand renfort de couvertures et de boissons diaphorétiques. Il n'est pas soulagé et perd l'appétit. 6 et 7, même état : mêmes pratiques.

8. Mieux être. Reprise du travail, exacerbation des souffrances.

9. Même état.

10. Un peu d'amélioration. A 4 heures du soir, la tête devient libre, au moment où une ébullition ortiée, dont je supprime la description, envahit le corps, ne quittant un point que pour se porter sur un autre. Retour aux couvertures et au tilleul.

11. L'éruption persiste ; les yeux et le front envahis à leur tour sont encore très-douloureux et gonflés ; elle gagne la lèvre supérieure, qui double de volume; elle se promène sur le tronc et l'abdomen ; les parties abandonnées pâlissent, mais s'affaissent très-lentement. Le soir, à 8 heures, le pouls était dur, fréquent, la face vultueuse; de nombreuses plaques ortiées couvrent le tronc, le ventre, les bras ; devenues moins saillantes, *subcutaneæ*, moins larges, elles donnent aux doigts qui les presse la sensation d'une lentille. Intégrité parfaite des voies digestives.

J'ordonne de réduire le nombre des couvertures à une seule et de l'abreuver d'une tisane d'orge nitrée (12 grammes de ce sel dissous dans 2 litres).

12. Sommeil et nuit calmes, le prurit a cessé à 2 heures, les dernières traces de l'éruption à 3 heures du matin. Le pouls est lent, sans dureté, la vue est nette. Embarras léger de la tête, consistant en la sensation d'un bandeau qui pèserait au-dessus des orbites et d'un cer-

cle qui comprimerait l'occiput, embarras qui ne s'est jamais entièrement dissipé depuis le début de la maladie. La main gauche reste assez enflée, sans éruption. L'appétit s'est réveillé. Même prescription.

12. Hier un travail indispensable a forcé B. à se rendre à son atelier. Dans l'après-midi, l'éruption a reparu, mais elle n'a duré que quelques heures, bornée, lenticulaire, peu prurigineuse. La tête a été fatiguée par le travail. Ce matin, le malade est tout a fait bien ; la main est désenflée, le pouls normal.

(10 grammes de sel de nitre dans 2 litres d'orge.)

13. Hier soir, une selle rendue avec difficulté. Ce matin, selle abondante, facile ; légère pesanteur sur les yeux et l'occiput, qui se change en embarras général de la tête et en vue trouble des objets, lorsque le malade reprend son burin (sel de nitre 8 grammes dans 1 litre 1/2).

14. Dès hier soir, l'amélioration a été croissant. Ce matin, il n'éprouve plus aucun malaise et, à la fin d'une journée consacrée au travail, le bien ne s'est pas démenti.

Il prend pour la dernière fois, 6 grammes de sel de nitre.

15. Santé parfaite.

### QUATRIÈME OBSERVATION

Aubert, J.-Agricol, âgé de 62 ans, imprimeur pressier, d'un tempérament sanguin à l'excès, est sujet à de fréquentes congestions cérébrales, qui nécessitent des saignées fortes et répétées,

Le 13 novembre 1843, démangeaison aux pieds ; le 22, apparition sur les bras de petites tumeurs blanches, dures, posées sur un fond rouge, qui s'étendent bientôt sur les jambes, les cuisses et le dos, épargnent le ventre et

la poitrine et excitent une forte démangeaison; se gratte-
t-il, il les voit reparaître et se multiplier sous ses doigts.
L'éruption disparaît à la chaleur du lit et laisse le malade dormir paisiblement, mais elle se montre de nouveau,
cinq minutes après qu'il s'est levé.

23. Aubert commence l'usage du sel de nitre à la dose
de 12 grammes dans un litre et demi d'orge, que je n'hésite pas à lui prescrire, parce que chez lui l'appétit est
resté vif et les digestions faciles, malgré l'existence de
maux d'estomac, de tendance à défaillir, déjà ancienne,
une certaine rougeur de la langue restée large et humide, et un enduit limoneux des gencives et du palais.

Toute la journée, le malade éprouve des frissons, l'é-
ruption reste très-étendue et la violence du prurit difficile à supporter. La nuit et le séjour au lit ramènent
le calme.

24. L'urticaire se réveille en même temps que le malade. La figure et les mains très-rouges ont une teinte
uniforme, comme dans l'érysipèle et la scarlatine, et
présentent un assez haut degré de chaleur. Les symptômes propres à l'urticaire et les troubles concomitants
sont les mêmes qu'hier ; le sel de nitre n'a pas aggravé
ces derniers. La dose en est portée à 16 grammes. Dans la
journée, l'éruption diminue d'intensité et cesse durant la
nuit.

25. A l'heure du lever, elle se remontre très-confluente
sur les mains et les avant-bras et disparaît au bout de
dix minutes. Démangeaison dans le dos. Langue moins
rouge, très-humide ; pas de coliques, pas de diarrhée ;
frissons irréguliers, se répétant bien quinze fois dans la
journée, maux de cœur, appétit. (Sel de nitre, 16 grammes dans 2 litres d'orge.)

26. Faible sur les bras, l'urticaire reparaît, le matin,
plus confluente qu'hier sur les jambes et sur le dos. (20
grammes de sel de nitre.)

27. Mêmes scènes que les jours précédents. Aujourd'hui l'exanthème n'a jeté sur les bras, les jambes et le tronc que de rares plaques rouges, sans élévation, presque sans prurit, et il est revenu à son point de départ, à la plante des pieds; il semble au malade qu'il marche sur des épines. Plus de troubles gastriques. (20 grammes de sel de nitre.)

28. Plus d'éruption sur le corps ; quelques plaques sur les jambes, même état des pieds. (12 grammes de sel de nitre.)

29. Seul, l'endolorissement des pieds persiste.

Les urines ont été toujours peu copieuses et nullement en rapport avec la quantité de boisson ingérée. Mais la sueur a été beaucoup augmentée. (8 grammes de sel de nitre dans 1 litre 1/2 d'orge.)

30. La douleur des pieds a cessé, la marche est redevenue facile, plus de traces d'éruption. (4 grammes de sel de nitre.)

4 décembre. Pas de récidive.

### CINQUIÈME OBSERVATION

Anne Colombier, cuisinière, âgée de 26 ans, d'un tempérament sanguin, quoique blonde, se présente à moi le 19 mai 1844, au matin, couverte d'une urticaire qui par le feu qu'elle allume et les vives démangeaisons qu'elle excite ne permet pas à la malade de demeurer un instant en repos, mais l'oblige à changer de place à tout instant et à incessamment se gratter.

Il y a 18 jours, elle avait ses règles ; un accès de colère les a supprimées, et elles ont coulé moitié moins que d'habitude ; quelques jours plus tard, d'abondantes épistaxis y suppléèrent. Il y a deux jours, grand feu intérieur ; haleine brûlante. Tisane et bains de pieds.

Le 18 au matin, éruption générale de plaques ortiées

confluentes, de forme et de grandeur diverses, les unes rouges, les autres blanches ; prurit intolérable.

Sur le soir, l'ébullition s'apaise, ne laissant après elle que de la rougeur et un léger prurit, dont la chaleur du lit, exceptionellement, et comme chez Aubert, efface les dernières traces.

L'urticaire avait reparu de plus belle, le 19, au moment du lever. Voix rauque, toux sèche ; pouls calme, intégrité des organes digestifs. (15 grammes de sel de nitre dans deux litres d'eau d'orge.) L'éruption, calmée dans la matinée, disparaît vers le milieu du jour.

20. Au réveil de la malade, reproduction des mêmes phénomènes, mais à un degré beaucoup moindre. (Même prescription.)

21. Très-faible éruption, au moment du lever, et de très-courte durée. (Achever ce qui reste de la tisane préparée hier.)

22. L'urticaire n'a pas reparu.

### SIXIÈME OBSERVATION

Daruty, Rose, revendeuse de fruits, âgée de quarante-quatre ans, me consulte, le 21 octobre 1845. Il y avait six mois qu'elle avait cessé d'être réglée. Depuis deux mois, elle souffre de fréquentes indigestions et d'une urticaire chronique, dont les saillies rouges, larges ou petites, sont répandues sur toutes les parties du corps, sur la figure comme sur les membres, ou naissent spontanément sous les doigts, lorsque la malade frotte quelque point pour calmer le prurit insupportable qui fait son tourment. La chaleur du lit exagère le prurit et accroît l'éruption, qui est plus confluente sur les parties couvertes et tenues chaudement que sur celles qui sont exposées à l'air. Aux indigestions se joignent une forte constipation, la perte de l'appétit et un amaigrissement prononcé. A la suite de chaque indigestion, l'appétit semble renaître ; mais les fonctions digestives se troublent bientôt de nouveau ; les urines sont alors jaunes, épaisses, et moussent comme de la bière. Les boissons excitantes théiformes, qui soulagent les malaises produits par l'indigestion, aggravent les souffrances produites par l'urticaire.

La langue est naturelle, humide, et néanmoins, le matin, la bouche est pâteuse, le goût amer, la soif vive ; apyrexie. (Sel de nitre 8 grammes, eau d'orge, 1 litre 1/2.)

28. La malade a consommé jusqu'à ce jour 24 grammes de sel de nitre, et, sous l'influence de ce remède, l'urticaire a été rapidement amendée et n'est plus représentée que par de lointaines démangeaisons, qu'un léger frottement dissipe.

La tisane nitrée est continuée pendant une couple de jours ; la maladie ne reparaît pas.

#### SEPTIÈME OBSERVATION

Daruty, Marguerite, âgée de 62 ans, fut prise, le 13 juin 1845, à la fois d'évacuations alvines muqueuses, jaunes ou verdâtres avec douleurs vives et violentes cuissons à l'anus, d'une éruption ortiée générale, par plaques blanches sur un fond rouge, dont quelques-unes, larges comme la paume de la main, gênent le mouvement des membres par suite de la tuméfaction qu'elles déterminent. Le frottement, loin de diminuer l'intensité du prurit, le change en une cuisson des plus ardentes. Le séjour au lit aggrave le mal, que des lotions froides ne soulagent que pour un court instant.

Langue rose, humide, un peu rouge à la pointe. Pas de fièvre.

Trois jours de l'usage du sel de nitre à la dose de 5 grammes par litre d'eau d'orge, avaient fait graduellement disparaître l'urticaire ; le 19, quelques plaques à peine s'étaient montrées, et le 20, il n'en restait pas trace. Le ténesme dyssentérique était resté stationnaire.

L'opium uni à l'ipécacuanha en amena rapidement la guérison.

### HUITIÈME OBSERVATION

M$^{me}$ V$^e$ Brunel, agée de 28 ans, épicière, aux cheveux blonds, à la peau blanche et d'embonpoint médiocre, vit, dans la soirée du jeudi 15 janvier 1846, et sans cause connue, tout son corps se couvrir de plaques ortiées, de grandeur variable, entremèlées de nodosités allongées de la grosseur de l'index, blanches sur un fond d'un rouge vif. Le lit exaspéra les démangeaisons, qui durèrent une partie de la nuit. Au moment où la malade se leva, l'éruption redoubla d'intensité, mais au bout de quelques heures elle se dissipa et laissa la patiente en repos tout le reste de la journée; le soir, elle se renouvela non moins intolérable et non moins étendue.

État normal des voies gastro-intestinales. Leucorrhée fréquente, règles régulières; pas de fièvre. 8 grammes de sel de nitre dans un litre d'eau d'orge.

19. Le remède pris pendant deux jours avait considérablement amélioré l'affection éruptive, mais il avait réveillé des douleurs d'estomac auxquelles la malade est sujette, à un point qui me faisait un devoir de renoncer au sel de nitre, qui, de plus, n'avait pas empêché l'urticaire de se reproduire à l'heure ordinaire, quoique avec un degré d'intensité infiniment moindre.

1/50$^e$ de grain d'oxyde blanc d'arsenic pris deux jours de suite, 5 heures avant l'heure du retour périodique de l'urticaire, réduisit la prochaine crise à un très-petit nombre de plaques sans redoublement au moment du lever et supprima complètement la seconde. Le lait, les bains, le régime, triomphèrent vite de la phlogose gastrique.

L'arsenic est d'ailleurs un remède puissant contre l'urticaire chronique.

## NEUVIÈME OBSERVATION

. M^me V^e Fuzet, âgée de quarante-sept ans, avait long-temps souffert d'un prurit de la vulve. Arrivée à son époque critique, elle avait vu des pertes de sang fortes et irrégulières remplacer ses règles ; elle en était débarras-sée depuis trois mois. Depuis deux mois, elle est travail-lée par de très-vives démangaisons sur tout le corps et par d'incessantes éruptions de petites plaques semblables, dit-elle, aux élevures qui succèdent aux piqûres de cou-sins et d'orties. Le frottement, la chaleur du lit aug-mentent les souffrances. Ces plaques, trop fortement grattées, laissent suinter une gouttelette de sang qui se change, par la dessication, en une croûte noirâtre.

Une saignée du bras, pratiquée au mois de juillet der-nier, loin d'améliorer le mal, en a doublé la violence.

Langue plate, humide ; goût dans la bouche amer, âpre, peu d'appétit ; constipation. Alternatives de froid et de chaud, bouffées de chaleur à la face, propres à la ménopause.

23 août 1847. Je la mets à l'usage du sel de nitre, à la dose, relativement faible, de 5 grammes par litre de décoction d'orge ; et, à mesure qu'elle en ressent de plus en plus l'influence, elle est saisie par des tremblements, par des frissonnements, par des sueurs abondantes et froides, par des envies de vomir sans vomissements. La langue reste humide et l'estomac est sans douleur. Pas de dévoiement.

Réduit à 3 grammes, le nitrate de potasse augmente la sécrétion urinaire ; mais l'urticaire n'en étant pas amendée et les symptômes généraux continuant à se produire, je renonce au traitement spécial.

## DIXIÈME OBSERVATION

Au commencement de ce mois de mai 1869, M. Ant. G..., à peine délivré d'une sciatique plus opiniâtre que violente, qui, rebelle à diverses médications, n'avait cédé qu'à des applications répétées de vésicatoires volants, portait encore à demi fermée la plaie faite par le dernier emplâtre appliqué, lorsqu'il fut éveillé, pendant la nuit, par l'explosion d'une urticaire générale, précédée de serrements spasmodiques de la poitrine et accompagnée d'un prurit qui, aux mains surtout, était insupportable. L'éruption, bien qu'apaisée, se faisait encore reconnaître, le lendemain matin, par quelques plaques caractéristiques, quoique à demi effacées.

Je lui prescrivis 10 grammes de sel de nitre à dissoudre dans un litre 1/2 d'eau d'orge ; il en usa pendant trois jours. Le mal ne reparut pas, mais il est fort possible que, chez ce malade, l'urticaire se fût bornée à une de ces explosions uniques qui tombent d'elles-mêmes et ne se renouvellent pas.

Je ne crois pas que ces dix observations aient besoin de commentaires. Les faits qu'elles exposent ne parlent-ils pas d'eux-mêmes et ne témoignent-ils pas de l'utile emploi que l'on peut faire du sel de nitre dans le traitement de l'urticaire, non pas de l'urticaire fugace, *evanida*, mais de l'urticaire persistant, *perstans* ? Que s'ils ne tenaient pas pour vous un langage aussi clair qu'il l'est pour moi, ne seraient-ils pas, tout au moins, de nature à vous engager à consulter de nouveau les oracles de l'expérimentation, à laquelle appartient toujours la dernière, comme la première parole?

Par le cours de quelles idées ai-je été amené, en 1842, à employer le sel de nitre ? Je l'ai obstinément cherché dans mes souvenirs de ce lointain passé ; il m'a été impossible de le retrouver.

A l'époque où je rassemblais les matériaux destinés aux essais dont une partie fait le sujet de cette communication, j'analysais avec un soin minutieux les descriptions d'empoisonnement données par les traités de toxicologie et les observations que je trouvais éparses dans les livres et dans les recueils périodiques. Laissant de côté les troubles généraux, communs à la plupart de ces accidents, je m'étudiais à y découvrir et à en séparer les symptômes exceptionnels, univoques, capables de particulariser quelques-uns d'entre eux.

Dans ces batailles de la vie et du principe léthifère, je m'appliquais à discerner le mode d'action exercé en propre par chaque poison sur l'organisme menacé, et le mode de réaction spécial par lequel cet organisme répondait à l'agent délétère, tenant bien moins compte de l'action matérielle et physique que de l'action vitale et dynamique. Car c'était sur les caractères *spécifiques ou spéciaux* des désordres offerts dans la lutte par chaque intoxication, que je voulais asseoir les fondements et les espérances de mes essais de médication substitutive.

Ce n'est pas de nos jours seulement que les médecins changent en une source de vie et de santé la coupe où Locuste versait le crime et la mort. Depuis la plus haute antiquité, la science a fait tourner au profit de nos souffrances les désastres que la scélératesse, l'ignorance ou l'incurie infligent à l'homme.

Le nombre est loin d'être aussi grand qu'on pourrait le supposer de ces agents énergiques et vénéneux, qui possèdent une physionomie pathogénique, distincte, pathognomonique. J'ai dû rejeter tous ceux qui ne donnent naissance qu'à des symptômes indécis, sans signification originale, sans individualité; et ils ont été nombreux.

Parmi ceux que j'avais réservés pour en faire le sujet de mes expérimentations, il en est deux que je ne puis me résoudre, quelle que soit déjà la longueur de ce travail et la fatigue qu'il a imposée à votre bienveillante attention, que je ne puis me résoudre, dis je, à passer sous silence: l'un qui me paraît offrir quelque ressource probable contre une névrose où notre impuissance est trop fréquente, sinon radicale; l'autre que l'on ne devrait pas hésiter à essayer de rechef dans une maladie virulente qui s'est jusqu'ici invariablement terminée par la mort : je veux parler de l'emploi de la cicutaire dans l'épilepsie et des cantharides dans la rage.

Dans l'empoisonnement par la cicutaire, *cicuta virosa*, voici le tableau que nous présente le malade : « Anxiétés précordiales, urine émise avec force, mouvements convulsifs horribles, perte de l'usage des sens, bouche fortement fermée, grincement des dents, agitation rotative des yeux, écoulement de sang par les oreilles, hoquet, efforts de vomissement, vives douleurs dans les articulations, tête portée en arrière, *opithotonos*, froid, mort (Wepfer. p. 579 )....... Respiration fréquente, entrecoupée, serrement tétanique des mâchoires, lipothymies, quelquefois suivies d'un état léthargique, refroidissement des extrémités, délire furieux, attaques d'épilepsie plus ou moins rapprochées, surtout chez les enfants et les jeunes filles ; deux ou trois fois, gonflement de la face avec saillie des yeux. (Guersent.)

Reportez-vous par la pensée au spectacle d'une grande attaque du haut-mal : ne reconnaîtrez-vous pas entre les deux scènes plus qu'une simple analogie ? Ne se rapprocheront-elles pas par leurs traits principaux presque jusqu'à se confondre ?

Or, si la loi *similia similibus curantur* est susceptible de recevoir un certain nombre d'applications thérapeutiques, l'impression faite sur le système nerveux par l'action dynamique de l'ombellifère vireuse, maintenue dans de sages limites, mais répétée et prolongée aussi

longtemps que la prudence pourra les permettre, ne
pourra-t-elle pas se substituer, avec le temps, à la disposition inconnue, mais trop réelle, où l'épilepsie trouve
la cause fatale de ses rares comme des ses plus fréquentes attaques? C'est un problème à résoudre.

Quant aux cantharides, elles ont une sphère d'action
des plus étendues. J'en efface les désordres produits
dans les organes et les fonctions génito-urinaires; je
n'en distrais que ceux par lesquels l'énergie morbifère
du principe toxique de l'insecte se rapproche de l'action
léthifère du virus rabique.

Un homme avale quelques gouttes de teinture de
cantharides ; aux effets locaux succèdent, au bout de
trois jours, les symptômes suivants :

Convulsions horribles ; cris de fureur, hurlements
affreux ; délire complet, furibond, frénétique ; convulsions avec quelques intervalles de repos ; emprostho-
tonos et opisthonos alternatifs ; bouche ouverte ou ric-
tus violent, avec grincement des dents et écoulement
d'une salive écumeuse mêlée quelquefois de raies sanguinolentes.

« Dans les convulsions, cheveux hérissés, regard fixe,
yeux étincelants, allumés, convulsés, en rotation; serrement de la gorge étouffant. Muscles abdominaux con-
tractés et collés à l'épine dorsale.

« On applique sur l'abdomen une éponge imbibée
d'un bouillon gras et bien chaud : à l'instant le malade
s'élance furieux ; la salive jaillit plus abondante et plus
écumeuse ; serrement de la gorge extrême ; hurlements
semblables à des aboiements ; convulsions générales,
défaillances et assoupissement profond. (Dr Giulio. Mémoires de l'académie de Turin. 1802-1803, p. 15 ; apud
Orfila, *Toxic.*, T. II, p. 27.)

Chez un homme qui avait avalé un gros de poudre de
cantharides dans un demi-verre de vin de Bordeaux,

17

Bielt observa une soif dévorante, une constriction de la gorge telle qu'il était impossible d'y introduire une seule goutte de liquide sans donner lieu à des angoisses inexprimables ; un dégoût très-vif pour les liquides ; il les repoussait vivement lorsqu'on les lui présentait. Pendant plusieurs mois il éprouva de la gêne dans la déglutition des liquides. (Apud Orfila, *Tox.*, T. II, p. 28.)

Nos confrères de l'hôpital ne se croiraient-ils pas, à ce tableau, remis en présence de cet hydrophobe que, tout récemment, leurs efforts réunis n'ont pu arracher à la mort ? Si un cas semblable se représentait, hésiteraient-ils à tenter l'épreuve d'une médication substitutive, à l'aide d'une préparation appropriée du *meloe vesicatorius* (Linné).

Le problème est encore à résoudre, mais il n'est pas posé pour la première fois.

Les cantharides ont été recommandées par Celse contre la morsure des serpents, par Épiphane Ferdinandi contre celle de la tarentule, etc. etc. ; mais c'est surtout contre la morsure des *chiens enragés* que les témoignages abondent en leur faveur, écrivent Mérat et D' Leus dans leur Dictionnaire de matière médicale, et ils consacrent une page entière à l'indication très-sommaire de ces témoignages, qui empruntent une grande valeur aux noms de Freind, de Méad, de Vogel, de Werhoff, de Catani, d'Hildenbrand, etc.

Arrivé au terme de cette excursion, il m'importe de vous faire remarquer que je suis resté constamment sur le terrain de la médecine ancienne, *pérenne*, sans m'écarter un seul instant de la voie ouverte par Hippocrate.

Un novateur venait de fonder toute sa thérapeutique sur une seule sentence de l'auteur immortel des *Aphorismes*, et il n'avait pas tardé à trouver parmi nous des imitateurs enthousiastes et d'ardents propagateurs. Comme tactique, je ne pouvais méconnaître une rare habileté et une profonde connaissance du cœur humain, dans le choix d'une loi thérapeutique unique, et dans l'idée, d'une extravagance peut-être mûrement calculée, de mesurer la puissance du remède à *l'infinitésimalité* de ses divisions, en remplaçant les liquides amers de notre antique coupe par de doux et inodores globules, assez nombreux pour faire face à toutes les éventualités. C'était mettre de son côté l'attrait de la nouveauté, le goût du simple et de l'absolu, l'amour du merveilleux, le bénéfice des maladies qui guérissent toujours et les espérances de celles qui ne guérissent pas.

Faire table rase de vérités vingt fois séculaires n'est pourtant pas l'indice sûr d'une vérité nouvelle et durable, et ce n'est pas ainsi qu'ont agi les plus illustres maîtres, les Sydenham, les Morgagni, les Boerrhave, les Baillou, les Laennec, les Bichat, etc., dont l'œuvre, s'ajoutant à l'œuvre de leurs devanciers et la continuant, forme aujourd'hui le fonds commun et permanent de la science.

Seul, avant Hahnemann, Paracelse avait jeté sur les temps antérieurs un anathème aussi absolu. Fallait-il ne répondre que par un dédaigneux silence à des attaques injustes et impuissantes? Mais en remuant les cendres restées pendant deux siècles stériles et méprisées dans le creuset des alchimistes, une expérimentation sage et habile en avait ultérieurement fait sortir la chimie moderne. Serait-il donc vrai que « toujours un peu de vérité se mêle au plus grossier mensonge? » (Voltaire).

Et, dans ce cas, quelle part de vérité pouvait contenir l'étrange doctrine que l'Allemagne impatronisait en France ?

Et je demeurais hésitant, et je me disais, en pénétrant, armé de toute l'attention dont je suis capable,

dans le fouillis inextricable de la matière *médicale pure* :
Quelle profusion de symptômes généraux et communs !
quelle pénurie de symptômes spéciaux et propres ! *rari
nantes !* C'est la pauvreté cachée sous un faux sem-
blant de luxe. Et dans ces cas suprêmes qui réclament
un remède sûr et prompt, à quel signe, par quel réactif
constater que le principe curateur a réellement passé
d'une dilution à l'autre, de la première trituration à la
dernière ? Car pour chaque agent, quelle gamme fantastique que ces 30 dynamisations de la mystique Allemagne, portées à 300 par l'orgueilleuse Espagne et poussées à 1500 par les Esculapes de l'industrielle Amérique, alors que je tremble en face d'un accès pernicieux,
si à la garantie du cachet qui recouvre le flacon du sel
quinique et en affirme la bonne préparation ne s'est
ajouté encore le contrôle vérificateur d'un pharmacien
habile et consciencieux !

Cependant toute une pharmacie homœopathique, je
veux dire une boîte à trois compartiments préparée par
Hahnemann lui-même, avait été remise entre mes
mains. Enfin je m'en servis pour les premiers essais
que je fis sur moi-même, sur mes proches, sur mes plus
intimes amis.

Les résultats furent nuls, radicalement nuls.

Était-ce la faute de l'expérimenteur, novice et inha-
bile ?

Était-ce celle de la médication expérimentée ?

Je me mis à observer ce que faisaient les adeptes.

Hors des globules pas de salut, criaient-ils haut et fort!
Aux dilutions rien n'est impossible : l'incurable n'existe
plus ! la phthisie s'arrête, le cancer se résout ! Plus de
saignée, plus de vomitifs, arrière les vésicatoires et les
cautères ; guerre à ces pharmacopées matérielles qui ont
engendré un nombre de maladies médicales supérieur à
celui des maladies naturelles !

L'imminence d'une congestion apoplectiforme appelait-elle l'emploi immédiat de la saignée ? c'était en vain; une dilution suffisait; contre des accès pernicieux même c'était assez de quelques globules. Ainsi parlaient, ainsi agissaient les néophytes. Je passe sous silence le dénouement.

Plus tard, maîtres de la situation, j'en ai vus retirer la lancette de son étui et avouer que les exutoires pouvaient avoir une utilité exceptionnelle; d'autres, dès leur début, se posaient en maîtres Jacques de la profession, revêtant, au gré de la demande, la souquenille en lambeaux de l'orthodoxie décrépite, ou la blanche tunique de la jeune hérésie.

D'autres enfin, se servant dans leurs ordonnances de signes convenus, faisaient avec la vieille médecine de la médecine nouvelle.

J'étais édifié ; d'un côté il ne s'était fait que trop de lumière sur la conduite, les manœuvres et les procédés de la secte ; de l'autre aucune clarté n'avait jailli des essais cliniques, qui tous avaient abouti à un échec.

Mais que fais-je ? A quel emportement me suis-je laissé entrainer ? je ne voulais faire qu'une confession, et je crains d'avoir dressé un acte d'accusation. Loin de moi une telle pensée. Tout ce qui dans mes paroles pourrait avoir ce caractère, je le démens, je le rétracte. J'affirme mon droit de juger les choses, je ne me reconnais pas celui de condamner les hommes. Chaque médecin doit avoir sa foi, aussi indéniable, aussi sacrée que la foi politique et la foi religieuse. Dans l'exercice de son art, il ne doit compte de son *credo* ni à l'État, ni à ses confrères. Juge souverain dans son for intérieur, il n'y relève que de lui même ; y porter une incrimination injurieuse, ou y appeler une main étrangère, ce serait nous déshériter de notre plus bel apanage, l'indépendance.

Mes échecs m'avaient un instant découragé. Cependant si dilutions et globules s'étaient montrés inertes entre mes mains, j'avais pu m'assurer que nos contempteurs possédaient dans leurs teintures mères de bonnes préparations et m'apercevoir qu'au besoin ils savaient descendre des hauteurs trop sublimes de la dix-millionnième au terre-à-terre de la plus basse des dynamisations.

Rendant alors à César ce qui appartient à César, je ne m'attachai qu'au sens vrai et restreint de la loi exprimée dans l'aphorisme d'Hippocrate, *similia similibus curantur*, à en contrôler la justesse, à pénétrer les secrets et à préciser les limites de ses applications rationnelles. Ce mémoire est le fruit des études et des expériences auxquelles je me livrai pour mettre cette pensée à exécution. En résumé, il se compose d'explications théoriques, de problèmes à peine à demi résolus et de problèmes simplement posés, qui restent encore à résoudre. Je n'ose même pas dire que l'œuvre est ébauchée. Si vous ne croyez pouvoir la reprendre, l'étendre et la compléter, abordez la tâche depuis longtemps commencée et interrompue, abordez-la avec résolution et bonne foi, sans faux scrupules et sans préoccupation de l'ingérence usurpatrice. Il est toujours permis aux fils de revendiquer l'héritage des aïeux et de ramener au domaine commun et permanent la partie sur laquelle l'étranger à planté ses tentes passagères.

5 février 1871.

# XV

## UN ASILE D'ALIÉNÉS

Arrivé au terme de sa carrière médicale, M. Revolat jette un coup d'œil rétrospectif sur la route par lui parcourue, et publie, comme un dernier tribut, offert à la science qu'il a aimée et cultivée toute sa vie, le *Résumé*, *en 11 tableaux, d'une pratique de vingt-quatre ans consacrée sans interruption au traitement des aliénés.*

Violemment arraché, en 1842, *par un remplacement étrange et décourageant*, au poste qu'il affectionnait, forcé de laisser inachevés des travaux plus étendus, plus complets, c'est le cœur froissé et plein d'amers regrets qu'il a tracé d'une main octogénaire, mais encore ferme, les résultats de sa longue expérience.

La conscience du bien qu'il a accompli, le souvenir des maux qu'il a guéris ou soulagés, doivent faire cortège à ses vieux jours et le consoler de l'injustice des hommes. Quant à la reconnaissance, cette fleur si précieuse aux yeux du médecin, mais si rare, il se croyait en droit de l'espérer des hommes raisonnables, et il n'a pu la trouver que dans le cœur triste et maladif des *fous* confiés à ses soins.

Ces pauvres fous ont du bon, et le monde se crée sur eux de bien étranges idées? L'asile, où la loi et la science les renferment, apparaît à l'imagination du vulgaire comme une sombre prison où le bruit des chaînes le dispute au grincement des dents et aux cris de fureur, où l'on ne saurait s'avancer qu'entouré de précautions, sans cesse sur ses gardes, en grand danger d'être à chaque instant étranglé et dévoré par quelque féroce bipède. En réalité, rien n'est plus faux que ce tableau fantastique.

Une société de fous ressemble, en bien des points, à la société ordinaire. Ce sont les mêmes passions qui y règnent, les mêmes vices, les mêmes appétits. Seulement passions, vices, appétits, y sont moins dissimulés, et s'y montrent à nu, en saillie. Il est même des jours où une maison d'aliénés offre le calme d'un cloître. Ces jours-là, le plus grand nombre d'entre eux sont revenus en possession de leur raison.

Aussi n'est-ce pas par la crainte, n'est-ce pas par le bâton levé qu'on les gouverne. On doit s'appliquer à s'en faire aimer, et non pas à s'en faire craindre. Les Mahomets de notre profession y font peu de conquêtes : la douche et le cachot sont d'un mince secours au médecin qui se dévoue à leur traitement. A ces pauvres âmes en peine, qui bourdonnent autour de lui et l'assiègent durant ses visites, il faut plus de miel que de fiel. Des soins soutenus, des paroles affectueuses, des attentions délicates, des caresses placées à propos, lui gagneront seuls le cœur de ses malades et lui ouvriront la voie la plus sûre pour arriver à leur esprit et le guérir. Quelques appels faits à la gourmandise chez les uns, quelques rares mais opportunes concessions à la vanité chez d'autres, chez tous le maniement bien entendu d'une arme puissante mais fort difficile à diriger, je veux dire le maniement de l'amour-propre, voilà le secret du traitement moral de la folie, voilà la clé de bien des guérisons. L'amour-propre, quel levier, pour qui sait s'en servir, dans un hospice d'aliénés ! Vous le voyez, c'est là tout comme dans le monde.

Ce que je viens de dire ne concerne pas les aliénés chez lesquels l'idiotie et la démence ont éteint à jamais la raison, cet œil de l'âme; j'entends ne parler que de ceux chez lesquels la flamme de ce divin flambeau est seulement obscurcie ou même ne vacille que par intervalle. Ceux-

là sont très-susceptibles de reconnaissance ; chez eux-là
la volonté peut encore très souvent ressaisir son empire.

Je choisirai pour preuve, dans mes souvenirs, deux
faits que j'ai observés à la Maison royale de santé d'Avignon, à l'époque où je la dirigeais en qualité de médecin
en chef. Un jeune homme d'une trentaine d'années, appartenant à une famille de cultivateurs aisés, y était traité pour une affection cataleptique avec trouble dans les
idées. Sa maladie était la suite d'excès en boissons al-
cooliques. Il y avait plusieurs mois qu'aucun accès de folie
ne s'était déclaré, et chaque jour le malade me pressait
de lui accorder sa sortie ; je cédai enfin à sa demande,
à regret et en lui exprimant les craintes, la presque
certitude que j'avais d'une rechute; et je le munis, à tout
hasard, contre le péché mignon d'ivrognerie, d'un long
sermon qui fut, hélas ! vite oublié. A quelque temps de
là, on le ramène à l'hospice, étendu sur une charrette,
enchaîné, garrotté. Aussitôt prévenu, j'accours près de
lui; il était au milieu de la cour, immobile, les cheveux
hérissés, les yeux hagards, injectés de sang, les lèvres
serrées, silencieuses, le corps couvert de sueur. Je lui
adresse, non des reproches, mais des paroles de com-
misération et d'amitié, et je me hâte de détacher les liens
qui lui entraient dans les chairs. La dernière corde à
peine tombée, il promène ses regards autour de lui, s'a-
vance vers moi, écarte ses bras, m'en enlace, approche
sa figure ras de la mienne ; les assistants se précipitent;
d'un signe, je les arrête. Je confesse qu'un frémissement
de crainte me parcourut de la tête aux pieds. C'était une
erreur de ma part, une injure envers le malade ; car
il me pressa délicatement contre sa poitrine, m'appliqua
sur la face deux baisers retentissants ; et, par un effort
suprême de sa volonté, s'éloignant rapidement de moi,
fut se ruer sur l'infirmier Mouton, homme de haute stature et de force herculéenne, et engagea avec lui une

lutte corps à corps à la mode de notre pays : il eut le dessous. Alors, s'avouant vaincu, il se relève, se dirige vers sa chambre habituelle, et, se jetant sur son lit, tombe dans une sorte d'extase léthargique. Le cœur avait vaincu l'esprit, la volonté le délire, l'homme la brute.

Une femme me fournira le second exemple. Agée de 35 ans, paysanne, **Rosalie** était atteinte d'un délire érotique porté au plus haut degré. Elle vomissait, dans un jour, plus d'obscénités qu'il ne s'en débite en certains lieux dans un an. J'avais fait louer, à peu de distance de la ville, une charmante maison de campagne ; j'y envoyais fréquemment en promenade les convalescents. J'en accordais également la jouissance, à titre de récompense ou d'encouragement, aux malades dociles à mes soins; de nombreuses friandises et des jeux variés les y attendaient. Mon érotique, à force d'ouir raconter des merveilles de cette villa, fut possédée du désir de la voir ; elle m'en fit la demande ; j'y accédai sous la seule condition qu'elle resterait une semaine entière sans proférer des paroles honteuses, inconvenantes. Elle parvint à maîtriser sa langue durant quelques heures, puis un jour, puis deux. enfin elle alla jusqu'à huit. La récompense promise fut immédiatement accordée; promenade, séjour à la campagne, tout se passa à souhait; pas le plus petit mot à blâmer; la volonté triomphait ; je croyais tenir la guérison. Mais, le soir, au retour, à peine Rosalie eut-elle mis le pied sur le seuil de l'hospice, que le torrent rompit ses digues, et que l'obscénité s'échappa de plus belle et coula à pleins bords des lèvres impuissantes à la contenir plus longtemps.

Je m'aperçois que je me laisse aller à mes souvenirs, et j'oublie que c'est de l'ouvrage de M. Revolat que je dois entretenir le lecteur.

Notre vénérable confrère fait retentir, dans un avant-propos, de justes et énergiques plaintes contre l'exiguité des hospices d'aliénés, contre leur mauvaise disposition, qui obligent à entasser dans des cours communes et dans d'étroits dortoirs, pêle-mêle, sans distinction d'âge et d'affection, un nombre de malades toujours croissant. Je m'étonne qu'un praticien aussi consommé n'ait pas été plus loin, et n'ait pas proclamé la nécessité d'arracher ces sortes d'établissements de l'intérieur des villes, et de les transporter dans la campagne, nécessité impérieuse, absolue.

Pour moi, j'aimerais à les voir s'élever sur le penchant d'une colline, d'où l'œil des prisonniers pût découvrir au loin la plaine et l'horizon, assister aux scènes variées des champs, aux fenaisons du printemps, aux moissons de l'été, aux vendanges de l'automne, aux labours de l'hiver; d'où ces mélancoliques reclus pussent contempler le spectacle riant du lever du soleil et les splendides rougeurs de son coucher, et surtout entendre, de l'étroite fenêtre de leur cellule, les harmonieux concerts des oiseaux du ciel, d'un effet bien autrement magique que les ariettes gagées des rossignols d'opéra et des fauvettes de théâtre. J'exgigerais qu'ils fussent, dès le matin, chercher dans la culture de la terre une distraction à leurs idées délirantes, une trêve aux hallucinations qui les obsèdent, et demander à un pénible, mais utile labeur, le gage assuré du calme et du sommeil durant la nuit.

495 aliénés ont été *traités*, dans l'espace de dix ans, à l'hospice de Bordeaux, par M. Revolat. C'est sur ce chiffre que portent ses observations. Les femmes ont été constamment en plus grand nombre que les hommes (hommes 240, femmes 255) ; les hommes et les femmes mariés en nombre à peu près égal (hommes 83, femmes 77) ; ceux tombés dans le veuvage en nombre triple chez les femmes (hommes 15, femmes 49).

401 exerçaient des professions ; 94 n'avaient pas de profession connue. Les deux tiers exerçaient des pro-

fessions mécaniques, un tiers des professions libérales. Les professions libérales étaient plus nombreuses chez les hommes que chez les femmes ; par contre, les professions mécaniques plus nombreuses chez ces dernières. Enfin, le célibat a fourni 271 malades sur 495 : 111 de plus que le mariage, 207 de plus que le veuvage. Résultat effrayant ! terrible menace bien faite pour jeter les célibataires dans la nasse de l'hymen !

Cependant, comme j'ai, parmi ces derniers, de vrais et bons amis que ce chiffre pourrait effrayer, hommes d'ailleurs de beaucoup d'esprit et de beaucoup de cœur, qualités précieuses, mais qui portent aussi en elles une cause lointaine de folie, je veux discuter ce chiffre, et voir si, au fond, il y a autant à désespérer du célibat. Je prends le tableau de l'âge, et je trouve qu'il renferme 57 aliénés âgés de 8 à 20 ans, en dessous, par conséquent, de l'époque ordinaire où l'on se marie. De plus, je me dis que l'hérédité, cette grande source de l'aliénation mentale, jette de bonne heure dans les hospices les membres des familles frappées de ce fléau, ou tout au moins marque, en quelque sorte, d'un signe fatal le seuil de leur demeure, en éloigne les partis, et condamne ces malheureux proscrits à un célibat forcé. Parmi les 221, sont encore compris les idiots, les imbéciles et les aliénés vagabonds, sur lesquels on n'a pu obtenir aucun renseignement. Si je formais le chiffre de toutes ces catégories, et que j'en défalquasse celui des célibataires *par goût, par état*, peut-être donnerais-je trop beau jeu à ces derniers. Je n'en ferai rien : ce serait les encourager à mourir dans l'impénitence finale.

Sur ces 495 aliénés, 56 étaient âgés de 25 à 30 ans ; 71 de 30 à 35 ans ; 69 de 35 à 40 ans ; 68 de 40 à 45 ans ; 50 de 45 à 50 ans ; 25 de 50 à 55 ans ; 25 de 55 à 60 ans ; 4 de 71 à 75 ans ; 5 de 75 à 80 ans ; 2 de 81 à 85 ans. Ces derniers chiffres surprendront. Mais il n'est que trop

vrai, l'expérience l'a constaté, qu'il est des aliénés qui
parcourent une fort longue carrière, et prolongent 20,
30, 40 ans leur séjour dans l'hospice. Pitoyables victimes
vouées aux rigeurs extrêmes du sort, et envers lesquelles
tout se montre cruel et injuste, jusqu'à la mort qui semble se faire un jeu de les oublier ?

Cet aperçu, en 11 tableaux, est suivi d'observations
cliniques intéressantes à divers titres, mais que je ne puis
que mentionner.

En dédiant son ouvrage aux médecins des asiles d'aliénés, M. Revolat a fait à leur jugement un appel qui sera
entendu. Nul doute pour moi qu'après l'avoir lu, tous
ne paient à son savoir un tribut mérité d'éloges, et n'en·
tourent d'une affectueuse estime et d'une haute vénéra-
tion les cheveux blancs du Nestor de la médecine bor-
delaise.

(*Gazette médicale de Montpellier*, 1ʳᵉ septembre 1846.)

# XVI

## DE LA TRANSMISSION MORBIDE

### PAR MARIAGE ET PAR GÉNÉRATION

*A Monsieur Charles T..., avocat.*

Décidément, mon cher ami, vous êtes incorrigible : hier encore, je vous ai surpris furetant dans les livres de ma bibliothèque, toujours plus avide de mordre, en véritable fils d'Ève, sur les fruits médicaux de l'arbre de la science du bien et du mal, fruit que je vous ai si souvent signalés comme dangereux pour une lèvre profane et donc vous finirez, comme J.-J. Rousseau, par avoir les dents agacées. Je vous ai trouvé les mains pleines de vilains traités de pathologie, et votre instinct perverti n'a pas dirigé vos regards vers le volume resté ouvert à la dernière page sur ma table d'étude et de travail. Cependant, s'il en est un digne de satisfaire pleinement votre goût des choses médicales, et de fournir aux personnes étrangères à notre profession, comme aux médecins eux-mêmes, une aliment sain et substantiel, c'est certes celui-là. Il a pour titre *Traité spécial d'hygiène des familles particulièrement dans ses rapports avec le mariage au physique et au moral et les maladies héréditaires,* et pour auteur l'un des professeurs éminents de cette école de Lyon qui porte dans l'étude et dans la pratique de la médecine les habitudes de travail et de probité en honneur dans le commerce de cette industrieuse et opulente cité.

M. F. Devay s'est depuis longtemps fait connaître par d'importants mémoires de pathologie, de thérapeutique et de littérature médicale, tous utiles et intéressants à différent titre, et qui donnaient chacun la mesure d'une faculté différente de son esprit, *disjecta membra*. Dans le livre actuel l'homme se trouve tout entier, médecin, philosophe et père de famille ; il y a mis toute sa tête et tout son cœur. Ce sera là, ce me semble, son œuvre de prédilection, le résumé de ses lectures, de ses méditations, de ses sentiments ; le fruit de sa maturité, le monument de sa vie intellectuelle et morale.

Ouvrez le volume, et, dès les premières pages, vous sentirez que vous êtes en contact avec un homme honnête, savant et de bonne compagnie. A ne le juger que d'après ceux qu'il fréquente assidûment, vous diriez déjà ce qu'il est : ce sont Hippocrate, Platon, Aristote, Galien, Baillou, Stahl, F. Hoffmann, Bordeu, Hunter, Barthez, J. de Maistre, Bossuet, ce génie universel auquel *la science de l'homme* était familière, etc., etc. Fortifié par ce commerce intime, s'appuie-t-il de leurs opinions, il montre, en les résumant ou en les complétant, une telle élévation de pensées, une telle convenance de langage, que dans la page qui leur est commune il vous sera difficile de distinguer le tribut emprunté d'avec le propre fonds de l'emprunteur.

Le but principal de l'auteur est de montrer que « la « franche application de l'hygiène à la famille est la voie « la plus sûre et la plus courte pour arriver ici-bas au « plus grand état de félicité relative. La première est « l'instrument, ou, si l'on veut, le levier ; la seconde est « le sujet de la culture et du perfectionnement ; le champ « c'est le monde, comme dit l'apôtre.»

Pour ne pas rester trop au-dessous de la grandeur de cette tâche, le médecin doit s'élever aussi haut que son sacerdoce, et allant au delà des questions débattues dans

les traités généraux d'hygiène, fouiller dans les replis
cachés, pénétrer jusqu'au vif, aller jusqu'à la moelle,
pour y saisir et mettre à nu les principes cachés qui,
« par leur action inaperçue, mais constante, agissent
« sur l'organisme comme la goutte d'eau sur le granit. »

Or, une des causes les plus puissantes de la dégénérescence des familles c'est, sans contredit, l'hérédité
morbide, cette force invisible qui, ainsi que je l'écrivais
à propos des *métamorphoses de la syphilis*, lègue aux fils
les plaies et les souffrances des pères et enchaîne successivement les générations les unes aux autres par une
évidente solidarité ; image sensible et à demi-matéria-
lisée de la tache originelle.

Le mariage étant la voie par laquelle les maladies héréditaires entrent dans la famille, c'est à régler les meilleures conditions de cet acte majeur de la vie de l'homme que l'hygiène doit apporter tous ses soins. Pour les
obtenir, ces meilleures conditions, il faut se garder de
les juger au poids de l'argent et des seuls intérêts ma-
tériels ; et, pour cela, fermer l'oreille à l'ambition, aspirer à l'aisance plus qu'à la richesse, n'y pas chercher
surtout l'oisiveté, mais seulement s'assurer d'avance du
salaire des journées actives, d'un pain abondant, rendu
plus sain par le sel du travail.

« Si les familles veulent durer, écrit M. F. Devay, elles
« doivent s'isoler de la tourmente, des agitations et des
« vices qui, aux yeux de trop de gens, constituent le
« grandiose de la civilisation moderne. Là où d'ordi-
« naire les rejetons de la famille grandissent, là où l'on
« admire le plus une forte sève et un beau sang, c'est
« dans ces positions moyennes où la vertu règle les
« mœurs, où une raison pratique favorise et maintient
« l'aisance. C'est sur l'assise des bonnes mœurs que les
« meilleures générations se forment ; c'est sur le sol de
« la vertu que la santé s'affermit le mieux. N'oublions

« jamais que l'hygiène est une ; pas d'hygiène physique
« sans hygiène morale. »

Quel contraste entre ce langage sage autant que vrai
et l'opinion qui avait cours à une époque peu éloignée
de nous, où, vous vous le rappelez, *les enfants de l'amour*
passaient pour avoir le privilège de la plus grande force
et de la plus grande beauté.

M. F. Devay vous prouvera que la statistique, sur ce
point, est d'accord avec la sentence de l'Écriture : *Les*
*rejetons bâtards ne pousseront pas de profondes racines et*
*leur tige ne s'affermira pas* ; et qu'il résulte des recherches
de Baumann et de Silssnich que la mortalité des nouveau-nés présente les rapports suivants, toutes choses
égales d'ailleurs : mort-nés, 1 légitime, 2, 5 illégitimes;
de 0 à 1 an, légitimes 1, 75, illégitimes, 3, 37. etc. Le
dixième seulement des enfants illégitimes parviendrait
à la maturité, d'après Baumann.

Il est superflu de vous dire que l'auteur fait de la mo-
nogamie la sauvegarde des familles. Vous vous souvenez
des éloquentes considérations inspirées à Lallemand par
la comparaison des peuples monogames avec les nations
où le foyer domestique est un harem, de leur rôle dans
la civilisation et de leurs destinées. M. F. Devay, d'accord
avec le professeur de Montpellier sur les conséquences
de la polygamie, cette débauche en grand, repousse avec
non moins d'énergie, du sein de la famille, le divorce,
cette sorte de polygamie successive, cette mise en lambeaux du contrat nuptial, que la loyauté et la pudeur
françaises ont à jamais effacé de nos codes. *C'est la perpé-*
*tuité de l'espèce*, comme le répète M. F. Devay d'après Cu-
vier, *ce sont les enfants qui rendent les liens du mariage*
*indissolubles. La perpétuité de l'union conjugale découle de la*
*longueur de l'éducation des enfants.*

L'auteur va plus loin et, se rangeant à l'opinion de son
compatriote M. Sauzet, il voudrait que les effets du ma-

riage civil ne ressortissent pleins et entiers que lorsque
le mariage religieux lui aurait imprimé le sceau du caractère divin ; « tandis qu'aujourd'hui l'homme, dans le
« contrat civil, tient la place de Dieu, et la table du
« magistrat remplace l'autel du prêtre; que dis je, s'écrie
« M. Sauzet, la loi qui réduit le mariage à un contrat civil
« efface Dieu et sacrifie la conscience. »

Heureusement que, dans la pratique, les mœurs sup-
pléent à l'indifférence de la loi. Dans la classe ouvrière
de nos villes nul de ces jeunes couples, qui, à la première
heure de leur union, promènent au grand jour la publicité de leur légitime chaîne, n'oserait faire deux pas
dans nos rues, si, en sortant de la mairie, il n'avait pas
passé par le sanctuaire de l'Eglise.

En traitant de l'âge le plus convenable pour le mariage, l'auteur regrette que la loi ne l'interdise qu'au dessous
de quinze ans pour la femme et de dix-huit ans pour
l'homme ; il trouve cette limite trop abaissée. Je partage
cette opinion ; et je pense comme lui, qu'à moins de circonstances exceptionnelles, l'âge de vingt ans à vingt-
quatre ans devrait être celui assigné à la femme, celui
de vingt-cinq ans à trente à l'homme. Sans parler des
convenances physiques, le mariage met sur les épaules
de l'époux une trop lourde charge et les chances aléa-
toires d'un avenir trop incertain pour qu'il puisse les
affronter avec succès dès les premiers pas d'une jeunesse inexpérimentée. Mais si je recule pour l'homme
l'heure de la responsabilité, c'est sous la condition
qu'il ne dépensera pas en débauches la sève qui doit
nourrir un jour l'arbre de sa famille, qu'il n'en cor-
rompra pas la pureté dans la fange du vice, et n'en dis-
sipera pas la vigueur dans les champs stérilement fleuris
des bonnes fortunes. C'était une honte parmi les anciens
Gaulois d'avoir commerce avec une femme avant l'âge
de 26 ans ( César, *De bello galico, lib.* VI, *c.* XIX ) ; et Tacite

écrivait des Germains : *Tarda Venus, eoque inexhausta pubertas*.

«La volupté vénérienne, fait observer l'auteur, est celle « qui altére le plus rapidement la constitution du corps, « et c'est la plus irrésistible.» Elle frapperait de stérilité la couche nuptiale elle-même, appauvrie par la multiplicité des sacrifices. La stérilité des prostituées est un fait mis hors de doute : mille femmes publiques fournissent à peine six accouchements dans le cours d'une année. (Parent-Duchâtelet.)

Peut-être trouverait-on dans la fougue de l'amour libre, transportée au sein du mariage, la raison d'un fait qui m'a toujours frappé, à savoir, que les plus belles femmes sont loin d'être les plus fécondes ; et à ce sujet je veux emprunter à M. F. Devay la citation suivante d'un passage de Spinosa, qui plonge dans les profondeurs de la « nature humaine et dont les faits vérifient chaque jour « la justesse :

« L'amour des courtisanes, celui qui s'allume dans la « comtemplation des formes, celui en un mot qui prend « racine en dehors du libre arbitre, se change bientôt « en haine, si, ce qui est pis, il ne développe point dans « l'âme certain délire, au milieu duquel l'amour s'en- « tretient plutôt par la discorde que par la paix. »

Je me suis étendu sur ces prolégomènes parce qu'ils posent les prémisses dont le mariage déduira les heureuses ou funestes conséquences. *Ut bonorum hereditates, ita et morborum successiones ad posteros perveniunt* (Ball., Cons. med., méd., T. III, Cons. 2 ) ; *les maux comme les biens se transmettent par héritage*, a dit Baillou. Lisez avec la plus sérieuse attention, dans l'ouvrage de M. F. Devay, le chapitre des maladies de famille et des maladies héréditaires, où l'auteur étudie leur mode, leur marche, leurs degrés, et démontre que l'inobservance des lois qu'il a précédemment établies ouvre la porte à l'aliénation mentale, à l'épilepsie, au suicide, aux névroses diverses, à tout le cortège des diathèses. la scrofule, le tubercule, le rachitisme, la syphilis, la goutte, le cancer, les dartres, effroyable tableau, dont les couleurs vous paraîtraient forcées, si un coup d'œil jeté sur la société décrépite qui nous entoure n'en confirmait la navrante vérité ! Peut-être vous rappellerez-vous en frémissant ces me_ naces adressées par le législateur inspiré à l'avenir des races corrompues : *Ils blasphémeront le temps de leur naissance et la semence de leur semence et leur enfantement.* (Deutér.). Je voudrais que ce chapitre pût être imprimé à part et déposé au foyer de chaque famille, comme un phare dont les sombres lueurs éclaireraient les nombreux écueils sur lesquels nous poussent et trop souvent nous brisent les orages de la jeunesse ou le tumulte des passions égoïstes et sordides de l'âge mûr.

Vous devez m'accuser tout bas de tourner au sermon. Excusez-moi, mon cher ami, c'est la nature du sujet qui m'y entraîne. Le code sanitaire touche par presque tous les points au code sacré. Il est un point surtout où les lois de l'hygiène et la loi religieuse se confondent presque : je veux parler de la question des *mariages consanguins*. C'est surtout là la partie neuve du livre, celle que l'auteur peut à plus d'un titre regarder comme sienne.

Je laisse un de vos plus célèbres jurisconsultes établir les termes du problème : « D'après une règle commune « à presque toutes les nations civilisées, écrit M. Tro- « plong, la famille ne doit pas trouver dans son propre « sang les éléments d'une famille nouvelle. Le sang a » horreur de lui même dans le rapport des sexes ; c'est « par un sang étranger qu'il veut se perpétuer. »

Si, à des points de vue divers, les mariages entre les proches parents ont été permis chez quelques nations considérables, telles que les Égyptiens, les Perses, les Arabes, etc.; si les Grecs les toléraient au deuxième degré ; bien plus, si la loi de Solon allait jusqu'à permettre au frère d'épouser sa sœur consanguine, d'autre part nous voyons la loi des Indous, des Mahométans, des Hurons, des Samoïèdes et les usages d'une foule de peuples barbares, les interdire formellement. Nul n'ignore que le christianisme, dans les premières années de son établissement, s'appliqua à élargir le cercle des empêchements matrimoniaux. « On ne saurait nier, ajoute M. « F. Devay, qu'il n'y eût dans ces prohibitions un haut « degré de moralité, car souvent l'espoir du mariage « enhardit la passion et favorise la faiblesse. »

Les commencements de notre histoire sont remplis de luttes élevées, à ce sujet, entre le pouvoir temporel et le pouvoir spirituel, et attristés par le récit de troubles que suscitèrent des rigueurs excessives, où trop souvent la politique avait plus de part que les intérêts de la morale et de l'hygiène.

Bien que l'Eglise se soit depuis longtemps relâchée beaucoup de ses primitives sévérités, il est juste de dire qu'elle ne cède qu'à regret et en faisant ses réserves. « L'expérience ne prouve-t-elle pas, s'écriait naguère « Mgr. de Viviers, que les unions interdites par la loi ec- « clésiastique ne sont pas moins réprouvées par la na- « ture elle-même ? On les voit bien souvent frappées « d'une désolante stérilité, et, si elles se répétent plu- « sieurs fois dans la même famille, elles ont pour effet « ordinaire, après plusieurs générations, l'affaiblisse- « ment de la constitution physique des enfants, et quel- « quefois une altération plus déplorable encore de l'in- « telligence et des facultés morales. C'est la loi natu- « relle qui est ici en parfait accord avec la loi religieu- « se, et cette loi, remarquez-le bien, n'est pas particu- « lière à l'espèce humaine, elle atteint tous les êtres « vivants à tous les degrés et dans tous les cercles de la « création, ceux mêmes qui ne vivent que d'une vie « grossière et végétative. »

« Citons, — c'est M. Devay qui parle, — comme exem-
« ple de ce qui se passe chez les animaux, ce que l'on
« appelle la *production en dedans*, c'est-à-dire la propa-
« gation par l'inceste, quand on accouple les parents les
« plus proches, le père avec la fille, le frère avec la
« sœur, etc. On se sert de ce moyen pour propager, pour
« affermir et rendre plus aisément transmissibles à un
« certain nombre de générations les qualités reconnues
« à un des producteurs ou à tous les deux. Mais en même
« temps, l'influence débilitante de ces accouplements est
« si bien reconnue, qu'on la met à profit pour produire
« des individus à squelette petit et à chair molle, excel-
« lents pour la table. Et si l'emploi de ce moyen est con-
« tinué trop longtemps, on dépasse le but ; on n'obtient
« plus que des produits chétifs, malingres, difformes,
« de peu de longévité et parfois impropres à la repro-
« duction. »

Voici le résumé succinct des recherches entreprises par
l'auteur, relativement aux mariages consanguins dans
l'espèce humaine.

Il écrivait déjà en 1846 : « Nos observations sont au
« nombre de trente-neuf ; treize ont été recueillies dans
« le cercle de nos connaissances ; les vingt-six autres
« ont été fournies soit par des renseignements authen-
« tiques, soit par nos propres malades. » Il écrit en 1858,
douze ans après : « Aux trente-neuf observations déjà ci-
« tées, nous en ajoutons quatre-vingt-deux, recueillies
» depuis et qui portent sur des faits que nous avons véri-
« fiés. »

Le dépouillement de cette statistique donne les résultats suivants : Les treize faits de la première catégorie
portent sur deux mariages entre oncles et nièces, trois
entre tantes et petits-neveux, huit entre cousins germains et petits-cousins. Huit ont été frappés de stérilité ;
quatre ont donné des enfants scrofuleux morts avant

l'âge de quatorze ans, dont deux nés avec des doigts
supplémentaires, et un enfant vivace, mais arrêté dans
sa carrière et dans ses projets d'établissement par une
sorte de lèpre dégoûtante, l'*ichthyose*.

Les faits de la deuxième catégorie renferment un cas
d'épilepsie, trois cas de mort par hydrocéphalie ou par
convulsions, états morbides réels et dignes d'entrer en
ligne de compte, deux cas de stérilité, deux cas de rejetons *dont l'état sanitaire laisse beaucoup à désirer* ; dans
quatre mariages féconds les produits *paraissent jouir
d'une santé médiocre*.

Dans les quatre-vingt-deux faits de la dernière catégorie, je trouve quatorze cas de stérilité (dix fois entre
cousins germains, quatre fois entre oncles et petites-
nièces), six avortements non précédés et non suivis
d'autres grossesses, quinze cas de polydactylie ( doigts
surnuméraires), deux cas d'ectrodactylie (c'était l'absence du petit doigt), deux cas de bec-de-lièvre, un cas
de *spina bifida*, cinq cas de pieds-bots (varus équin), un
cas d'anencéphalie, un de surdi-mutité.

Trente-huit mariages n'ont présenté aucune anomalie.

En résumé, sur le total de cent vingt-un mariages
consanguins on a eu à déplorer vingt-quatre fois la stérilité ; six fois l'avortement, marque unique de fécondité ;
onze fois l'avortement, chez des femmes d'ailleurs fécondes ; cinq fois le pied-bot ; quatre fois les scrofules ( chiffre bien minime ) ; trois fois la mort par suite d'hydrocéphalie ou de convulsions ; deux fois le bec de-lièvre ;
une fois l'anencéphalie ; une fois l'épilepsie ; une fois la
surdi-mutité ; une fois l'ichthyose ; deux fois l'ectrodactylie et quinze fois la polydactylie (dix-sept fois en tenant compte de deux cas de doigts surnuméraires fournis par les enfants scrofuleux ) ; en tout cinquante-sept
cas pathologiques en regard de soixante-quatre cas où
les choses se sont passées de la manière ordinaire.

Le cas de surdi-mutité concerne une jeune fille née d'un mariage contracté entre cousins issus de germains, et ne devrait être considéré que comme tout à fait exceptionnel, s'il ne faillait pas prendre en sérieuse considération l'opinion émise par M. le docteur P. Ménière, médecin de l'Institut impérial des sourds muets de Paris : « Il est de fait que beaucoup de sourds-muets sont nés « dans des circonstances de ce genre (mariages consan- « guins). Je puis affirmer, dès aujourd'hui, que les cas « de surdi-mutité congéniale observés dans les familles « ainsi constituées sont assez nombreux pour être pris « en sérieuse considération. » ( Voir *Gaz. méd. de Paais*, 1846. )

Je ne saurais non plus passer sous silence l'enquête statistique insérée par M Beniss dans le *North american medico-surgical Review,* janvier 1857, page. 97, reproduite par M. F. Devay. Elle comprend trente-quatre mariages consanguins, vingt-huit entre cousins au premier degré, six entre cousins au deuxième degré. Il y a eu stérilité sept fois, fécondité vingt-sept fois. La relation entre le nombre des enfants et le nombre total des mariages est représentée par la proportion de 1 : 5, 6. Chaque union féconde a donné en moyen sept enfants et une légère fraction. (Multiplication bien propre à combler les vides aissées par les unions stór les).

Pour les mariages entre cousins germains, le nombre des enfants produits est représenté par 6, 87 ; il est représenté par 8, 5 pour les mariages entre cousins issus de germains.

Sur les 192 enfants issus de tous ces mariages, cinquante-huit sont morts peu après la naissance, quinze de phthisie, huit d'affections spasmodiques, un d'hydrocéphalie, trente-quatre d'un genre de mort resté ignoré. Sur les 134 enfants qui sont parvenus à l'âge aldulte, quarante-six sont d'une bonne constitution et bien portants ;

trente-deux sont indiqués comme étant mal constitués
et habituellement mal portants, mais sans détails particuliers sur leur état ; il y en a neuf sur le compte desquels on n'a pu obtenir aucun renseignement. Quant
aux quarante-sept autres, ils sont tous mal conformés
ou atteints de maladies plus ou moins graves ; vingt-trois
d'entre eux sont scrofuleux, quatre épileptiques, deux
aliénés, deux muets, quatre idiots, deux aveugles, deux
difformes (?), cinq atteints d'albinisme, six de faiblesse de
la vue, un de chorée:

Telles sont, mon cher ami, à peu près toutes les pièces
de l'acte d'accusation dressé contre les mariages consanguins. Où puiser les éléments d'un débat contradictoire ?
Vous regretterez sans doute, comme moi, que M. F.
Devay et M. Beniss (peut être) n'aient pas fait la contre-
épreuve de leur enquête et que, prenant l'un 121 mariages ordinaires, l'autre 58, choisis dans le même milieu, le
même air, les mêmes conditions sociales, etc., etc., ils
n'aient pas constaté par un dépouillement analogue les
résultats heureux ou néfastes qu'auraient pu leur fournir
ces familles placées aussi loin que possible de toute influence de consanguinité.

Trouvant moi-même, comme un éminent critique de
la presse médicale, que la doctrine que j'examine « re-
« pose plus, en tant qu'opinion scientifique, sur l'accord
« des témoignages, que sur un ensemble d'observations
« rigoureuses » (A. Dechambre, *Gaz. heb.*, 1856, p. 916), j'ai
voulu tenter, comme première épreuve, une facile expérience, et, quittant la plume pour un instant, chercher
dans ma mémoire les exemples de mariages consanguins dont j'avais une connaissance suffisante pour en
apprécier exactement les conséquences. Ils se sont présentés tous dans la classe riche, où, M. F. Devay le reconnaît, ces sortes d'union sont les plus fréquentes, déterminées qu'elles sont trop souvent en vue de conserva-

tion ou d'accroissement de fortune, mais souvent aussi
(et c'est le cas de la plupart des familles sur lesquelles
je vais jeter les yeux) par des sentiments plus nobles et
plus avouables.

M. F. Devay a mis un long temps pour rassembler les
faits de la première catégorie et de la deuxième et treize
ans à colliger ceux de la troisième ; je n'ai pas mis, je
l'assure, plus d'un heure à dresser le tableau que je vais
présenter, et j'arrive d'emblée au chiffre de douze, auquel je me borne.

Les époux A. sont cousins issus de germains par les
frères ; le mari a 70 ans, la femme 68 ; unis vers la ving-
tième année, tous deux fortement constitués, ils ont eu,
à quelques années de distance les unes des autres, sept
enfants, cinq filles et deux garçons ; une fille est morte
en bas âge, de la diarrhée d'été liée au travail de la
dentition ; un fils à 17 ans, de la fièvre typhoïde. Les
cinq survivants se sont mariés ; le plus jeune n'a pas encore d'enfants ; des autres sont nés dix-sept enfants,
onze garçons et six filles, tous robustes et bien conformés. Dans cette famille, la race s'est même améliorée,
car il existait chez l'aïeule, du côté maternel, une déviation de la taille.

B. Dans une des branches de la précédente famille, le
gendre des époux A. a marié son fils, âgé de 21 ans, avec
sa nièce, la fille de son frère, âgée de 17 ans ; au bout
d'un an de mariage, il leur est né une fille, bien por
tante, n'offrant pour toute tache originelle qu'un *nævus*
peu étendu.

Dans le mariage C, l'oncle a épousé sa nièce, la fille
de sa sœur ; il était de beaucoup plus âgé qu'elle. De
deux filles qu'il a produites, l'une est morte à l'âge de
6 ou 7 ans de la scarlatine ; l'autre est mariée et mère
d'un bel enfant.

Dans le ménage D. je trouve deux cousins germains,

enfants du frère et de la sœur ; et un seul enfant privé
d'intelligence et atteint de chorée, état morbide dont je
ne découvre que trop les analogues dans une des lignes
ascendantes ; de sorte qu'ici l'évidente action de l'hérédité masquerait tout au moins celle de la consanguinité, si tant est que celle-ci ait eu quelque influence.

Les époux E sont cousins germains par leur père ; le
père du mari est sourd de famille et aveugle ; l'aïeule
de l'épouse était bossue ; le couple actuel, irréprochable
au physique et au moral, a eu en peu d'années trois enfants, deux garçons et une fille, sains et robustes.

Dans le mariage F, l'oncle a épousé sa nièce, la fille
de sa sœur. L'un et l'autre n'étaient plus jeunes et le
mari avait usé de la vie et était resté impotent à la suite
d'un accident traumatique. Une fille unique est née de
ce mariage.

G. Cette fille a épousé à son tour son cousin germain
du côté maternel, jeune homme d'une constitution saine ; deux filles bien portantes sont déjà nées de cette
union encore récente.

Les époux H sont enfants du frère et de la sœur ; ils
ont eu d'abord trois enfants, deux filles jumelles et un
garçon ; celui-ci est mort peu après sa naissance d'une
hémorrhagie par le cordon ombilical ; une des filles est
morte d'une pneumonie, l'autre de la scarlatine. Sur la
limite de l'âge critique, la femme a donné naissance à
un nouveau garçon bien constitué.

Dans le mariage I, l'oncle déjà assez âgé, quarante et
quelques années, a épousé la fille de son cousin germain
du côté paternel, âgée de 16 à 17 ans. Deux enfants sont
déjà nés de cette union, un garçon et une fille : chez
cette dernière, le système nerveux est très excitable ; il
existe chez le garçon des signes de rachitisme ; mais la
diathèse strumeuse est pronocée dans la famille de la
mère.

L'époux J a épousé sa nièce, la fille de son frère con-
sanguin. Riche organisation de part et d'autre ; deux
enfants mâles bien portants.

Les mariés K sont enfants du frère et de la sœur. Leur
union a donné naissance à un fils et une fille, de santé
ordinaire.

L. Le fils a épousé sa cousine germaine, fille du frère
de sa mère, et bien que dans la ligne de sa belle mère
la santé, du côté des femmes, fût mauvaise (deux filles
ont seules survécu de douze enfants, et toutes les
deux sont mortes vers l'âge de 40 ans), il est né de
ce dernier mariage deux garçons jusqu'à ce jour bien
portants, quoique de petite venue.

Ces faits rassemblés, au fur et à mesure de mes souvenirs et exposés dans l'ordre même où ils s'y sont présentés, offrent, par un singulier et heureux hasard, des
exemples des diverses sortes d'union incriminées, trois,
entre autres, de l'oncle avec la nièce, trois de répétition,
de récidive consanguine. Cependant ils ne témoignent pas
en faveur de l'accusation; et, s'ils sont en trop petit nombre pour infirmer la cause assignée par M. F. Devay aux
accidents graves qu'il a consciencieusement vérifiés, ils
doivent ajouter, ce me semble, au regret exprimé plus
haut, que leur fréquence relative n'ait pas été établie, ni
leur valeur corroborée par des comparaisons contradic-
toires.

Peut-être me sera-t-il possible de renouveler cette
première et insuffisante épreuve et de la porter sur une
plus grande échelle. Si je réussis à rassembler des matériaux assez nombreux et positifs, j'en ferai le sujet
d'une seconde communication, que je n'oser regarder
comme prochaine.

Après avoir ainsi considéré le mariage comme cause
de maladies, l'auteur nous le montre comme pouvant
servir à les combattre et à les guérir ; car, semblable à

la lance d'Achille, le mariage a le pouvoir de cicatriser les blessures qu'il a ouvertes.

Le reste du volume est consacré à l'hygiène physique et traite de l'atmosphère, des lieux et des habitations ; des aliments et des boissons ; des exercices et des choses qui s'appliquent à la surface du corps ; des vêtements ; des modifications qui agissent sur la sensibilité en général et sur chacun des sens en particulier.

La deuxième partie enfin, examine, sous le titre d'hygiène morale, les modificateurs moraux propres à l'homme, les passions, l'influence de l'imagination ; et les modificateurs moraux extérieurs à l'homme, ainsi que ceux qui découlent du milieu social où il se trouve.

L'ouvrage n'a guère moins de 800 pages. Ce chiffre élevé, la grandeur de l'in 8°, ses lignes serrées vous feront peut-être redouter les lenteurs d'une pénible lecture, mon ami. Commencez, sur la foi de ma parole; et soyez assuré que l'importance des matières, la clarté de l'exposition, l'intérêt palpitant de presque toutes les questions qui y sont agitées, les charmes d'une érudition riche et bien choisie, et l'attrait d'un style pur, abondant, sobrement coloré, vous conduiront insensiblement et presque sans que vous soyez tenté de faire une halte, jusqu'à la fin du volume.

Les livres peuvent être comparés aux villes : dans les petites villes, la moindre marche ennuie et harasse ; dans les grandes, les heures de promenades, les journées de courses s'écoulent sans fatigue ni satiété. De même les méchants livres, quelque cours qu'ils soient, sont encore trop longs ; les bons, comme celui de M. Devay, paraissent toujours courts, malgré leur étendue : c'est là le privilège et le signe des œuvres capitales. (¹)

(*Gazette médicale de Lyon,*
Avril et décembre 1860, p. 387 et 547.)

(1) Pour le compte-rendu d'autres ouvrages, voir : *De la Fièvre*

*typhoïde*, par F.-M.- L. Waton, médecin à Vaison ; (l'*Écho de Vaucluse*, 22 juin 1843.) — *Étude sur la fièvre intermittente dans les contrées méridionales*, par le D<sup>r</sup> Gourand père ; (*Journal des connaissances médico-chirurgicales*, novembre 1843, p. 218). — *Traité pratique de pathologie externe et de médecine opératoire*, par Aug. Vidal, de Cassis ; (*Gazette médicale de Montpellier* octob. 1846, p.108.) — *Esquisse critique et pratique des nouvelles doctrines sur la syphilis*, etc., par P. Diday ; (*Annales cliniques de Montpellier*) janvier 1858, p. 334). — *Leçons cliniques sur les mladies de l'utérus et de ses annexes*, par F.-A. Aran ; (*Gazette médicale de Lyon*, décembre 1858, p. 488).—*Considérations pratiques sur les maladies de la Guyane et des pays marécageux situés au-delà des tropiques*, par le D<sup>r</sup> Jules Laure ; (*Gazette médicale de Lyon*, juin 1860, p. 293). *Traité pratique des maladies de la peau et de la syphilis*, par le D<sup>r</sup> C. M. Gibert ; (*Gazette médicale de Lyon*, avril et décembre 1860, p. 387 et 547).

# XVII

## UNE MYSTIFICATION HISTORIQUE

### STATUTS DE LA REINE JEANNE DE NAPLES

La syphilis a-t-elle été importée en Europe par les équipages de Christophe Colomb (1) ?

La syphilis existait-elle dans nos climats avant la découverte de l'Amérique?

Ces deux questions ont été longtemps agitées et divisent encore aujourd'hui les médecins, ainsi que les historiens étrangers à l'art de guérir.

Les adversaires de l'importation citent, parmi les preuves à l'appui de leur opinion, les statuts de la reine Jeanne (1347), touchant la discipline d'un lieu de débauche à Avignon.

Ce document a acquis une assez grande importance. Publié d'abord par Astruc, il a été reproduit par tous les auteurs qui, postérieurement, se sont occupés du même sujet.

Le père Papon de l'Oratoire, et le savant Merlin, l'ont transcrit en entier, l'un dans son *Histoire de Provence*, l'autre dans un de ses ouvrages de jurisprudence. La sanction populaire, le *vox populi*, ne lui a même pas manqué, et l'on rencontre bien peu de commis voyageurs qui, en étalant leur gaillarde érudition sur cette matière, ne parlent des prudentes mesures adoptées par la reine Jeanne, soit qu'ils en aient eu connaissance par simple tradition, soit qu'ils aient puisé leurs notions à cet égard dans la *Cacomonade* de Linguet.

Astruc, qui le premier les fit connaître, semble lui-même les considérer comme apocryphes. Le notaire Tamarin, des registres duquel on les disait tirés (1392), était tout à fait inconnu aux hommes les plus instruits d'Avignon qu'il consulta à ce sujet (¹) ; néanmoins sa bonne foi ne lui permit pas de les passer sous silence, et cela lui fait honneur ; on pourrait simplement désirer qu'il eût mis à les réfuter plus de logique et de fermeté, notamment lorsqu'il s'agit (article 4) des courtisanes affectées *du mal provenant de paillardise* (*mal venguo de paillardiso.*)

Mais hâtons-nous de le dire, ces statuts étaient faux, et M. Astruc, médecin consultant du roi, premier médecin du feu roi de Pologne, Auguste II, médecin ordinaire de son altesse sérénissime Monseigneur le duc d'Orléans, et professeur de médecine au collège royal de France, fut la dupe d'une mystification. (A)

Voici ce qui se trouve écrit à la main sur un exemplaire de la *Cacomonade* existant dans la bibliothèque de M. César Teste à Avignon : « M. Astruc, médecin, « écrivit à un monsieur d'Avignon pour le prier de lui « envoyer (s'il pouvait se les procurer) les statuts faits « par la reine Jeanne pour l'établissement d'un B... à « Avignon. Ce monsieur, étant chez M. de Garcin, où « plusieurs de ses amis se rendaient pour passer la soi- « rée, leur lut la lettre qu'il avait reçue. ce qui fit beau- « coup rire ces messieurs. M. De Garcin dit : Il n'y a qu'à « lui en faire ; on s'amusa à les composer ; M. De Gar- « cin les arrangea en vieux idiome provençal, et on les « envoya à M. Astruc, qui les fit imprimer dans un « ouvrage auquel il travaillait, et le donna comme « une pièce authentique. »

(¹) Voyez la liste des anciens notaires d'Avignon publiée dans l'*Annuaire de Vaucluse* pour 1839, page 241 et suivantes.

J'ai transcrit mot pour mot cette note ; elle est en entier de l'écriture de M. Joseph Gabriel Teste de Venasque. Il tenait l'anecdocte de son père, ami de M. De Garcin, et qui lui-même avait assisté à la composition de ces prétendus statuts. M. Gabriel Teste a souvent entretenu de ce fait son neveu M.César Teste, qui vit encore.

Un vieillard respectable, mort il y a peu d'années, M. Commin, a raconté plusieurs fois la même anecdocte à notre compatriote le savant botaniste, M. Requien. M. Commin avait lui-même aidé à la confection des statuts, et c'était avec une espèce de contentement mêlé de quelque orgueil, que le Nestor des bourgeois d'Avignon se rappelait avoir contribué à mystifier le célèbre docteur Astruc, médecin consultant du roi, etc. (B)

L'original de ces fameux statuts, je ne dirai plus de la reine Jeanne, mais de M. Commin et de ses amis, et dont sans doute ils n'envoyèrent à Astruc qu'une copie, existe encore aujourd'hui. M. de Cambis Velleron lui a donné place dans un magnifique cartulaire, dont toutes les autres pièces sont fort anciennes et fort curieuses et d'une authenticité qu'on ne saurait révoquer en doute.

M. de Cambis, dans le catalogue de ses manuscrits imprimé à Avignon, chez L. Chambeau (1770), décrit avec complaisance, à la page 465, le parchemin sur lequel sont tracés les statuts. Le cartulaire où cette pièce est insérée fait aujourd'hui partie de la bibliothèque de M. Requien ; là, je l'ai examiné avec soin, et j'ose assurer que tout se réunit pour en démontrer la fausseté non moins que la moderne fabrication. Je ne puis m'expliquer comment un homme érudit, tel que l'était M. de Cambis, s'est laissé prendre au piège.

On a représenté, il est vrai, et enluminé en tête des statuts un troubadour la tête couverte de plumes de paon, l'habit troussé à l'antique, les souliers avec un long bec recourbé. On a placé près de lui les armoiries d'Anjou-

Naples savoir : d'azur semé de fleurs de lys d'or sans nombre, au lambel de gueules de trois pièces ou pendents. Ce sont les armes de Jeanne première de nom, reine de Naples, de Jérusalem et de Sicile, duchesse de la Pouille, princesse de Capoue, comtesse de Provence, de Forcalquier, de Piémont, et souveraine de la ville d'Avignon.

Mais cette miniature n'est que l'exacte reproduction de celle qui se trouve dans l'ouvrage publié, en 1624, par M. Chasteuil Gallaup, sur les arcs de triomphe érigés à Aix, en l'honneur de l'arrivée de Louis XIII dans cette ville, l'an 1622. L'écriture, qu'on a cherché à rendre semblable à celle du quatorzième siècle, est très-gauchement contrefaite, et le langage employé n'est pas celui du temps où vivait la reine Jeanne. A ceux qui connaissent le patois provençal, il suffira, pour s'en convaincre, de comparer celui des statuts avec les manuscrits de cette époque qui sont venus jusqu'à nous, et avec les différentes pièces écrites en provençal insérées dans la statistique des Bouches du Rhône de M. de Villeneuve. Pour ceux qui ne le connaissent pas, une plus longue discussion à ce sujet serait sans intérêt ; enfin, le parchemin dont on s'est servi porte à son revers une bulle d'un archevêque, Grégoire, écrite en style du seizième siècle.

Mais, dira-t-on, si Astruc a demandé une copie des statuts de la reine Jeanne, le bruit était donc répandu que cette reine avait publié des statuts ? Sans doute la reine a pu faire dans ses états divers règlements de police et d'administration : en quels termes sont-il conçus et de quels objets traitent-ils ? nous l'ignorons. Une seule chose est certaine, c'est que de temps immémorial il a existé des lieux de débauche à Avignon ; or, il ne me répugne nullement de croire qu'une princesse, dont les mœurs étaient faciles, se soit occupée de la discipline de ces lieux, lesquels, du reste, et même à des époques antérieures, pullulaient tellement, que, d'après le témoignage du Sire de Joinville, la tente de saint Louis, au camp de Damiette, était entourée de lieux de prostitution.

Si nous voyons, au Moyen-Age, de pareils établissements répandus dans toute l'Europe, l'histoire locale d'Avignon nous fournit la preuve que cette ville en fut le plus richement dotée. Au rapport de Pétrarque, on y comptait de son temps (1336) onze matrones trafiquant des plaisirs de l'amour, tandis qu'il n'y en avait à Rome que deux à l'époque même où elle était le plus peuplée. (*Vie de Pétrarque*, par l'abbé de Sade, tom. I, pag. 69.)

Les archives de la ville de Cavaillon (13 mars 1477) relatent une ordonnance d'Ange Geraldini, recteur du comtat Venaissin, qui prescrit aux syndics de Cavaillon de faire construire, sous le plus bref délai et à peine de *vingt florins d'amende*, une maison pour les filles publiques et prostituées.

On trouve dans l'inventaire des conseils municipaux de l'hôtel-de-ville d'Avignon, dressé en 1755-56, tom. I, conseil du 4 octobre 1372, qu'en ladite année, des criées furent faites par ordre de M. Le Viguier, relativement aux filles publiques.

Ces mêmes conseils, en 1448, s'occupent des étuves ou bains publics de la *servelerie*, servant à des usages déshonnêtes et honnêtes. Ils ordonnent que les personnes débauchées prendront leur entrée et leur sortie par une porte de derrière, située sur le bord de la Sorgue.

Ils parlent, en 1466, d'étuves ou bains publics établis dans la maison de M. de Fontanilhys, près du couvent des Frères-Mineurs, et en 1489, d'un couvent de filles repenties, dit de sainte Madeleine, fondé à Avignon.

Enfin, un synode, tenu dans cette ville, en 1441, défend aux ecclésiastiques et aux hommes mariés de fréquenter les étuves du *Pont-Troucat* (*Pont-Troué*) qui sont de vrais lieux de prostitution.

On voit, par ce dernier article, pourquoi M. de Garcin et ses amis ont placé dans la rue *Pont-Troucat*, le prétendu B.... institué par la reine Jeanne ; les étuves mentionnées dans les procès-verbaux des conseils de la ville, se trouvaient à peu près dans le même quartier. Enfin, des traditions se sont conservées, qui désignent le *Pont-Troucat* et les rues adjacentes comme le repaire des filles de joie.

Il existait encore, en 1790, dans la rue dite des Allemands, contiguë au *Pont Troucat*, et dans l'espace compris entre les couvents des Grands et des Petits-Augustins, de petites portes surmontées d'ornements et de devises ; c'était-là, dit-on, qu'étaient des maisons de débauche, ce qui rappelle l'étymologie de B..., qui veut dire petite maison.

De l'examen de la pièce originale des statuts de la reine Jeanne, et de ces recherches d'érudition locale, que je dois à l'obligeance de mon honorable compatriote, M. de Blégier, bibliothécaire adjoint du musée d'Avignon, que conclure ? Deux choses, ce me semble : 1° que malheureusement il y a eu en tout temps, à Avignon, un grand nombre de maisons de débauche ; 2° que, malheureusement pour les adversaires de l'importation de la syphilis, s'il est démontré qu'elles ont existé et qu'une reine Jeanne de Naples a été souveraine d'Avignon, il ne l'est aucunement que cette reine ait régenté ces B..... par les statuts dont parlent Astruc, et, d'après lui, Papon, Linguet, Merlin, MM. Jourdan, Richon des Brus et récemment M. Caffe dans le *Journal des Connaissances médico-chirurgicales*.

Quelle que soit enfin notre opinion particulière sur l'époque où la syphilis s'est déclarée en Europe, comme, dans cette notice, nous avons eu principalement pour objet de mettre au jour un fait peu connu jusqu'à présent (la mystification dont Astruc fut la dupe), nous aurons rempli notre tâche, si, dans les discusions qui pourront désormais avoir lieu sur l'importation ou la non importation de la vérole, les statuts de la reine Jeanne se trouvent mis hors de cause.

*( Journal des Connaissances médico-chirurgicales,*
octobre 1835. *)*

(A) Après avoir prudemment émis des doutes *[dubitatur de corumdem auctoritate,* est-il dit à la table du volume, 1<sup>re</sup> édition, p. 593, et 2<sup>e</sup> éd., p. DC, 11 ), après avoir fait ses réserves sur l'origine suspecte du document, Astruc crut devoir l'admettre dans son ouvrage par un sentiment de loyauté, de peur, note-t-il, de paraitre avoir volontairement passé sous silence une pièce qu'on pouvait invoquer contre son opinion relativement à l'introduction de maladies vénériennes. (*De morbis veneriis* 1736, in-4°, p. 35 et 593.)

Les mêmes doutes et les mêmes réserves accompagnent les trop fameux statuts dans la 2<sup>e</sup> édition du livre d'Astruc, qui parut en 1740, 2 vol. in-4°, t. I, p. 60 et DC. 34. Mais ceux qui sont venus après lui n'ont eu souci de tels scrupules ; ils ont laissé les notes et pris le texte qui leur plaisait par sa singularité, et dont ils ont admis, sans examen, la sincérité.

Les *Statuta prostibuli publici* attribués à la reine Jeanne de Naples, comtesse de Ravenne, n'existent nulle part en original, et l'on peut ajouter, sans crainte de se tromper, qu'ils n'ont jamais existé. La seule copie, prétendue ancienne, de ce document se trouve insérée au folio 64 d'un beau Ms du XIV<sup>e</sup> siècle contenant les statuts de la République avignonaise, de 1243, conservé au musée Calvet.

Cette copie ne supporte pas le moindre examen :

1° L'écriture est une contrefaçon des plus grossières de la minuscule gothique ; on y a réussi seulement à montrer l'intention d'imiter l'écriture du XIV⁰ siècle. Mais la contrefaçon la plus maladroite se trahit à chaque mot. On remarque la même maladresse dans l'imitation des lettres initiales ornées, ainsi que dans les enluminures.

2° Les couleurs employées pour ces enluminures diffèrent totalement de celles dont on se sert pour décorer les manuscrits du Moyen-Age et en particulier celui des statuts de la République avignonaise. Le bleu d'outre-mer, notamment, y est remplacé par un bleu des plus ternes et le brillant de l'or par une application de poussière d'or délayée.

Ces statuts, ayant été insérés, après coup, sur un feuillet blanc du manuscrit des statuts de la République d'Avignon, ne figuraient naturellement pas à la table. C'est pourqnoi on a complété cette insertion subreptice en ajoutant, à la fin, cette mention en écriture maladroitement contrefaite : *Sequuntur statuta prostibuli publici civitatis avenionensis.*

Voilà pour les caractères extrinsèques. L'examen intrinsèque de la pièce n'est pas plus favorable à son authenticité.

Les prétendus statuts n'ont pas la forme d'un document législatif émané de l'autorité souveraine ; ils ne renferment aucune des formules initiales ou finales usitées pour de tels règlements, et violent toutes les règles de la diplomatique.

Ils sont seulement datés du 8 août 1347, date choisie avec peu de discernement, car à cette époque la malheureuse reine Jeanne, qui venait de se marier, était dans son royaume de Naples, fort occupée à défendre ses États contre le roi de Hongrie et son honneur contre ceux qui l'accusaient d'avoir fait mourir son premier mari. Ce n'est qu'en 1348 qu'elle vint à Avignon pour se justifier devant le Sacré-Collège.

Le latin était la langue diplomatique de la chancellerie de la reine Jeanne. Mais il a paru plus convenable aux auteurs des statuts, qui, sans doute, avaient un peu oublié la pratique des thèmes latins, de se servir de la langue vulgaire. Mais Dieu

sait quelle langue romane du XIV<sup>e</sup> siècle ils ont imaginée ! C'est
tout simplement le patois du dernier siècle mélangé de quelques
expressions archaïques. Ils n'ont pas même pris la peine de bannir
la terminaison *o* des noms féminins, tels que *nostro bono reino*,
pour *nostra bona rèyna*; et la finale *eou* des mots anciennement en
*el*, tel que *bourdeou* pour *bordel*. Quant au fond même de la pièce,
il est emprunté en partie aux anciens règlements de police con-
cernant les courtisanes et les juifs ; l'imagination a fait les frais
du reste.

(B) Il y a là une erreur de détail, M. Commin était né à Avignon, en 1746; il y est mort en 1827. Il a pu connaitre la super-
cherie, il n'a pu y figurer comme acteur, le traité d'Astruc, *De
Morbis venereis*, étant de 1736 et 1740.

(*Notes critiques sur les prétendus Statuts de la reine Jeanne*, par
M. Deloye, conservateur du Musée Calvet, 1879, Ms.)

# DISCOURS

*Prononcé devant la Société de médecine de Vaucluse*
*en prenant possession du fauteuil de la présidence*

2 janvier, 1867

MESSIEURS ET CHERS COLLÈGUES,

En prenant possession de la présidence de cette assemblée, je dois, par mes premières paroles, vous exprimer le prix que j'attache au suffrage qui m'a décerné
cet honneur. Sans ignorer que les fonctions qui me sont
confiées confèrent quelques droits, je me préoccuperai
surtout des devoirs qu'elles imposent, mettant tous mes
efforts à ne négliger ni les uns ni les autres.

Mes secondes paroles, écho d'une pensée qui, j'en suis
sûr, est générale, doivent se hâter de payer un tribut
de gratitude et de rendre un hommage mérité aux deux
confrères qui, les premiers élus, ont occupé, avec autant
de distinction que de zèle, ce fauteuil, que leur passage
suffirait seul à rendre honorable pour moi et pour ceux
que vous y rappellerez plus tard. Car l'un (¹), consacrant
sa vie entière à être utile, ne cesse, depuis près de quarante ans, d'accomplir dans nos murs et au-dehors, des
œuvres bonnes et de bonnes œuvres; l'autre (²), également
maître dans l'art de bien faire, ce que personne n'ignore,
l'est aussi dans l'art de penser excellemment et de bien
écrire, ainsi que vous avez pu en juger par quelques fragments de lettres lus devant vous par notre collègue M.

(¹) M. le Dᴿ Adolphe Clément.
(²) M. le Dᴿ Xavier Millet.

Béraud. Pourquoi faut-il que des œuvres, qui seraient un enseignement pour tous, restent en porte-feuille, frappées de stérilité par une trop exquise modestie, à laquelle s'ajoute, il faut bien l'avouer, le poids moins louable de quelques gros grains de paresse. Je regarderais comme un des actes de ma présidence les plus fructueux si mes instances, aidées des vôtres, parvenaient à déterminer M. Millet à produire au milieu de nous ces enfants de sa pensée trop longtemps tenus à l'écart.

Je laisse à votre secrétaire général [1] la tâche de vous remettre sous les yeux, dans une rapide mais fidèle analyse, les travaux des deux années écoulées depuis la fondation de notre société, bilan scientifique de nature à satisfaire, ce me semble, les plus exigeants. Nul doute qu'il ne remplisse cette tâche, qui n'est pas sans difficultés, avec la conscience, la clarté, la mesure qui sont le cachet de son esprit mûri par l'étude et la méditation.

Pour moi, je ne veux considérer que la vie morale de nôtre société, et je crois n'être que juste en affirmant qu'elle a été bonne. Le zèle de chacun a été croissant ; de trimestrielles nos séances sont devenues bi-mensuelles et presque aussitôt mensuelles ; et, dans toutes, le nombre des membres présents a été considérable, la valeur des communications importante, quelquefois digne de nos assemblées scientifiques les plus haut placées. La distance n'a pas retenu les plus éloignés du chef-lieu.

Nos jeunes confrères y sont presque tous accourus et ont pu, non sans émotion, s'asseoir à côté de ceux qui portent depuis longues années le poids d'un labeur et d'un dévouement incessants, poids bien lourd s'il n'était allégé par la considération publique qui les soutient et par le témoignage non moins rémunérateur de leur propre conscience.

[1] M. le Dr Louis Monier.

Dans une réunion ainsi composée, est-il surprenant qu'au grand jour de la publicité et sous le souffle d'une liberté purifiante le bon grain ait été vite débarrassé des rares parcelles d'ivraie qui s'y étaient mêlées ?

N'est il pas aussi tout naturel que chacun ait pu s'y mouvoir dans l'indépendante allure de son originalité et de son esprit particulier? Celui-là avec une surabondance de sève toute méridionale, rachetée par l'excessive franchise avec laquelle il vous apportait sa pratique comme sur la main. Ceux-ci, et ce sont-là les privilégiés, car ce sont les plus jeunes, hardis à l'attaque, prompts à la réplique, tout frais armés de tout ce que la science moderne a accumulé d'inventions et de découvertes, relevant ce que cette science pouvait avoir de trop austère, par de vives saillies, par une malice enfin, qui peut-être n'était pas toujours académique, mais qui se faisait pardonner, parce qu'elle ne cessait pas d'être spirituelle.

Chose bien remarquable aussi, Messieurs, nos orateurs nous ont entretenus bien moins souvent de leurs succès que de leurs revers, ce qui me permet de répéter que l'ensemble de nos travaux est essentiellement une œuvre de bonne foi. Avec ce caractère, quelques restreintes qu'en soient les limites, l'œuvre n'en sera ni moins précieuse ni moins honorable.

Messieurs et chers Collègues ,

Au moment de terminer ce discours, qu'il me soit permis de vous faire part d'une demande que je me suis adressée à moi-même. Si tu avais à installer cette assemblée dans un local spécialement construit pour elle, quelle inscription, me disais-je, voudrais-tu voir graver sur le fronton de l'édifice ? serait-ce celle qui se lisait sur les murs du temple de Delphes : ¿Connais-toi toi-même ? Bien qu'elle ait eu le suffrage de Platon et des

plus célèbres philosophes, elle n'aurait pas le mien,
dans cette circonstance ; se connaître soi-même, c'est le
plus souvent, je le sens trop pour mon propre compte
au moins, c'est se condamner à la modestie, à l'humilité, au découragement, c'est se sentir bien petit.

Les sentiments que j'ai éprouvés depuis deux ans au
milieu de vous m'inspireraient mieux ; i!s me dicteraient
ces mots, qui formeraient l'inscription de mon choix :
*Connaissez-vous les uns les autres*. Se connaître les uns les
autres n'est-ce pas le moyen de découvrir chez un plus
grand nombre et plus d'esprit et plus de cœur qu'on
n'eût osé l'espérer ; et à un plus haut degré et en plus
grande abondance les qualités qui découlent de ces
deux sources ?

Or, ces dons heureux de l'intelligence et de l'âme, en
les voyant briller chez les autres, nous pouvons au moins
les louer en toute liberté, nous en enorguillir en toute
sécurité, car cette jouissance en autrui, cette fierté puisée en-dehors de nous, ne pourra que nous fortifier et
nous élever.

Appliquons-nous donc sans cesse à nous bien, à nous
mieux connaître les uns les autres: c'est le vrai, l'infail
lible moyen de cimenter et d'accroître d'inaltérables
sentiments d'estime réciproque et de mutuelle amitié.

# DISCOURS

*Prononcé devant la société de médecine de Vaucluse en
prenant possession du fauteuil de la présidence*

6 janvier 1869

MESSIEURS,

Par une faveur exceptionnelle je me vois appelé à
occuper de nouveau le fauteuil de la présidence. A peine
en étais-je descendu, que vous m'avez en quelque sorte
forcé d'y remonter une seconde fois, à un intervalle bien
rapproché de la première. Il faudrait être doué de la
plus rare humilité, il faudrait méconnaître le prix d'un
tel honneur, pour ne pas s'en montrer singulièrement
flatté et, l'avouerai-je? pour ne pas s'en enorgueillir. Que
si cependant je mesure le profond intérêt que je n'ai
cessé de prendre à notre jeune société, à ses progrès, à
son avenir, je me dis que mon dévouement pour elle
ne vous a sans doute pas échappé et, alors seulement, je
m'explique ma réélection et je l'accepte comme une récompense méritée.

J'y vois aussi la preuve que vous unissant tous avec
moi dans un même sentiment et une même pensée vous
rivaliserez de dévouement à notre œuvre commune,
vous redoublerez d'efforts pour la rendre de plus en plus
prospère et mettrez votre honneur à la maintenir comme
par le passé utile et digne.

Pour y parvenir nous n'aurons qu'à suivre la voie déjà
tracée, celle de la droite ligne. Vous savez si mes prédécesseurs en ont dévié. Et comment s'en seraient-ils
écartés, dans l'exercice de leurs fonctions momentanées

lorsque la règle de toute leur vie a été de ne jamais dévier du droit chemin !

Celui qui redescend aujourd'hui dans vos rangs vous a montré dans son trop court passage à la présidence, outre cette loyauté et cette bonne foi, qui, l'expérience l'a démontré, sont le fonds commun de tous les membres de notre association ; vous a montré, dis-je, tout ce qu'une exquise modestie cache de savoir et d'expérience. Mais ce que vous ignorez peut-être, Messieurs, et ce que je me plais à rappeler ici, c'est que M. Félix, très distingué, par ses maîtres, au temps de ses études médicales, eût pu devenir leur émule et leur égal, s'il eût suivi la carrière de l'enseignement dans laquelle leurs suffrages l'invitaient à s'engager. Il a préféré, comme bien d'autres, aux luttes des concours et à l'éclat du professorat, le foyer de la famille et le service d'une clientèle modeste, à laquelle il ne cesse de prodiguer ses peines et ses veilles en échange de la plus honorable et de la plus unanime estime. En lui payant le tribut de notre gratitude, je puis l'assurer que la Société de Vaucluse tiendra toujours à honneur de l'avoir eu à sa tête. Nous ne devons pas un moindre tribut de remercîments, d'éloges et de regrets à M. F. Gonnet qui, pendant deux ans, a rédigé les comptes rendus de nos séances avec un zèle si chaleureux et avec une exactitude telle que nul n'a eu lieu de se plaindre que ses idées et son œuvre aient été imparfaitement analysées ou reproduites, et que quelques-uns ont eu à se féliciter en les retrouvant améliorées, et je suis de ce nombre. Vous avez transmis sa plume à une main jeune et laborieuse, assurés que M. Arnaud de Fabre saurait se montrer le continuateur et l'émule de son devancier.

Je laisserais dans mes paroles une lacune qui aurait lieu de vous susprendre, si je ne vous disais combien je me félicite que vous m'ayez donné, en le portant à la

vice-présidence. M. Chanard pour conseil et pour appui;
il est de ceux par qui l'on est heureux d'être remplacé
et effacé.

Et maintenant à l'œuvre, Messieurs ; efforçons-nous
tous de faire bien et beaucoup.

# DISCOURS

*Prononcé devant la Société de médecine de Vaucluse en quittant le fauteuil de la présidence*

4 janvier 1870

MESSIEURS ET CHERS COLLÈGUES,

Avant de quitter le fauteuil de la présidence, où vont s'asseoir successivement un des plus honorables vétérans de cet apostolat médical des campagnes, si modeste, si utile et si mal rémunéré des services et des bienfaits qu'il prodigue chaque jour et à toute heure ; et le spécialiste éminent (¹) qui consacre son intelligence profondément philosophique à l'étude d'une des branches les plus misérables de la pathologie humaine, avant, dis-je, de quitter ce fauteuil, je suis heureux de pouvoir jeter un regard de pleine satisfaction sur le passé et de légitime espérance vers l'avenir. Notre œuvre, commencée il y a cinq ans, a grandi et s'est fortifiée. Un même esprit ne cesse d'animer notre famille médicale : esprit de dépendance et d'étroite solidarité dans ce qui touche à la confraternité et à l'estime ; esprit d'entière liberté et de spontanéité personnelle, dans tout ce qui ressort de la science et de la doctrine ; dans l'une et l'autre franchise et loyauté. Nos banquets annuels présentent un spectacle toujours plus vif et plus aimable de l'union générale. Le talent de fine critique et d'exacte analyse de votre secrétaire général va redonner, quoique dans un tableau restreint, une vie nouvelle à ces séances de chaque mois, si bien remplies par la lecture de travaux originaux, par des discussions lumineuses, animées,

_____

(¹). M. le docteur Campagne, médecin en chef de l'Asile des aliénés de Montdevergues.

quelquefois ardentes, que le zèle attentif de vos secrétai-
res annuels a laborieusement receuillies et fixées.

Ce tableau montrera, mieux que ne pourraient le faire
les paroles les plus convaincues, que notre passé n'a été
ni sans utilité ni sans éclat ; et il donnera de notre avenir des garanties que l'évènement ne saurait démentir,
si nous ne laissons pas notre assiduité se ralentir, nos
efforts se détendre.

Ce que nous avons déjà fait est bien ; mais, loin de nous
endormir dans une dangereuse sécurité, nous devons
aspirer à faire mieux encore. Pour atteindre ce but élevé,
il faut que chacun se préoccupe davantage, s'inquiète
même des destinées de la Compagnie ; et surtout que personne n'accorde à son voisin une influence supérieure
à la sienne sur le succès de l'entreprise commune : une
modestie intempestive serait coupable. Ici, comme dans
le cercle, tous les rayons sont égaux et concourent pa-
reillement à soutenir la circonférence qui les relie.

Je voudrais donc qu'au sortir de chaque séance, tous
les membres, sans exception, se missent en mesure de
préparer les éléments des séances suivantes. Pas de
frelons : que chaque abeille apporte à la ruche ne fût-ce
qu'un mince rayon de miel. La Société entière ne serait
pas seule à tirer profit de ce travail incessant. Tout le
monde y gagnerait individuellement. Tel fait passe
inaperçu qui, mieux observé dans le but que je vous
indique, plus fidèlement recueilli, pourrait devenir le
point de départ d'une vue nouvelle, d'une découverte
imprévue, tout au moins la confirmation d'une méthode
thérapeutique douteuse, la justification d'une théorie
mal affermie et contestée.

Que si, par impossible, le courant de la clientèle n'amenait aucun butin, une autre source, à défaut, s'ouvrirait,
d'où pourraient se tirer, pour nos séances, d'intéressants
sujets de communication : la lecture et l'analyse des li-

vres, des mémoires nouveaux, des recueils périodiques.

Les plus jeunes de nos confrères, trop défiants d'eux-mêmes, opposent à nos plus pressantes sollicitations l'insuffisance de leur propre fonds, que l'expérience, disent-ils, n'a pas encore assez enrichi. Ne pourraient-ils pas nous entretenir quelquefois des découvertes les plus récentes de la chimie et de l'anatomie pathologique, de cette chimie que les Berthelot, les Wurtz, etc., ont renouvelée presque de fond en comble ; de cette anatomie pathologique dont la loupe, le microscope et les réactifs ont mis à nu les plus invisibles secrets ? Qu'ils soient persuadés que, sur ce point, les plus âgés d'entre nous s'estimeraient heureux de pouvoir retremper dans les eaux de leur jeune science l'arsenal de connaissances déjà anciennes et peut-être quelque peu tachées de rouille.

A leur tour, les plus anciens dans la carrière n'aimeraient-ils pas à faire un retour fructueux vers les temps antérieurs et à interpréter devant vous les écrits non moins oubliés qu'immortels des maîtres de notre art, des Sydenham, des Baillou, des Baglivi, des Stoll, etc., et à réveiller le goût de cette érudition qui relie en un seul trésor les richesses éparses dans le temps et dans l'espace ; de cette érudition qui seule peut constituer la science en un tout harmonieux, complet et pérenne ? Puisse l'avenir réaliser un programme dont je dois me borner à esquisser quelques traits ! C'est ma plus chère espérance, c'est mon vœu le plus ardent. Je ne mets au même niveau que les souhaits de bonne et heureuse année que j'adresse à chacun de vous et que je vous prie d'accueillir, comme je vous les offre, *toto et imo corde*.

# DISCOURS

*Prononcé sur la tombe du docteur Deloulme* (¹)

MESSIEURS,

La famille médicale avignonaise vient de perdre un de ses membres les meilleurs. Il peut être donné à quelques-uns de parcourir une carrière plus brillante, à aucun d'en fournir une plus utile.

Voué de bonne heure et comme de naissance à la pratique médicale, le docteur Deloulme avait acquis pendant un long séjour dans les hôpitaux, à titre de Chirurgien interne, la connaissance exacte, approfondie de notre art. Lorsqu'il hérita de la clientèle de son père, il lui fut facile de mettre en œuvre ce sens droit, cette sûreté de coup d'œil, cette juste mesure de hardiesse et de réserve qui font le véritable médecin.

Outre ces qualités scientifiques, Deloulme apportait dans les soins de ses malades une assiduité, un dévouement, et, si je puis dire, une opiniâtreté d'intérêt et d'affection qui valurent souvent à ses cures de ces bonheurs inespérés qui font oublier en un instant les peines trop nombreuses de corps et d'esprit attachées à notre profession.

Si j'interrogeais ceux qui ont pu le suivre dans le cours des visites journalières qu'il faisait. comme médecin en chef, à notre hospice civil et militaire, je ne doute pas que, d'une voix unanime, ils ne répondissent: « Son ex-

_____

(¹) Charles-Auguste Deloulme, décédé le 8 octobre 1855, à l'âge de 52 ans.

trême modestie, sa défiance excessive de lui-même,
peut-être l'absence de certaines qualités secondaires que
la nature lui avait refusées, empêchaient Deloulme de
séduire, de captiver au premier abord ; mais sa haute
prudence, sa scrupuleuse exactitude à prendre note, à
tenir compte de tout, à tout peser, offraient un ample
dédommagement. Il faisait mieux que de briller : il guérissait. »

Prodigue de son temps et de ses lumières envers toutes les classes de notre cité, le docteur Deloulme connaissait surtout les toits où l'on ne doit pas être avare
de visites pendant la maladie et où, après la guérison,
on doit en oublier et le nombre et le prix ; et c'est là surtout qu'il ne se lassa jamais de retourner. Son désinté-
ressement se réglait sur la bonté de son cœur, c'est-à-
dire qu'il était inépuisable. Je ne me fais que l'écho de
la voix publique, en ajoutant que Deloulme était estimé
de tous, était aimé de tous.

Il put en acquérir la preuve dans une récente occasion, lorsque le gouvernement récompensa par la croix
de la Légion d'Honneur la lutte que notre confrère
avait si courageusement soutenue, dans les vastes salles
de notre hôpital, contre l'épidémie de choléra qui pendant cinq mois remplit notre ville d'alarme et de deuil.
L'assentiment unanime applaudit à une distinction si
pleinement méritée.

Mais Deloulme usa, dans cette lutte, des forces qui,
naturellement faibles, demandaient à être ménagées. Il y
puisa le germe de la maladie qui l'a conduit à une mort
prématurée. Hâtons-nous de dire que pendant ses longues
souffrances, les soins assidus de ses amis, le dévouement
inépuisable d'une épouse et d'une sœur tendrement ai-
mées, les consolations si paternelles du digne ecclé-
siastique qu'il avait fait appeler, l'empressement des ou-
vriers à se disputer la faveur de veiller à son chevet,

sont venus adoucir, pour notre confrère, l'amer regret
de quitter, avant l'heure, une famille bien jeune encore,
à laquelle il eût voulu consacrer tout entière une plus
longue existence.

Adieu, notre confrère honoré; adieu, notre ami bien
cher ; nous venons déposer ici la dépouille mortelle ;
mais nous ne nous séparons pas de toi. Demain, comme
aujourd'hui, pendant longtemps et chaque jour, tes confrères retrouveront ton souvenir, entendront prononcer
ton nom parmi *ce peuple qui garde la mémoire* de tout ce
qui fut bon, ne s'agît-il que d'un médecin, Adieu, Deloulme ! Puisse ton àme, soutenue par les prières des pauvres que tu servis, avoir désarmé la justice de Dieu !

# DISCOURS

*Prononcé aux obsèques du docteur Martin* (¹)

Messieurs,

Il y a deux mois à peine que nous menions le deuil d'un confrère, d'un ami, le D<sup>r</sup> Deloulme; aujourd'hui la tombe s'ouvre de nouveau pour un de nos confrères, pour un de nos amis. Comme celui qui l'a précédé ici, le docteur Martin contracta le germe de sa maladie pendant cette cruelle épidémie cholérique de 1854, qui a fait dans le corps médical de si nombreuses et de si regrettables victimes.

Pliant sous le poids de fatigues excessives et atteint par le fléau, Martin dut se retirer un instant de la lutte. Mais, au bout de quelques jours, il crut trouver assez de force dans le noble sentiment de ses devoirs et dans son énergie morale, pour recommencer ses courses et ses travaux. Il éprouva une rechute : il se releva encore et ne s'avoua vaincu que lorsque, retombant une troisième fois, il fut assez dangereusement frappé pour ne pouvoir plus reprendre l'exercice de sa profession que longtemps après et pour quelques mois seulement. Il s'alita enfin pour ne plus se relever.

D'autres rappelleront les services que M. Martin a rendus à notre cité comme administrateur, au département comme président de la Société d'agriculture. Ne le considérant que comme médecin, je dirai qu'embras-

---

(¹) Jean-Baptiste-Marie-Gaspard Martin, décédé le 29 décembre 1855, à l'âge de 53 ans.

sant dans sa clientéle toutes les classes de la société, il
prodiguait sans distinction les mêmes soins aux pauvres
qu'aux riches, confondant, égalisant tous ses clients,
quels que fussent leur rang et leur fortune, sous le titre
sacré de malades. Bon pour tous, dévoué à tous, il
compta comme amis tous ceux qui avaient placé en lui
leur confiance et leur espoir.

Dans ses rapports au dedans avec ses confrères, au
dehors avec les maîtres d'une École voisine, le docteur
Martin s'était acquis la réputation méritée d'un excellent praticien; son coup d'œil était juste, sa science profonde. Il nous en a fourni une douloureuse preuve pendant la maladie contre laquelle il a lutté durant dix-
huit mois.

D'ordinaire, la nature dérobe à l'homme la connaissance du danger que lui fait courir le mal et l'instant
marqué pour sa dernière heure. Mais hélas ! par un
triste privilège, les lumières de notre art, la longue
habitude de prévoir d'inévitables catastrophes, révèlent
longtemps d'avance au médecin mortellement blessé
l'approche de cet instant suprême dont Dieu semblait
s'être réservé le secret !

Durant dix-huit mois, notre confrère a suivi les progrès
de son mal, en a constaté les phases diverses, mesuré
les périls ; son intelligence claire et impassible a tout
prévu. Et cependant le calme de son esprit, la fermeté de son âme n'ont jamais faibli, même dans ces
dernières semaines où sa vie n'a été qu'une série de
souffrances, une lente agonie : et il s'est avancé, non
sans regrets, mais sans plaintes, jusqu'au terme de sa
trop courte carrière, en s'appuyant seulement avec force
sur l'amour de sa femme et de ses trois fils, et soutenu
par cette foi chrétienne, qui faisait luire à ses yeux les
espérances d'un monde meilleur.

Après avoir veillé à son chevet pendant ta longue maladie, nous venons, cher confrère, sur ce seuil de notre commune demeure, te dire un dernier adieu et prier le Dieu de miséricorde de nous accorder, comme à toi, une constante résignation dans nos souffrances, et, à notre dernière heure, les saintes dispositions qui t'auront fait trouver grâce devant lui.

Adieu, Martin, adieu !

# DISCOURS

*Prononcé sur la tombe du docteur Cade* (¹)

MESSIEURS ,

Il fut un honnête homme, celui dont la dépouille mortelle vient d'être déposée dans cette terre bénite ; et il nous est permis d'avoir la ferme espérance que Dieu a déjà donné à une vie pure et saine son dernier couronnement.

Il fut un honnête homme ; ces mots résument cette vie et ne font qu'exprimer, j'en ai la certitude, le sentiment unanime des confrères, des clients et des amis, qui lui ont fait un si nombreux cortège.

Jean-Antoine-Augustin Cade était de cette forte et infatigable race de médecins qui, vouée à la clientèle des petites villes et des campagnes, ne mesure pas le poids du labeur et ne pose pas de limite au dévouement. Son père lui avait honorablement ouvert une carrière dans laquelle un frère plus jeune devait le rejoindre et plus tard le remplacer.

Augustin Cade s'était préparé par une bonne éducation classique et par de sérieuses études spéciales à l'exercice de cette pénible et difficile profession, où rien ne s'improvise, où tout doit être appris et prévu d'avance. A l'École comme au collège, dans les examens et dans les concours, il sut se placer dans les premiers rangs.

Il exerça d'abord et assez longtemps la médecine et

(¹) Marie-Jean-Antoine-Augustin Cade, décédé le 25 août 1867, à l'âge de 64 ans.

surtout la chirurgie au Bourg-St-Andéol, qui conserve
avec reconnaissance le souvenir des succès qu'il y obtint et des services qu'il y rendit. Un mariage le fixa
dans nos murs et, en peu de temps, notre confrère s'y
créa une position honorable.

La douceur de son caractère, l'étendue de son dévouement, la sûreté de son commerce, lui firent de la plupart
de ses clients des amis fidèles. Ses rapports avec ses
confrères furent sans cesse marqués du sceau de la loyauté et de la plus parfaite convenance.

Qu'il reçoive par ma bouche, à cette heure suprême,
l'hommage de leur estime et l'expression de leurs regrets.

Ceux d'entre nous qui pénétrèrent plus avant dans son
intimité, à qui il fut donné de fouiller, qu'on me per-
mette cette expression, dans son for intérieur médical, pourraient dire tout ce qu'un travail continuel et des
lectures incessantes y avaient amassé de connaissances
variées et de saine érudition, réserve précieuse qui aurait pu fournir à des œuvres remarquables et nombreuses, si, chez lui, une juste confiance dans ses forces et
une activité d'esprit plus grande eussent élevé le praticien et l'écrivain au niveau de l'érudit.

Cade reportait, depuis quelques années, ses meilleures pensées, et ses plus longs espoirs vers un fils digne
de lui, qu'il a tenu dans un exil prolongé, afin que ce
soutien, sur lequel il appuyait d'avance sa vieillesse
commençante et prématurée, fût, à l'heure prochaine,
solidement et savamment préparé à nos chanceuses luttes contre la maladie et la mort.

Il y a huit jours, le jeune docteur accourait joyeux
pour marcher à côté de son père. Il n'est arrivé que
pour nous aider à lui fermer les yeux !

Si, à tes derniers moments, mon cher confrère, une
pensée de tristesse et d'appréhension pour l'avenir de

ce fils chéri a traversé ton esprit alarmé et a douloureusement ému ton cœur, laisse-moi espérer qu'aussitôt le souvenir de notre double association charitable et scientifique t'aura rendu le calme et la sécurité.

Nos rangs s'ouvriront bientôt devant lui, la place que tu laisses vide, il saura la remplir dignement ; il y verra des mains loyales aller au-devant de sa main ; il sentira près de son cœur battre des cœurs généreux, et il pourra, en toute confiance, appuyer ses premiers pas sur les bases fermes et déjà éprouvées de la plus amicale confraternité.

Ces paroles d'adieu, écrites à la hâte, sous l'impression d'une sympathie profonde et d'une sincère douleur, seraient incomplètes et assurément d'un moindre prix pour le défunt, si, après avoir dit les qualités qui le distinguaient comme fils, comme époux, comme père et comme médecin, je n'ajoutais qu'Augustin Cade fut depuis son enfance jusqu'à sa mort un bon et sincère catholique, animé de cette foi, qui ne connaît ni les tourments du doute, ni les défaillance de la vie. Au collège, à l'École, dans le monde, sa piété fut pour tous un objet de respect, pour quelques-uns un sujet d'envie ; elle était vraie, elle fut constante, sans réserve comme sans ostentation. Aussi, cher confrère, Dieu se sera-t-il donné tout entier à toi, qui t'étais donné tout entier à lui. Adieu, confrère ! Adieu, ami !

## DISCOURS

*Prononcé sur la tombe docteur Adolphe Clément.* (¹)

MESSIEURS,

Il est des heures fatales où tout se réunit pour nous écraser sous le poids de la tristesse et de la douleur. L'heure présente est lamentable entre toutes. Qui de nous ne voit à côté de la grande figure de la France déchirée et sanglante qui, comme Rachel *pleure sur ses enfants* morts, mutilés ou captifs *et ne veut pas être consolée,* qui de nous ne voit se dresser, devant ses yeux mouillés de larmes, les images non moins chères de parents, d'amis, de concitoyens *qui ne sont plus !*

Et comme si ce n'était pas assez du fléau dévastateur de la guerre, voilà que les maladies épidémiques sont venues multiplier le nombre des victimes. Avignon n'a pas été épargné. En l'absence des jeunes médecins qui luttent et s'exposent dans les ambulances et sur les champs de bataille, la tâche professionnelle de ceux que leur âge a retenus dans nos murs a été rendue plus lourde, plus impérieuse, incessante. Sur aucun d'eux peut-être elle n'a pesé d'une façon plus écrasante que sur notre bon, notre aimé, notre à jamais regrettable confrère et ami, le docteur Adolphe Clément.

Je lui disais dans nos fréquentes rencontres : Prends garde, tu excèdes la mesure de tes forces ; il souriait et ne tenait pas compte de mes avertissements. Ouvrier de

(¹) Joseph-Julien-Aldolphe Clément, décédé le 7 février 1871, à l'âge de 67 ans.

la première heure, de la onzième, de toutes les heures,
il a continué à se dévouer jusqu'au jour où il est tombé
pour ne plus se relever.

Pendant le cours même de la grave maladie à laquelle il a succombé, il dictait encore des consultations à
son fils, voulant mourir comme il avait vécu : en travail-
lant. Le travail ! Ce mot résume et caractérise la vie
entière d'Adolphe Clément. Placée sous la loi sainte
du travail, cette vie n'a cessé d'être saine, honorée,
éminemment utile ; et, quoiqu'elle eût pu se prolonger
davantage, elle n'en a pas été moins complète ; car pendant plus de quarante ans, elle a été livrée, prodiguée
aux indigents des hôpitaux et de la ville, ainsi qu'à toutes
les classes de la société, à Avignon, dans le département
et dans les villes voisines où l'appelait sa réputation méritée d'excellent praticien. Comme accoucheur, Clément
eût occupé le premier rang sur les théâtres les plus éle-
vés ; comme médecin et comme chirurgien, sa place y
eût été également des plus honorables, car la qualité
distinctive de sa pratique était le bon sens, qualité
plus précieuse dans la profession médicale que dans
toute autre et non des plus communes.

Cet esprit de sagesse et de mesure, Clément en a donné des preuves non moins certaines dans les administra-
tions civiles, où l'ont appelé soit le choix de l'autorité,
soit le suffrage de ses concitoyens, au conseil municipal,
au bureau de bienfaisance, comme au conseil d'hygiène,
à la Société de médecine, etc.

Les services rendus à la cité par notre bien-aimé confrère l'avaient élevé à un haut degré dans l'estime de
tous, et l'on peut dire que ce fut sous la pression d'un
vœu général que, il y a deux ans, la croix de la Légion
d'Honneur fut placée sur sa poitrine.

Ai-je besoin d'ajouter que la perte d'un tel homme
laissera parmi nous un vide qui sera universellement et

longtemps ressenti ; et qu'aux larmes de sa famille, à la douleur de ses amis et de ses confrères, s'ajoute, attesté par l'unanimité des éloges et des regrets, l'honneur d'un deuil public ?

Cher confrère, cher ami, après la récompense que Dieu aura donné dans le ciel à tes utiles travaux, ce deuil sera, sur cette terre, le couronnement de l'existence simple, modeste et honnête, que tu as sans cesse consacrée à faire le bien ; et de l'héritage que tu laisses ce sera pour ta veuve, pour tes enfants et pour ton fils, la part la plus noble et la plus digne d'envie.

Adieu, confrère ; adieu, ami ; repose en paix dans le Seigneur !

# DISCOURS

*Prononcé aux obsèques du docteur Paul Pamard* ([1])

MESSIEURS,

C'est la cinquième fois qu'à titre d'ami et de médecin je suis amené à prendre la parole sur la tombe d'un confrère.

A notre entrée dans cette enceinte, ma pensée s'est reportée d'elle-même vers ceux dont nous avons déjà suivi la dépouille mortelle, et ma voix émue, s'inspirant de vos propres sentiments, adresse un souvenir de regrets et d'affection aux docteurs Deloulme, Martin, Cade, Clément, qui ont précédé ici celui qui, à son tour, vient aujourd'hui y reposer sur sa dernière couche.

Fils, petit-fils, arrière-petit-fils de chirurgiens renommés, Paul-Antoine-Marie Pamard fut initié de bonne heure aux secrets de leur art par un père opérateur habile autant que littérateur distingué. Bien préparé d'avance par de brillantes études commencées à Montpellier et continuées à Paris, il fut, à l'âge de 25 ans, placé à la tête de nos hôpitaux civils et militaires et entra de plain-pied sur un théâtre où d'heureux succès ne tardèrent pas à justifier cette faveur exceptionnelle, tandis que leur retentissement au dehors lui permettait de conserver intacte et fidèle la nombreuse clientèle que la mort prématurée de son père aurait pu rendre incertaine et aléatoire. Le fils se montra digne du double héritage hospitalier et civil, et *la pique* des Pamard

([1]) Antoine-Marie-Paul Pamard, décédé le 15 février 1872, à l'âge de 69 ans.

ne fut tenue d'une main ni moins hardie ni moins ferme
que par le passé,

Des médailles d'or obtenues dans les concours, des
diplômes honorifiques, attestèrent la valeur de ses travaux sur les maladies des yeux, du larynx, etc. et sur
les points les plus importants de la clinique chirurgicale, la lithotriptie, les grandes amputations, la ligature
des artères, etc.

Mais le noble exercice de son art n'était pas le seul
héritage que lui laissait son père ; à l'âge de 25 ans, il
était mis en possession d'une fortune, d'une maison,
d'une position sociale aussi honorables que légitime-
ment acquises : ses relations dans le monde, non moins
que son penchant naturel, le mêlèrent de bonne heure
aux mouvements politiques et lui donnèrent pied dans
les conseils de la cité et du département. En 1837, il
était adjoint au maire d'Avignon ; en 1852, il devenait
maire et successivement membre du conseil général et
député au corps législatif.

Entre les devoirs de la profession et les exigences
des services administratifs, il était difficile que le partage se fît longtemps d'une manière égale.

La clientèle est une souveraine absolue ; si elle nous
confie la santé et nous livre la vie des êtres les plus
chers, si elle nous introduit comme un hôte respecté et
aimé dans le for le plus intime du foyer domestique,
soulevant bien souvent pour nous seuls le voile épais
sous lequel se dérobent les misères secrètes et la source
impénétrable des larmes les plus amères ; elle exige de
nous, par un juste retour, l'abandon complet de nos
jours et de nos nuits, la moisson entière de nos pensées,
de nos actives méditations, de nos préoccupations incessantes, une portion même de notre cœur, ou plutôt
l'homme tout entier, sentiment, pensée et action.

Plus d'un médecin n'a pu se résoudre à se soustraire.

même momentanément, aux chaines de ce rigoureux mais doux servage.

Pamard ne recula pas devant la nécessité d'en faire le sacrifice, ou pour mieux dire, entre la clientèle et lui le divorce s'opéra graduellement, par la force même des choses. Ce ne fut pas l'effet d'un calcul d'ambition, mais d'un entraînement irrésistible, de cette sorte de fascination qu'exerce sur ceux qui y touchent le maniement des affaires publiques et des hommes.

En réalité, il ne fit que changer de fardeau. Que gagnat-il en retour ? quelques honneurs, peu de justice, encore moins de reconnaissance !

Et cependant, il apporta, dans l'accomplissement de la tâche à laquelle il se consacrait, des qualités réelles et de valeur : une bienveillance égale pour tous ses administrés, sans distinction, un bon vouloir absolu, une ardeur un travail inépuisable, faisant tourner au profit de la chose publique ses défauts mêmes, je veux dire cette confiance en soi, sans laquelle d'ailleurs aucune œuvre de quelque importance ne peut être menée à bien.

Pour justifier mes éloges, je n'ai pas à entrer dans le détail de ce que Pamard sut accomplir. Ce n'est ni le lieu, ni l'heure. Et qu'ai-je besoin de réunir des preuves ? Tout va si vite de nos jours, que l'équité des jugements, autrefois l'œuvre lente et tardive des années futures, paie souvent aux hommes pendant leur vie le tribut, qui jadis n'était accordé qu'à leur mémoire. J'en ai fait l'heureuse expérience en ce qui concerne l'œuvre de Pamard, et le langage qu'elle inspire déjà à ses contemporains est bien différent de ce qu'il était à une époque antérieure. Il est vrai que l'administrateur n'avait pas seulement abandonné ses intérêts privés pour ne s'occuper que de l'intérêt général ; on l'avait vu oublier le soin de sa santé compromise ; sa vie avait été mise en danger; et, à peine rétabli, on l'avait vu, dis-je,. retourner à son poste, *læsus non victus*.

Cependant les forces physiques ne tardèrent pas à trahir l'énergie morale. A de nouvelles insultes apoplectiques le principe de vie n'opposa que des résistances de plus en plus faibles; l'intelligence eut aussi ses défaillances.

Dans la longue lutte que l'esprit et le corps eurent à soutenir contre la maladie, un homme ardent, tout d'action, comme il l'était, devait avoir des crises de découragement et de révolte ; il les subit, et elles eussent peut-être été portées jusqu'au désespoir, sans le double appui que la Providence lui avait réservé dans le dévouement doux, autant que ferme, de la compagne de sa vie et dans le sentiment chrétien dont la vivacité s'accroissait et se fortifiait dans son âme, à mesure que décroissaient et se dégradaient en lui les éléments de la matière ; ce sentiment chrétien qui donne à l'homme une vue claire de ses devoirs, et qui est la seule colonne sur laquelle puissent s'étayer solidement nos misérables existences, comme elle est la seule clé de voûte qui puisse empêcher l'ordre social de tomber en ruines.

Et celui qui, dans sa double carrière, privée et publique, avait toujours été animé de ce *vouloir* qui est presque l'équivalent de *pouvoir*, est mort plein de cette bonne volonté, meilleure encore et plus pure et plus féconde, que Dieu s'est réservé de récompenser au-delà du tombeau. Pamard est mort plein de foi.

Prions donc le Seigneur d'accorder à notre confrère, à notre ami, l'éternelle paix qu'il a promise aux hommes de bonne volonté, *hominibus bonæ voluntatis.* Adieu, confrère, adieu, ami !

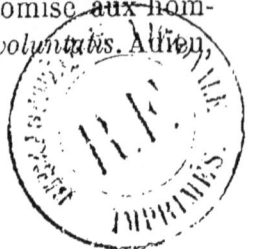

# TABLE DES MATIÈRES

Pages

I. Des effets purgatifs de l'huile de ricin à la dose de 10 grammes. . . . . . . . . . . . . . . . . 1

II. Des propriétés antidiarrhéiques de la limonade à la gomme et au pavot. . . . . . . . . . . . . 6

III. De l'emploi d'un cylindre d'éponge dans les maladies de l'utérus. . . . . . . . . . . . . . . 16

IV. De la fièvre intermittente octane. . . . . . . . 37

V. Des lésions cérébrales liées à la diathèse syphilitique. . . . . . . . . . . . . . . . . . 63

VI. Laryngite pseudo - membraneuse. Épidémie de 1859, à Avignon . . . . . . . . . . . . . . 74

VII. Épidémie de variole dans l'arrondissement et la commune d'Avignon, en 1867 et 1868. . . . . . 94

VIII. Contribution à l'histoire médicale du Paliure, en provençal l'*Arnavèou*. . . . . . . . . . . . 109

IX. Une excentricité thérapeutique. Du pâté d'entrailles de souris contre l'incontinence nocturne d'urine . . . . . . . . . . . . . . . . . . . 116

X. Une observation de psoitis. . . . . . . . . . . 128

XI. Des fièvres intermittentes pernicieuses. . . . . . 141

XII Une ténébreuse affaire . . . . . . . . . . . . 164

XIII. Des signes avant-coureurs des maladies. . . . . . 183

XIV. Excursion à travers la matière médicale à la recherche des spécifiques. . . . . . . . . . . . 204

XV. Un asile d'aliénés. . . . . . . . . . . . . . . 263

XVI. De la transmission morbide par mariage et par génération. . . . . . . . . . . . . . . . . . 270

XVII. Une mystification historique Statuts de la reine Jeanne de Naples . . . . . . . . . . . . . . 287

324 TABLE DES MATIÈRES

Pages

Discours prononcé devant la Société de Médecine de
Vaucluse en prenant possession du fauteuil de la pré-
sidence, 3 janvier 1867 . . . . . . . . . . . . 297
Discours prononcé devant la Société de Médecine de
Vaucluse en prenant possession du fauteuil de la pré-
sidence, 2 janvier 1869 . . . . . . . . . . . . 301
Discours prononcé devant la Société de Médecine de
Vaucluse en quittant le fauteuil de la présidence,
4 janvier 1870 . . . . . . . . . . . . . . . 304
Discours prononcé sur la tombe du docteur Deloulme. 307
Discours prononcé aux obsèques du docteur Martin... 310
Discours prononcé sur la tombe du docteur Cale . . . 313
Discours prononcé sur la tombe du docteur Adolphe
Clément. . . . . . . . . . . . . . . . . 316
Discours prononcé aux obsèques du docteur Paul
Pamard. . . . . . . . . . . . . . . . . . 319

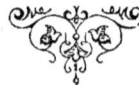

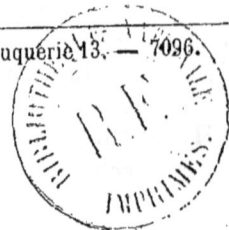

Avignon. — Typ Seguin frères, rue Bouquerie 13. — 7096.